Textbook of 구강관리용품론
Oral Care Products

개정판 2nd Edition

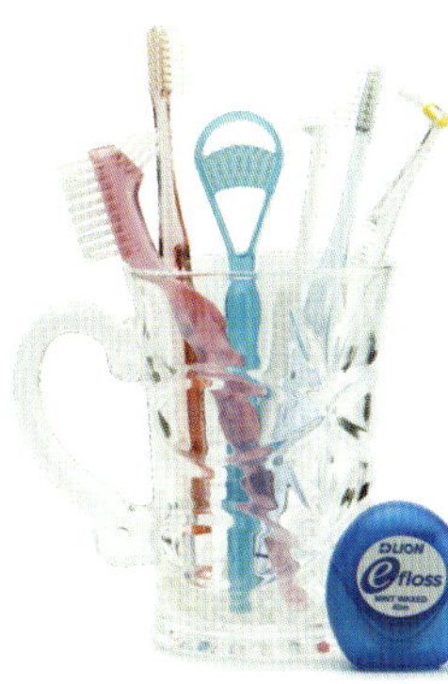

대표저자 **김백일**

권호근
김영석
김영숙
김희은
노희진
민지현
박금자
정승화
홍석진
한선영
Stookey G.K.

CHARMYUN

서문

만물의 영장인 인간이 다른 동물과 가장 큰 차이가 나는 점은 아마 도구를 활용할 수 있다는 점일 것이다. 도구의 인간이었던 우리 선조들은 구강을 관리하기 위해서도 여러 가지 도구들을 활용해왔다. 얼마 전 해외 뉴스 중에서 최근 유럽에서 발견된 네안데르탈인의 두개골에서 어금니 부위를 이쑤시개와 같은 도구를 이용해서 관리했던 흔적을 발견했다는 기사가 있었다. 한편 2003년 미국의 메사추세츠 공대(MIT)에서는 미국 성인을 대상으로 역사상 최고의 발명품을 조사한 적이 있었는데, 이때 당당히 1위를 차지한 항목이 바로 칫솔이었다. 즉, 구강관리용품은 과거 원시인들로부터 현대인에 이르기까지 일상생활에 없어서는 안되는 필수품으로 자리매김해왔다.

구강관리용품 분야의 비약적인 발전은 이들 용품을 체계적으로 분류하고 제품별로 필요한 기본적인 요구조건을 국제적인 수준으로 제안하는 기관인 ISO TC106 SC7의 조직 변화를 살펴봐도 짐작할 수 있다. 불과 5년 전만 하더라도 ISO에서 구강관리용품을 취급하는 작업반이 4개에 불과했으나 2009년도 현재는 무려 9개로 늘어난 실정이다.

이렇듯 급격한 구강관리용품 분야의 발전과 엄청난 종류의 상품들이 출시되고 있음에도 불구하고, 지금까지 국내에서 출간된 많은 치의학 전공 서적들 중에서 구강관리용품만을 주제로 심도있게 다룬 책은 찾아보기 힘든 것 같다.

그러던 중 연세치대 예방치과학교실과 몇몇 치위생과 교수님들이 중심으로 구강관리용품에 대한 체계적인 지식과 정보를 제공할 목적으로 2005년도부터 정기적으로 구강관리용품 세미나를 개최하게 되었다. 또한 2007년부터 한국표준협회와 기술표준원의 후원으로 구강관리용품 표준화 포럼을 통해서 구강관리용품의 국제화에 대한 지속적인 노력을 해왔고, 그 동안 노력의 성과들을 하나둘씩 모아서 이 책을 출간하게 되었다.

먼저 본 책자의 출발점을 제공해주신 김경남 교수님께 감사드리고, 불소치약의 역사 부분을 정리해주신 미국 인디애나 치과대학의 George Stookey 교수님, 그 외 도움을 주신 안형준, 이제호 교수님께도 감사의 말씀을 전하고 싶다.

또한 본 원고의 출간에 도움을 주신 참윤 퍼블리싱의 윤미용 사장님께 감사드리고, 원고의 최종정리를 위해서 노력을 아끼지 않은 연세치대 예방치과학교실 교실원들에게도 감사를 전하고 싶다.

2010. 3. 대표저자 **김백일**

서문

국내에서는 최초로 구강관리용품(oral care products)을 중심으로 소개했던 "구강관리용품론"을 처음 출판한지도 벌써 6년이 흘렀다. 처음 이 책을 출판했을 당시에는 우리나라에서는 구강위생용품(oral hygiene products)이라는 용어가 일반적이었는데, 국제표준화기구(ISO) TC106 SC7에서 권고한 "구강관리용품"이라는 용어를 이 책에서 처음 소개하면서 이제는 전문가들뿐만 아니라 일반인들에게도 많이 친숙해진 것 같다.

이번 개정판의 첫 번째 파트에서는 개별 구강관리용품의 특성에 대해서 소개하였고, 두 번째 파트에서는 생애주기별로 구강관리용품을 활용하는 방안에 대해서 기술하였다. 특히 지난 6년 동안 새로운 구강관리용품과 아이디어가 제시된 부분들을 가능한 많이 담으려고 노력했으며, 내용전달 방식에 있어서도 IT기술을 접목시키고자 하였다. 예를 들어서 구강관리용품의 사용법을 좀 더 쉽게 독자에게 전달하기 위해서 일부 내용의 경우 유튜브의 동영상을 QR코드로 연결하는 새로운 시도를 하였다. 또한 최근 새롭게 발표된 불소치약의 사용법에 관한 미국과 영국의 권장 가이드라인 및 체계적 문헌고찰 내용도 함께 소개함으로써 좀 더 최신 지식을 독자들에게 전달하고자 하였다. 또한 부록 파트에서는 지난 6년 동안 새롭게 개발되어 시중에서 판매되고 있는 구강관리용품들을 중심으로 실제 제품들을 소개해서 누구나 쉽게 찾아볼 수 있도록 하였다. 아무쪼록 본 책자가 구강관리용품에 관심을 가지는 많은 독자들에게 유용하게 활용될 수 있는 근거 자료가 되었으면 한다.

이번 개정판 출간을 독려해주신 참윤퍼블리싱에 감사를 전하고 싶고, 아울러 내용 정리를 위해서 많은 노력을 기울여준 연세치대 예방치과학교실 교실원들에게도 다시 한번 감사를 전하고 싶다.

2016. 3. 대표저자 **김백일**

Contents

PART 1

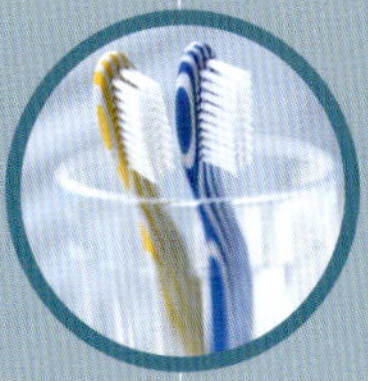

chapter 01

수동칫솔 (Manual toothbrush)

수동칫솔은 대표적인 구강관리용품으로써 인류의 역사와 함께 발전해왔다. 초기에는 시왁이라는 나뭇가지를 씹는 형태에서 출발하여 18세기 후반에 이르러서는 오늘날의 칫솔과 비슷한 형태로 발전하였다. 20세기 중반에 이르러 수동칫솔을 이용한 구강위생 관리가 일반화되면서 일반인들의 구강건강이 비약적으로 향상되었다. 즉, 역사상 대표적인 발명품인 수동칫솔은 인류의 구강 건강 향상에 크게 기여해 왔다.

1. 수동칫솔의 역사

선사시대부터 인간은 치아를 청결히 하기 위해서 다양한 도구들을 활용해 왔다. 최초의 구강관리용품은 치아 사이에 낀 이물질을 제거하기 위한 이쑤시개로 여겨진다. 이쑤시개의 효용성은 치아 사이에 음식물이 끼었을 때 발생할 수 있는 불편감을 바로 해소할 수 있다는 점이다. 2003년 스페인에서 발견된 네안데르탈인의 유골에서 나뭇가지를 이쑤시개처럼 이용하여 치아를 세정한 흔적을 찾을 수 있어서 이쑤시개의 오랜 역사를 짐작할 수 있다. 기원전 3000년경의 메소포타미아 지역의 왕의 무덤에서는 금으로 장식된 이쑤시개가 발견되기도 하였고, 고대 로마 시대에서도 손님을 위한 식기 세트에 숟가락과 나이프와 함께 반드시 이쑤시개를 준비했다고 한다.

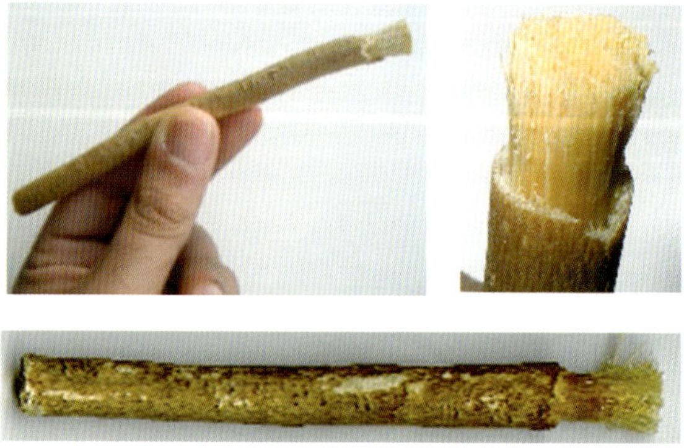

그림 1-1. 시왁(Siwak)

한편 고대인들은 향기로운 식물의 잔가지를 씹음으로써 구강위생을 유지하였다. 이슬람교의 창시자였던 마호메드는 종교적인 이유로 구강을 깨끗하게 하기 위해서 Miswak의 사용을 권장하였다. Miswak은 시왁(Siwak)이라고도 불리는 향기가 나는 식물의 가지이며 여러 개의 섬유로 나누어져 있다(그림 1-1). 여러번 사용하여 섬유가 너무 부드러워졌을 경우에는 끝부분을 벗겨내서 새로운 섬유 면을 사용할 수도 있으며, 치면세균막의 제거 기능뿐만 아니라 이 나무에 함유된 항균 오일이나 탄닌 등의 성분으로 인해서 부가적인 효과도 기대할 수 있다.

칫솔의 기원을 살펴보면 AD 1000년 이전에 중국에서 상아로 만들어진 손잡이에 말총을 이용한 칫솔모를 붙인 칫솔을 이용했다는 주장도 있지만, 대부분의 역사학자들은 1498년 중국에서 소의 뼈에 구멍을 뚫고 여기에 멧돼지의 털을 심어서 만든 것을 최초의 칫솔로 여기고 있다. 한편 최초로 대량 생산된 칫솔은 1780년대에 영국의 William Addis에 의해서 개발되었다. 그는 반란에 연루되어 감옥에 수감되어 있을 때 동물의 뼈에 작은 구멍을 뚫고, 여기에 강모를 엮어서 고정하는 형태로 현대적인 의미의 칫솔을 발명하였다(그림 1-2).

한편 1857년 미국에서 Wadsworth에 의해 최초로 칫솔 특허가 등록되었고, 1885년부터 대량 생산이 이루어지기 시작했다. 이 당시 칫솔모는 인공모가 아닌 자연모가 사용되었는데, 주로 멧돼지의 털을 이용했다. 이러한 자연모는 1938년도에 뒤퐁(DuPont)사에서 나일론이라는 신소재 물질을 개발하고, 이를 칫솔모에 적용하면서부터 비로소 인공모로 대체되었다(그림 1-3).

이후 수동칫솔에 많은 발전이 있어 왔지만, 1990년대 중반까지도 칫솔모를 칫솔에 고정하는 방법은 과거와 크게 다르지 않았다. 즉, 이때까지도 칫솔모를 칫솔손잡이에 고정하기

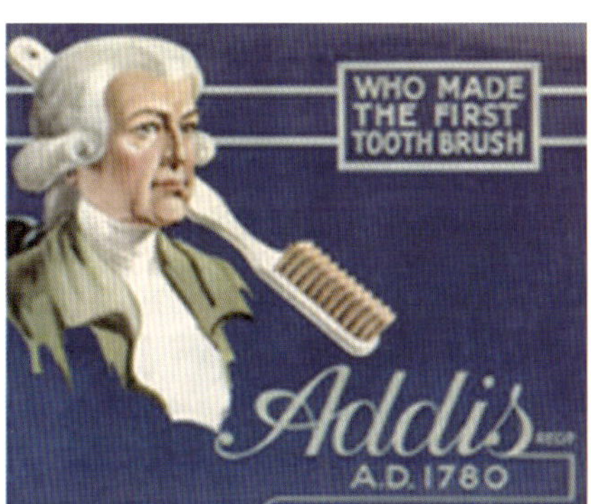

그림 1-2. 현대적 칫솔을 최초로 대량 생산한 William Addis

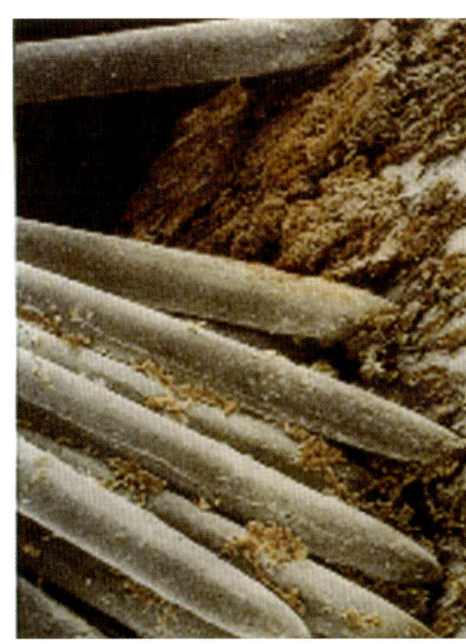

그림 1-3. 나일론 칫솔모가 치아표면의 치면세균막을 제거하는 모습 (인용 : [1])

위해서 스테이플링 방식(stapling method, anchor method)을 주로 활용해왔는데, 이 방식은 칫솔모를 절반으로 접어서 그 부위를 가는 철사로 묶는 전통적인 칫솔제조 방법이다.

1990년대 중반에는 전통적인 스테이플링 방식 대신에 칫솔모를 열로 녹여서 칫솔손잡이에 붙이는 몰딩 방식(molding method, anchorless method)이 개발되면서 칫솔모의 각도와 칫솔의 디자인이 이전에 비해서 훨씬 더 다양해졌다(그림 1-4, 1-5).

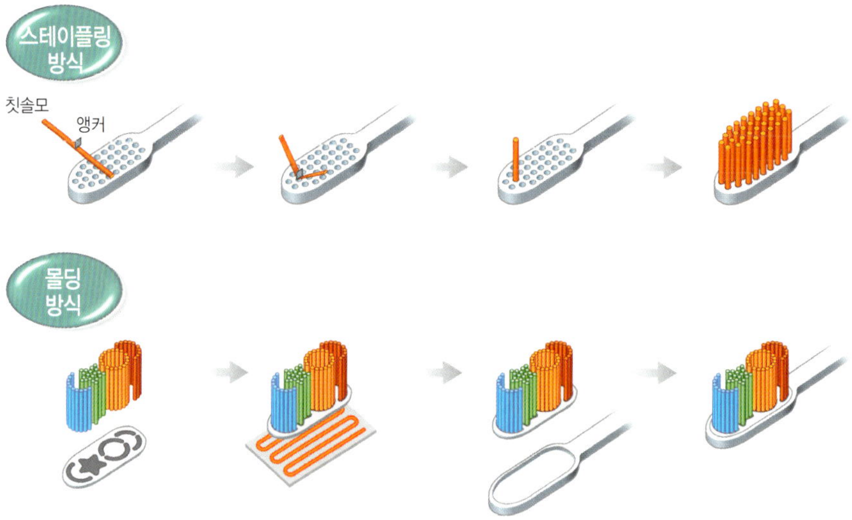

그림 1-4. 칫솔모의 식모 방식에 따른 제조 과정

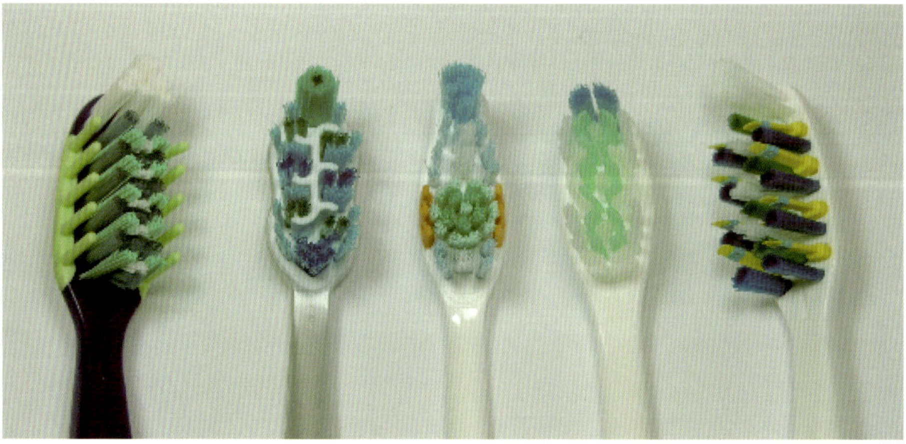

그림 1-5. 몰딩 방식으로 제조된 다양한 형태의 칫솔

2. 수동칫솔의 형태

● 수동칫솔의 부위별 명칭

수동칫솔은 크게 칫솔머리(head), 목(shank), 손잡이(handle)로 구분할 수 있다(그림 1-6).

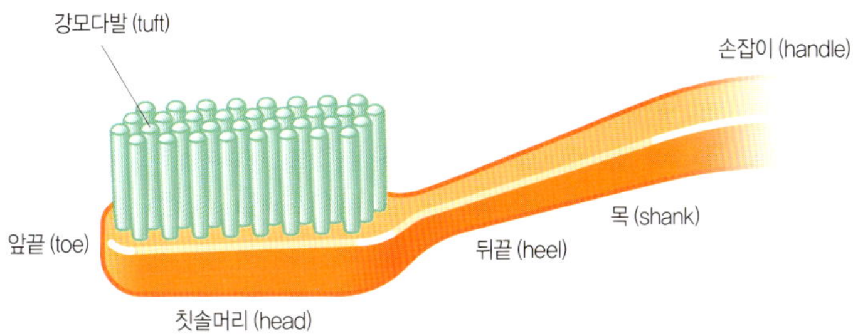

그림 1-6. 칫솔 부위별 명칭

(1) 칫솔머리

칫솔머리는 칫솔모가 심어져 있는 칫솔의 앞부분을 말하며, 칫솔모의 털 하나하나를 강모(bristle)라 하고, 칫솔모가 다발로 모인 부분을 강모다발(tuft)이라고 한다. 칫솔머리는 최첨단 끝에 위치한 앞끝(toe)과 손잡이 쪽에 가까운 뒤끝(heel)으로 구분된다. 칫솔머리는 실제로 치아와 접촉하면서 치면세균막(dental biofilm, plaque)을 제거하는 부위이기 때문에 그 크기가 칫솔질의 효용성을 결정하는 데 중요한 부분이다.

1) 측면 형태

칫솔머리를 측면에서 관찰하면 다양한 모습을 볼 수 있다. 크게 편평형(flat), 오목형(concave), 볼록형(convex), 파상형(rippled) 등으로 구별할 수 있는데 각기 유용한 치면 부위에 차이가 있다(그림 1-7).

① 오목한 형태는 치아의 순면과 협면의 청결에 좀 더 유용하다.

② 볼록한 형태는 치아의 설면 청결에 좀 더 유용하다.

③ 파상형의 칫솔은 편평한 형태의 칫솔보다 치간부 청결에 좀 더 유용하다.

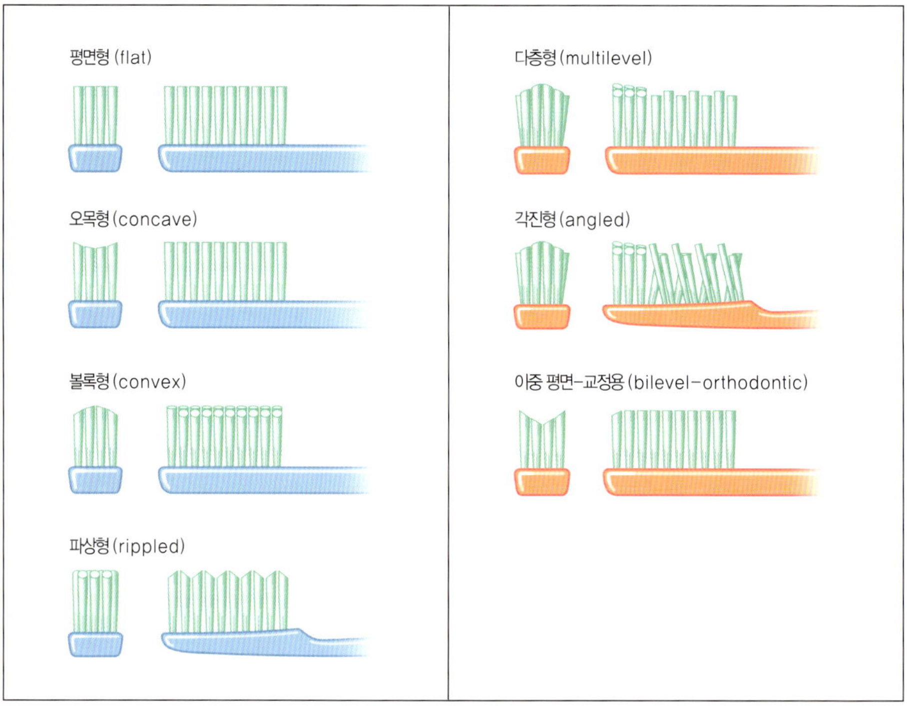

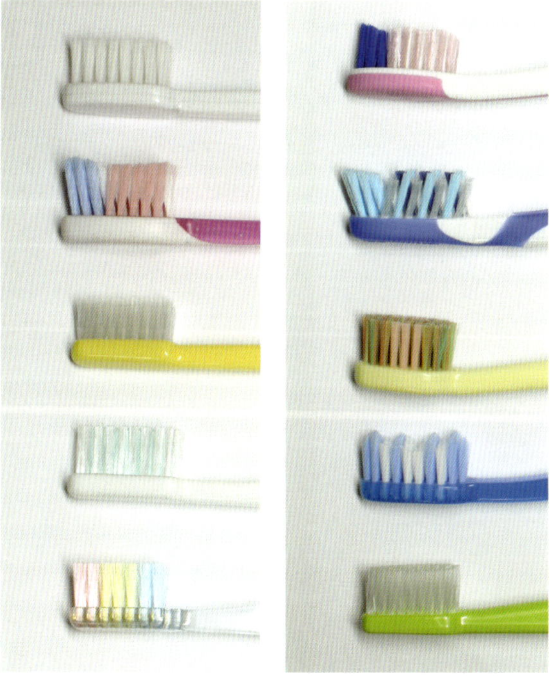

그림 1-7. 정면과 측면에서 본 칫솔머리의 다양한 형태

2) 강모 형태

칫솔의 강모를 제조하기 위해서는 기다란 나일론 섬유를 절단기로 끊는 과정을 거치게 되는데 이 때 절단된 나일론 섬유의 단면은 끝부분이 뭉툭하거나 날카로운 형태를 띠게 된다. 1948년에 Bass는 칫솔모의 제조 과정 중에 발생하는 날카로운 단면때문에 구강 내 연조직이 손상될 수 있음을 최초로 보고하였으며, 이러한 날카로운 칫솔모의 끝부위를 둥글게 연마하면 연조직의 손상을 줄일 수 있다고 제안하였다(그림 1-8).

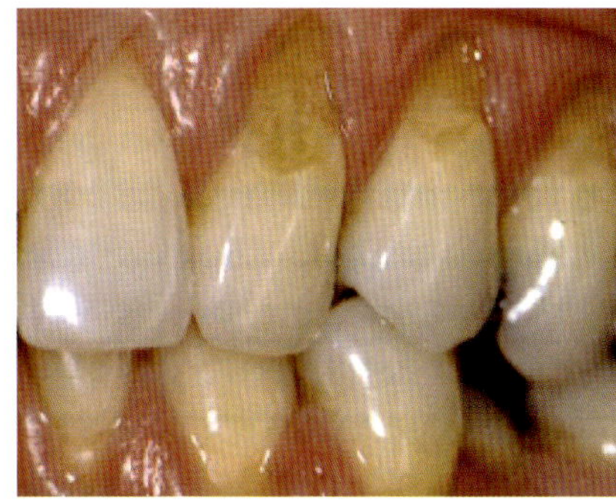
그림 1-8. 과도한 칫솔질로 인한 치경부 마모증

이후 날카로운 칫솔모는 사포가 부착된 연마기계의 마무리 공정을 통해 칫솔모의 끝이 둥글게 처리(end-rounded)된 제품으로 만들어졌다(그림 1-9). 그러나 2001년에 미국에서 시판 중인 31종의 칫솔에 대해서 칫솔모 끝부분의 처리 실태에 대한 조사를 시행한 결과, 그 중 4종의 제품만이 전체 강모 중 50% 이상에서 둥글게 처리된 끝부분을 확인할 수 있었고, 대다수인 19종 제품은 전체 강모 중 40% 이내만이 둥글게 처리되었다. 만약 둥글게 연마되지 않은 칫솔모를 장기간 사용하면 치아와 치아주변의 연조직이 손상될 수 있고, 사용 후 닳거나 움푹 파인 칫솔모의 부위에서는 세균들이 서식하여 각종 감염을 유발할 수도 있다.

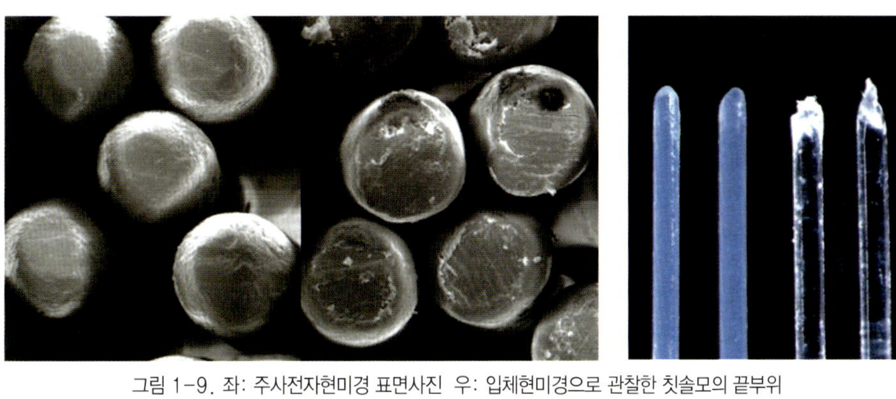
그림 1-9. 좌: 주사전자현미경 표면사진 우: 입체현미경으로 관찰한 칫솔모의 끝부위

최근에는 다양한 직경과 질감, 끝처리 형태를 지닌 칫솔모가 개발되고 있다. 그중에서 표준적인 둥근 칫솔모와 비교해서 끝으로 갈수록 점차 가늘어지는(tapered)형태의 미세모를 사용한 칫솔들이 시판되고 있다. 이러한 칫솔모는 일부 연구에서 표준적인 둥근 칫솔모에 비해 치면세균막제거에 효과적인 것으로 나타났다(그림 1-10).

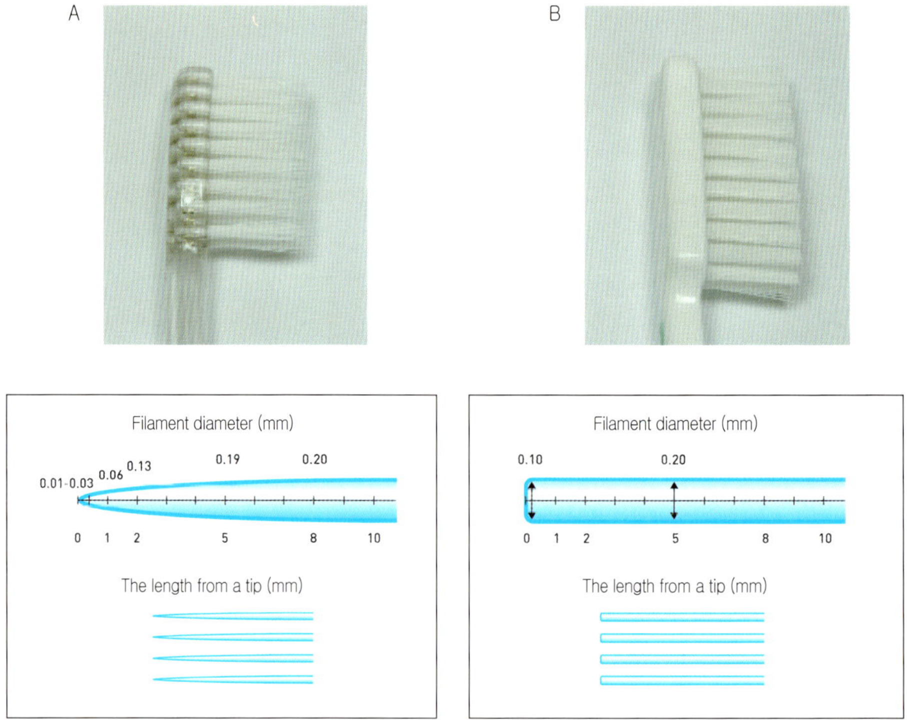

그림 1-10. 미세모(A)와 일반모(B)의 강모 비교(인용 : [8])

(2) 칫솔목

칫솔머리 부분과 손잡이를 연결하는 좁은 부위를 칫솔목이라고 하며 목은 비교적 두께가 얇고 가늘다. 과거에는 칫솔목 부분이 직선형인 제품들이 일반적이었으나, 최근에는 각종 치과용 전문 기구에서 볼 수 있는 다양한 각도 형태를 모방한 제품들이 시장에 나오고 있다. 치과용 거울처럼 각도(angled)가 있거나, 큐렛(curette)이나 스케일러(scaler)처럼 칫솔모 평면과 손잡이가 같은 평면상에 위치하는(offset) 형태, 또는 이 두 가지가 혼합된 형태도 존재한다(그림 1-11). 이렇게 개선된 디자인은 편안함과 순응성을 제공하고 칫솔질의 질을 향상시키는 것을 목적으로 한다. 일반적으로 칫솔목 부위는 직선형이나 15° 미만의 경사가 구강 내에서 사용하기 편리한 것으로 알려져 있다.

(3) 칫솔 손잡이

칫솔의 손잡이는 직선형의 플라스틱으로 제조된 형태가 가장 일반적인 형태로서, 미국치과의사협회(American Dental Association, ADA)에서는 이러한 형태의 칫솔을 표준 칫

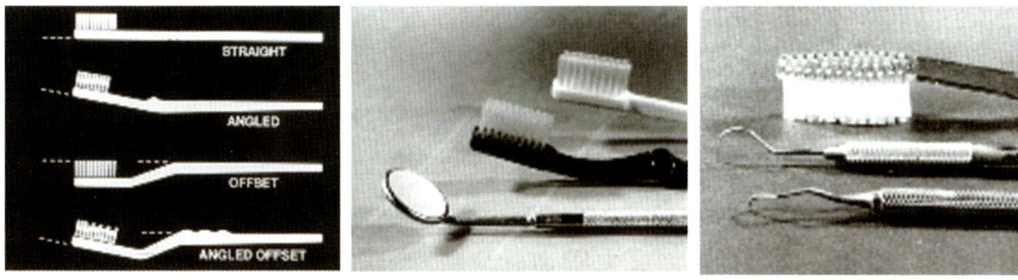

그림 1-11. 칫솔목의 다양한 형태(인용 : [2])

솔로 제시하고 있다. 그러나 최근 시장에서는 이러한 제품을 찾기가 매우 어렵다. 이는 대부분 칫솔 제조업체에서는 소비자들이 칫솔을 잡았을 때 좀 더 편안한 느낌이 들도록 손잡이에 고무나 실리콘을 부착한 제품들을 주로 출시하고 있기 때문이다. 특히 일부 제품에서는 칫솔을 잡았을 때 안정감을 주기 위해서 엄지손가락이 위치되는 부위(thumb position)를 표시한 제품도 있다(그림 1-12). 칫솔 손잡이의 길이는 해당 칫솔을 사용하는 대상자의 손의 크기를 고려하여 제조하고 있는데, 성인용은 12~15 cm, 어린이용은 4~5 cm 정도가 적당하다.

한편 미국치과의사협회에서는 수동칫솔의 요구조건으로써 강모의 단면이 평면이고 강모가 탄력성을 가지며, 모든 치아면에 도달할 수 있도록 칫솔 머리가 작아야 한다는 요구 조건을 제시하고 있다.

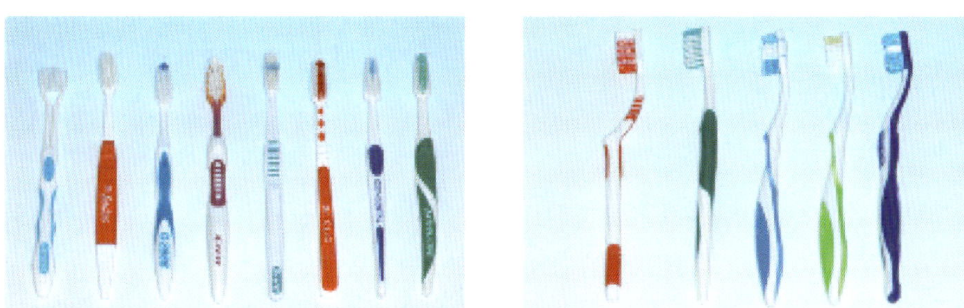

그림 1-12. 다양한 칫솔손잡이의 정면과 측면

3. 수동칫솔의 분류

(1) 용도에 따른 분류

수동칫솔은 크게 용도에 따라 일반인이 치아를 닦기 위해서 사용하는 일반칫솔과 특별한 용도를 가진 특수칫솔로 분류할 수 있다. 특수칫솔은 치아 사이를 닦기 위해서 고안된 치간칫솔과 의치를 닦기 위한 의치칫솔 등이 해당된다.

(2) 강모다발의 열 수에 따른 분류

수동칫솔의 강모다발의 열 수에 따라서 분류하면 다음과 같다(그림 1-13).

① 1열 칫솔 : 심한 치주염 환자용, 치은출혈, 치은비대 시 사용

② 2열 칫솔 : 치주염 환자의 칫솔질 시행 시 사용

③ 3열 칫솔 : 정상인용, 치경부 마모환자의 회전법 시행 시 사용

④ 4열 칫솔 : 정상인용, 치면세균막 지수가 높은 경우

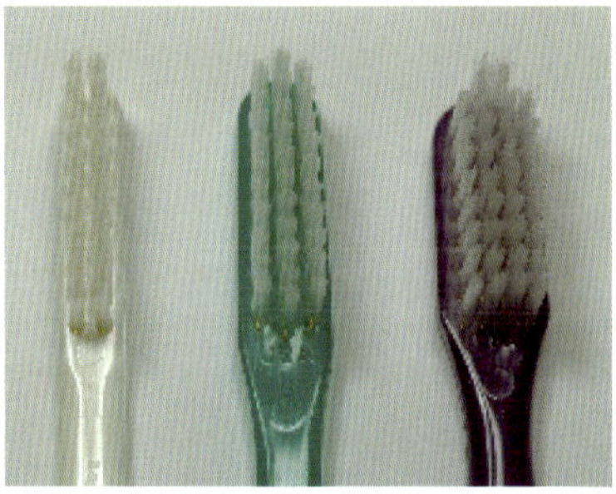

그림 1-13. 강모다발의 열 수에 따른 분류

(3) 칫솔모의 뻣뻣한 정도에 따른 분류

칫솔모의 뻣뻣한 정도(stiffness)는 압력에 대한 칫솔모의 저항성으로 정의할 수 있다. 이러한 저항성은 강모의 직경, 길이 및 강모다발을 구성하고 있는 강모의 수, 강모다발 면적(tufted area) 등과 관련이 있다. 대부분의 칫솔은 칫솔모의 길이가 10~12 ㎜정도이기 때문에 강모의 직경은 칫솔모의 뻣뻣함을 결정하는 데 중요한 요인이 된다. 대부분의 칫솔강모는 제조 과정에서 직경이 조절되는데 보통 0.018~0.032 ㎜의 범주에 속한다. 칫솔모의 뻣뻣한 정도는 칫솔모 부위의 강성도로 평가하며 강성도는 제곱센티미터당 뉴턴의 단위(N/cm^2)로 계산한다. 그러나 아직까지 대부분의 국내 칫솔제조사는 자체적인 평가 기준에 의해서 칫솔의 뻣뻣한 정도를 표기하고 있어서 회사들 간의 기준이 서로 일치하지 않는 실정이다.

(4) 칫솔모의 강모 재질에 따른 분류

강모 재질에 따른 분류는 자연모와 인공모로 구분할 수 있다. 2차 세계대전 이전에는 주로 러시아나 중국 멧돼지의 털을 칫솔모로 사용했다. 그러나 2차 대전 중 이러한 자연모를 구하기 어려워지자 대신 인공모 쪽으로 눈을 돌리게 되었는데, 미국의 뒤퐁사에서 최초의 나일론모를 칫솔모로 활용한 이후로 현재까지 이어져, 오늘날 생산되는 대부분의 칫솔에는 인공모가 사용되고 있다. 이들 강모간의 자세한 특성 비교는 표 1-1에서 확인할 수 있다.

표 1-1. 자연 강모와 인공 강모의 비교

	자연 강모	인공 강모
역사	중국의 당나라 시대부터 2차 세계대전 이전까지 멧돼지나 돼지의 자연모를 활용함.	1938년 미국의 듀퐁사에서 나일론 모를 최초로 칫솔모에 적용함.
모의 직경	동물의 털이기 때문에 종류나 나이에 따라서 털의 직경이나 결에 차이가 나고 표준화시키기 어려움.	인공적으로 생산하기 때문에 강모의 직경을 조절하여 표준화할 수 있음. 0.018 ㎜부터 0.032 ㎜까지 다양한 두께가 있음.
모의 탄력성	탄력성이 상대적으로 떨어짐.	탄력성이 자연모의 10배까지 잘 휘어짐.
모의 말단부 모양	강모 끝부분의 인공적인 연마처리가 불가능하기 때문에 채취된 그대로를 사용함. 그래서 강모의 끝부분이 갈라지거나 불규칙한 경우가 많음.	잇몸에 손상을 피하기 위해서 절단된 강모의 끝부분을 사포로 연마하는 과정을 거쳐서 칫솔모 끝을 둥글게 (end rounding)만들 수 있음.
항균성	자연모는 속이 비어있는 경우가 있어서 이곳에 미생물들이 축적되거나 증식될 가능성이 높음.	합성섬유인 인공모는 기계에 의해서 뽑아내는 과정을 거치기 때문에 자연모처럼 속이 비거나 거친 형태는 없음.
경제성	최근에 자연모의 수요가 적기 때문에 상대적으로 비쌈.	인공모는 최근 대량생산으로 값이 저렴함.
칫솔 및 강모 사진	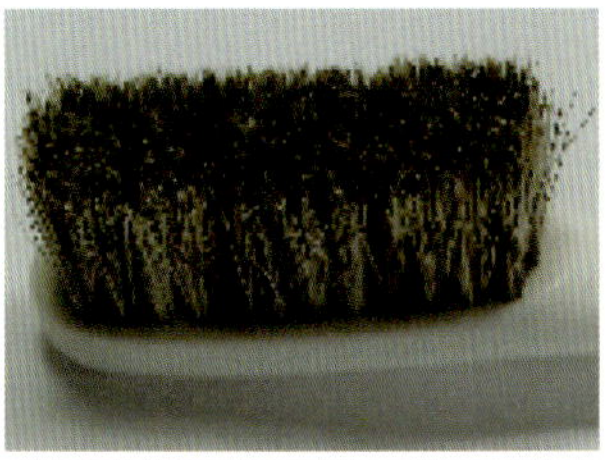 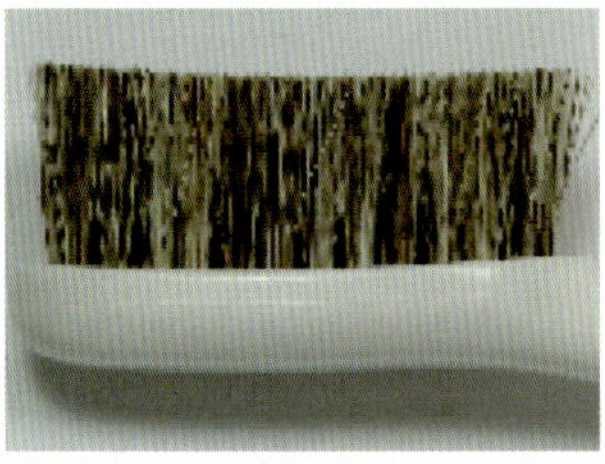	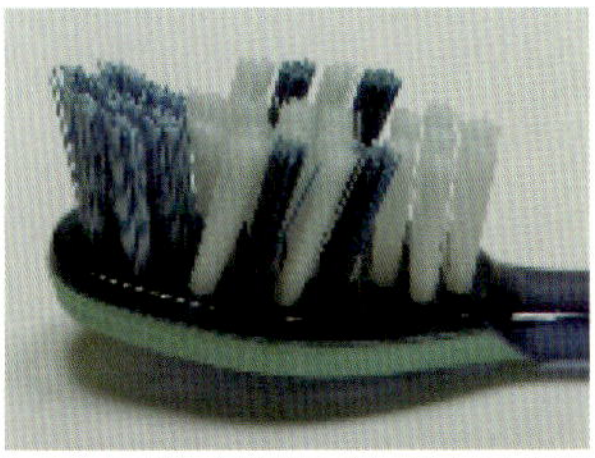 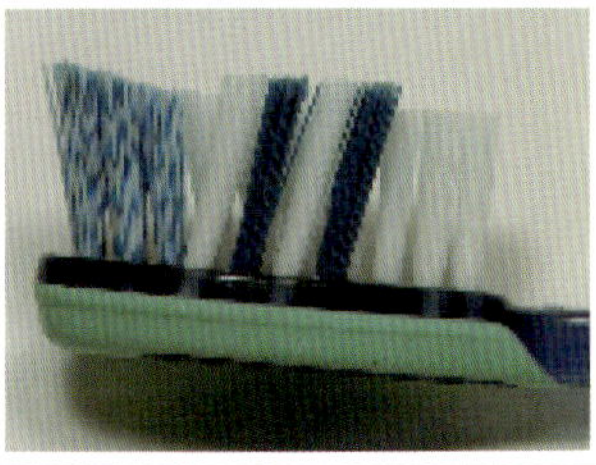

4. 수동칫솔 선택 기준

(1) 대상자의 특성

연령, 성별, 구강 내 상태 등은 대상자별 칫솔 선정 시 고려해야할 사항이다. 어린이의 경우 성장에 따라 구강크기에 맞춰서 칫솔머리의 크기를 달리하는 것이 필요하다. 또한 일반적으로 여성이 남성에 비해서 구강의 크기가 작기 때문에 성별도 칫솔 선택 시 고려할 부분 중에 하나이다. 대상자의 치면세균막 지수, 치은 상태, 치아 우식 활성도, 치경부 마모증 및 과민성 치아 여부, 고정성 보철물의 장착 여부 등도 칫솔 선택 시 중요한 고려 사항이다(그림 1-14).

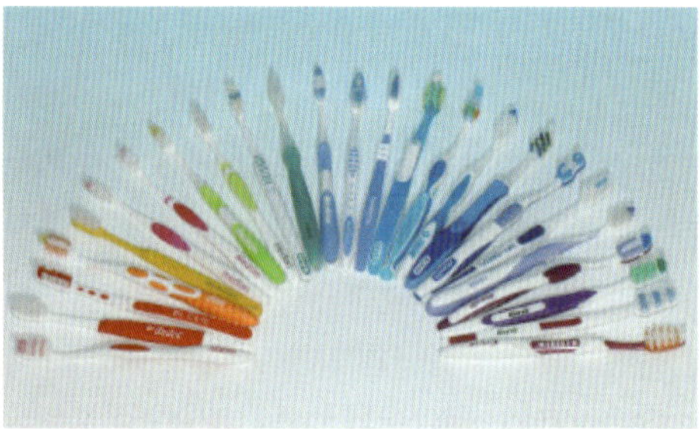

그림 1-14. 국내에서 시판 중인 다양한 칫솔

(2) 칫솔머리의 크기

칫솔머리가 큰 칫솔이 한 번에 여러개의 치아를 닦을 수 있기 때문에 더욱 효과적일 것이라는 잘못된 생각을 하는 경우가 있다. 그러나 구강 내의 치아는 직선이 아니라 곡선의 치열궁으로 배열되어 있기 때문에 단면이 직선인 칫솔이 효과적으로 닦을 수 있는 치아는 2~3개 정도에 불과하다(그림 1-15). 국내 연구에 의하면 적합한 칫솔머리의 크기는 6세 미만의 소아에서는 20.3 ㎜, 성인의 경우는 25.5 ㎜ 이하가 추천된다. 즉, 성인에게는 3㎝ 이하의 칫솔머리의 크기가 권장된다. 일반적으로 사람의 손가락 마디 중에서 집게 손가락의 첫 번째 마디의 크기가 보통 3 ㎝이므로 일반인이 칫솔 선택 시에 칫솔머리의 크기가 자신의 집게손가락 첫째 마디보다 크지 않은 칫솔을 선택하면 적합한 칫솔크기라고 할 수 있다(그림1-15).

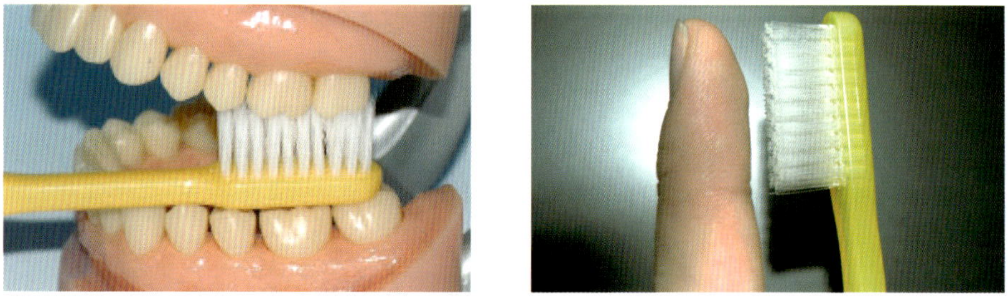

그림 1-15. 적합한 칫솔머리 크기

(3) 칫솔의 강모 강도

약강도(soft), 중강도(medium) 및 강강도(hard)의 3종류 강모 강도 중 현재 국내에서 시판되고 있는 칫솔은 대부분이 약강도에 해당하고 일부 칫솔이 중강도이며 강강도는 거의 없다. 이미 과도한 칫솔질로 인해서 치질 상실이 발생한 환자는 약강도 칫솔의 사용을 권유하는 것이 바람직하다. 각각의 강모 강도별로 권장되는 기준은 아래와 같다.

① 약강도(soft) : 구강위생 상태가 양호하고 치면세균막 지수도 낮은 경우, 칫솔질 횟수가 높거나 치경부마모증, 과민성 치아증상, 심한 치주염 증상이 있을 때 권장한다.

② 중강도(medium) 및 강강도(hard) : 치면세균막지수가 높거나 칫솔질 횟수가 적으며 구강 관리상태가 불량할 때 권장한다.

(4) 강모의 열 수 및 강모단면

① 일반인 : 강모의 열 수가 3~4줄모이며 강모단면(trim)이 수평인 칫솔 형태가 권장된다.

② 치주질환환자 : 1~2줄모의 강모단면이 수평인 칫솔 형태가 권장된다.

③ 고정성 보철물 장착 환자 : 치간 사이나 인공치아 아래 부분을 닦기 좋도록 강모단의 수가 적고 종단면으로 보아 강모단면이 큰 톱니모양의 요철형으로 고안된 것을 권장한다(그림 1-16).

④ 고정성 교정장치 장착 환자 : 횡단면이 요철형으로 된 것을 권장한다.

⑤ 어린이 : 칫솔두부의 형태나 강모단면의 형태가 직사각형이 아닌 정사각형에 가까운 둥근 형태로 된 것이 편리하다.

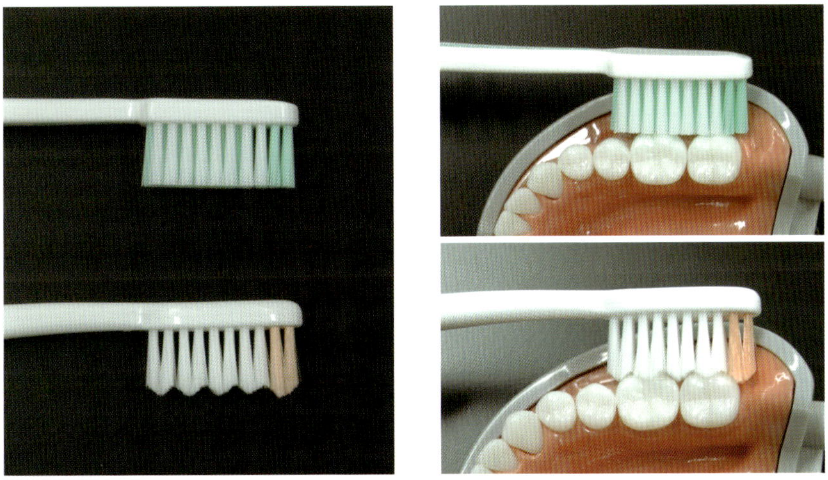

그림 1-16. 수평형과 요철형 강모단면을 갖는 칫솔의 모습. 치아의 인접면 부위는 수평형보다는 요철형 강모가 쉽게 도달되는 모습을 확인할 수 있음

5. 수동칫솔에 관한 국제 규격

수동칫솔은 현재 국내에서는 공산품으로 분류되어 있어 치약처럼 제조규격과 관련해서 식약처의 별도의 규제를 받고 있지는 않다. 그러나 국제표준화 기구(International Organization for Standardization, ISO) TC106 SC7에서는 구강관리용품 분야를 총 9개의 작업반(working group, WG)으로 나눠서 다루고 있는데, 이 중 WG1이 바로 수동칫솔을 담당하고 있다. 이곳에서는 현재 두 종류의 국제 문서(ISO 20126, 22254)를 통해서 수동칫솔이 갖춰야하는 국제적인 기준들을 제시하고 있다. 이러한 문서에 기록된 수동칫솔의 요구 조건으로는 강모다발을 제거하기 위해서 기계적으로 당겼을 때 유지되는 강모다발 제거력(tuft removal force)이 최소 15 N이상이어야 하며(그림 1-17), 치약과 유사한 화학용액에 칫솔을 침적시켰을 때도 칫솔의 물리적 성질에 변화가 없어야 한다. 또한 매일 반복해서 사용하는 칫솔에는 150~250 g 정도의 힘이 반복해서 가해지게 되는데 이때 반복되는 하중으로 인해서 피로(fatigue)가 쌓이게 되며 그 결과 칫솔이 어느 순간 부러질 수도 있다. 만약 칫솔질 도중에 플라스틱 부위가 부러질 경우 날카로운 끝부분이 구강에 큰 손상을 줄 수도 있기 때문에 이러한 위험을 예방하기 위해서, 칫솔에 4±0.1 N의 힘을 75,000번 정도 반복해서 적용했을 때도 칫솔이 부러지지 않을 정도의 피로저항성(fatigue resistance)을 요구하고 있다. 그리고 칫솔모가 사용 후에 벌어지는 정도를 평가하기 위해서, 요철 부위가 있는 금속판에 칫솔을 위치시키고 기계에 의해서 칫솔질을 시행한 후에 강모다발이 벌어지는 정도를 측정하여 강모다발의 저항력(resistance of tufted portion to deflection)을 평가하고 있다. ISO에서는 현재 이러한 요구 사항이외에도 수동칫솔의 기본적인 효능 및 안전성을 평가할 수 있는 다양한 평가방법들에 대해서 연구개발하고 있는 중이다.

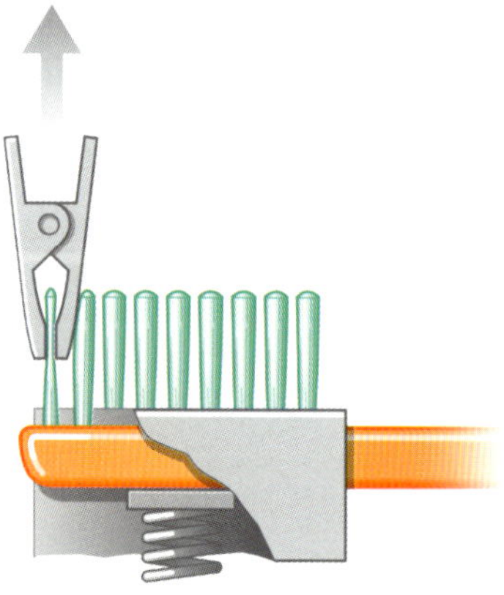

그림 1-17. 칫솔 강모다발의 제거력을 실험하는 모습(인용 : [11])

6. 수동칫솔의 보관과 수명

칫솔은 통풍과 건조가 잘 되는 청결한 장소에서 칫솔머리가 위로 향하게 하여 서로 접촉되지 않게 보관하여야 한다. 그러나 보통은 칫솔을 햇볕이 들지 않고, 습기가 많은 욕실에서 보관하는 경우가 많다. 그래서 칫솔에 부착된 세균이 증식하는 경우가 있으며, 특히 하나의 컵 안에 온가족의 칫솔들을 함께 보관하는 경우 칫솔끼리 서로 접촉하여 균이 전염될 수도 있다.(그림 1-18). 그러므로 이를 방지하기 위해 칫솔끼리 서로 닿지 않게 별도의 보관 용기를 이용하거나(그림 1-19), 자외선이나 건조 기능이 내장된 별도의 칫솔살균기를 사용할 수도 있다(그림 1-20). 최근 연구 결과 살균 기능이 내장된 장치에 칫솔을 보관하면 칫솔에 존재하는 각종 세균들을 효과적으로 감소시킬 수 있는 것으로 나타났다.

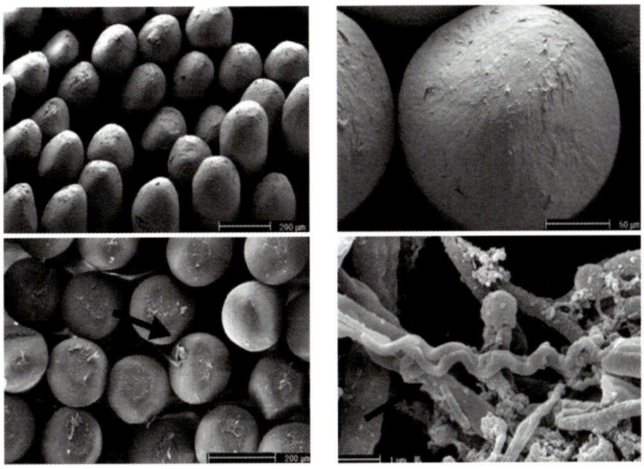

그림 1-18. 사용 전 칫솔(오염 전), 사용 후 한 번 세척 후 칫솔모에 남은 치면세균막 및 세균(확대 사진)
(인용 : [11])

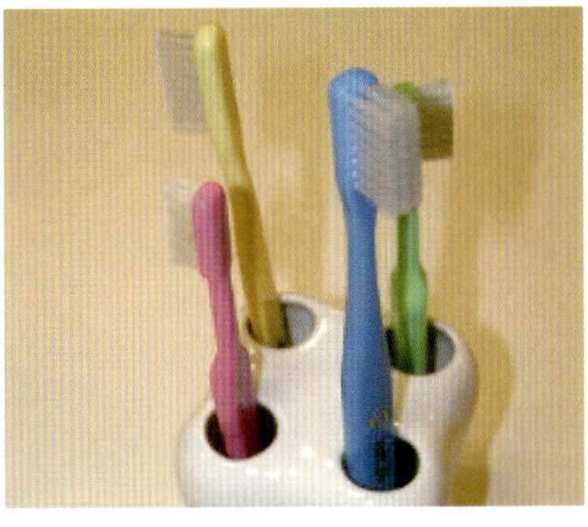

그림 1-19. 서로 접촉하지 않게 칫솔을 보관하는 방법

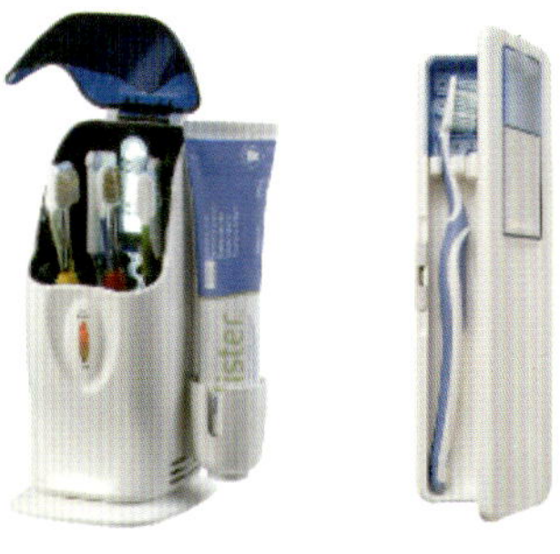

그림 1-20. 칫솔살균기. 왼쪽 : 가족용, 오른쪽 : 휴대용

한편 칫솔의 수명은 칫솔을 사용하는 횟수와 칫솔질 시 가해지는 압력에 따라 차이가 크다. 일반적으로 칫솔을 하루에 3회 정도 사용 시, 2~3개월이 지나면 칫솔모의 탄력이 저하되는 것으로 알려져 있다. 새 칫솔이었을 때 강모가 수직방향이었으나 사용 시간이 늘어남에 따라 점차 강모가 벌어지고, 강모 단면의 너비가 넓어지게 되면 탄력성이 현저히 떨어지게 된다 (그림 1-21). 그러므로 이러한 시기 이전에 새로운 칫솔로 교환하는 것이 좋다. 정기적으로 칫솔교체가 필요한 또 다른 이유로는 하나의 칫솔모를 장기간 사용하게 되면 칫솔 강모의 끝부분이 갈라지거나 흠이 생겨서, 이곳에 세균이 침착되어 증식할 우려가 있기 때문이다.

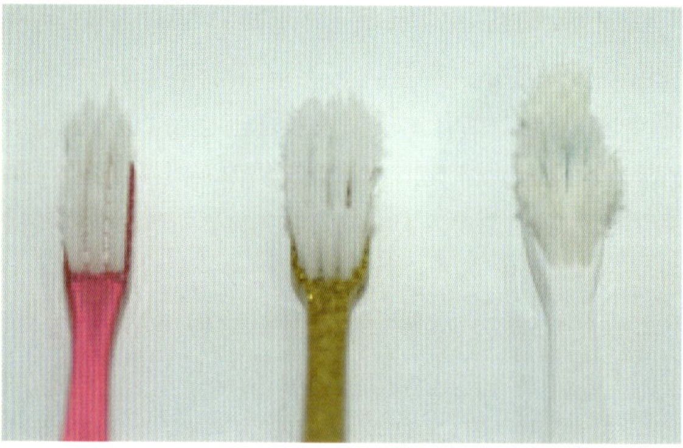

그림 1-21. 사용 기간이 늘어남에 따라 강모가 벌어지는 모습

7. 수동칫솔의 발전 방향

수동칫솔이 현대적인 형태로 대량생산된 지 벌써 120년이 지났다. 오늘날 수동칫솔은 일반인 누구나 사용하는 생활용품으로 자리매김하게 되었다. 2003년 미국의 메사추세츠 공과대학(MIT)에서는 미국 성인 1,000명과 10대 400명을 대상으로 역사상 최고의 발명품을 조사한 바 있다. 이렇게 조사된 '레멜슨-MIT 발명지수' 중 1위가 바로 칫솔(10대 34%, 성인 42%)이었으며 다음은 자동차, 컴퓨터, 휴대전화와 전자레인지가 그 뒤를 이었다. 즉, 칫솔은 현대인의 생활에 없어서는 안되는 필수품으로써 그 중요성을 일반인들도 이미 충분히 인식하고 있는 것이다. 수동칫솔은 앞으로도 계속해서 발전할 전망이며 협설면의 치면세균막을 제거한다는 기본적인 기능뿐만 아니라 치간부 치면세균막 및 설태 제거 등과 같이 다양한 기능을 갖추게 될 것이다. 또한 소비자들이 복잡한 칫솔질 방법을 굳이 시행하지 않아도 보다 쉽게 칫솔질을 할 수 있도록 편의성이 강화되면서, 휴대하기에도 더욱 간편한 제품으로 발전할 것이다.

TIP

동물원의 동물도 칫솔질을 한다

야생 동물과는 달리 동물원의 동물들은 당분이 함유된 음식을 많이 섭취하기 때문에 치아우식증이 발생할 가능성이 높다. 그래서 동물원에서는 동물들의 치아관리에도 신경을 쓴다고 한다. 런던 동물원에서는 하마의 치아관리를 위해서 5피트 크기의 전용 칫솔로 이를 닦아 준다.

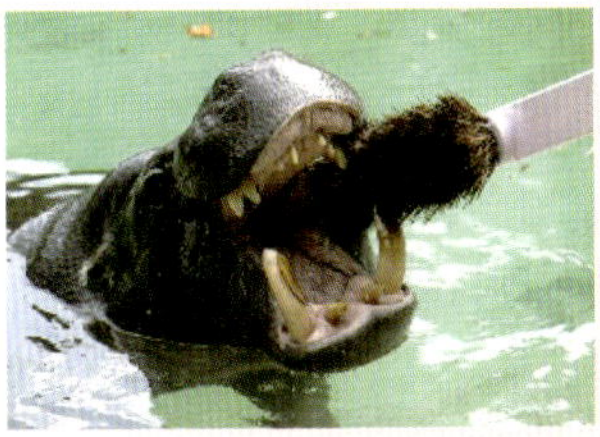

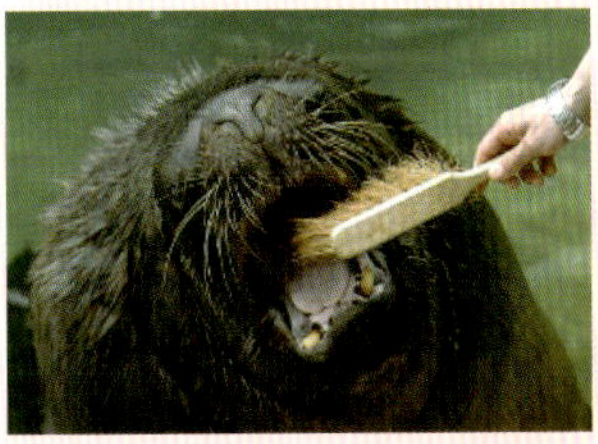

구강위생용품? 구강관리용품?

최근 국제표준화기구(ISO)에서는 기존에 사용해오던 구강위생용품(oral hygiene products)이라는 용어 대신에 구강관리용품(oral care products)으로 공식적인 이름을 변경했다. 그 이유는 위생(hygiene)이라는 단어가 포함될 경우 미용이라는 측면이 지나치게 강조됨으로써 구강관리용품을 화장품과 동일한 영역으로 분류할 수 있다는 지적 때문이다. 즉, 이러한 용어 변경을 통해서 구강관리용품을 기존의 화장품 분야와는 차별화되는 보다 전문적 영역으로써 자리매김하고자하는 의도인 것이다.

참고문헌

[1] Axelsson P. (2004) *Preventive materials, methods, and programs.* 1st ed. Quintessence publishing. 38.

[2] 권호근, 김동기, 김백일 외 역. (2006) *Primary preventive dentistry.* 6판. 대한나래출판사. 74-82.

[3] 예방치학연구회. (2007) *현대예방치학.* 1판. 군자출판사. 109-111.

[4] 박덕영, 마득상, 김백일 외. (2008) *치과의원에서 가능한 계속 구강건강관리법.* 1판. 동우. 38-42.

[5] Stuart L. Fischman. (1997) The history of oral hygiene products: how far have we come in 6000 years? *Periodontol 2000.* 15:7-14.

[6] Wilkins EM. (2009) *Clinical practice of the dental hygienist.* 10th ed. Lippincott Williams & Wilkins. 409-410.

[7] Lee HS, Jung HI, Kang SM et al. (2015) Evaluation of the bristle end-rounding patterns of children's toothbrushes using scanning electron microscopy and stereomicroscopy. *Int J Dent Hyg.*

[8] Checchi L, Montevecchi M, Gatto RM et al. (2007) Clinical efficacy of two toothbrushes with different bristles. *Int J Dent Hyg.* 5(4):242-246.

[9] Yankell SL, Shi X, Emling RC et al. (2004) Comparing the Dr. SEDOC and ADA toothbrushes in three independent laboratory procedures. *J Clin Dent.* 15(1):33-36.

[10] International Standard. Dentistry-Powered toothbrushes-General requirements and test methods. *ISO* 20127:2005(E).

[11] International Standard. Dentistry-Manual toothbrushes-Resistance of tufted portion to deflection. *ISO* 22254:2005(E).

[12] Quirynen M, De Soete M, Pauwels m. et al. (2003) Can toothbrush or a toothbrush with antibacterial tufts prevent toothbrush contamination? *J Periodontal.* 74(3):312-322

chapter 02

칫솔질 방법 (Toothbrushing methods)

칫솔질(toothbrushing)은 칫솔이라는 물리적인 도구에 다양한 움직임을 주어서 구강내에 침착된 치면세균막을 제거하는 행위이다. 2012년도 국민구강건강실태조사 자료에 의하면 우리나라 국민들은 하루 평균 2.6회의 칫솔질을 한다고 응답하였다. 또한 칫솔질을 하는 시기별로는 아침식사 후에 칫솔질을 하는 비율이 전체의 69.2%였으며, 점심식사 후는 45.3%, 저녁식사 후는 52.8%를 보고하여 점심식사 후에 칫솔질 비율이 상대적으로 낮은 것으로 나타났다. 그러나 단순히 칫솔질의 횟수보다는 얼마나 정확하고 효과적인 방법으로 칫솔질을 수행하여 치면세균막을 제거했는가하는 점이 보다 중요하다. 즉, 칫솔질의 양보다는 질이 더욱 중요한 것이다. 일반인들은 보통 눈에 잘 띄거나 칫솔의 접근이 용이한 치아의 협측 면에만 신경을 써서 칫솔질 하는 경향이 있다. 그러나 칫솔질 시 가장 염두에 두어야 하는 부분은 치아와 치은 사이의 경계부인 치은연(gingival margin) 부위이다. 이는 치은연을 중심으로 치은염 및 치주염이 시작되기 때문이며, 상당수의 칫솔질 방법이 치은염 부위의 치면세균막 제거를 목표로 개발되어왔다.

1. 칫솔질의 목적

칫솔질을 하는 목적은 치아표면에 부착된 치면세균막 및 음식물 잔사, 착색 등을 제거하고, 치은조직을 적절히 마사지하여, 치아우식증이나 치주질환을 감소시키고자 함이다. 또한 특정 목적의 유효 성분을 함유한 치약을 도포함으로써 지각과민증을 감소시키거나 구취 제거와 함께 심미적 효과를 높일 수도 있다. 이러한 목적을 성취하기 위해서는 한 가지 방법의 칫솔질만으로는 불충분하며, 부위나 상황에 따라 적절한 방법을 달리 선택하는 것이 필요하다.

2. 칫솔질 시 칫솔의 움직임

현재까지 개발된 다양한 칫솔질 방법을 칫솔의 움직임에 따라 분류하면 표 2-1과 같이 크게 수평왕복운동, 진동운동, 회전운동 및 찌르는 운동 등으로 구분할 수 있다. 이중에서 특히 진동운동을 이용한 칫솔질의 종류가 많으며 바스법, 스틸만법, 챠터스법 등이 여기에 해당된다. 한편 이러한 진동 운동이 필요한 칫솔질 방법의 마지막 부분에서 회전운동을 같이 시행하면 변형된 칫솔질 방법이 된다.

표 2-1. 다양한 칫솔질 방법에서 사용되는 칫솔의 동작

운동 종류	칫솔질법	칫솔의 위치 및 동작
진동운동 (vibratory)	바스법(Bass)	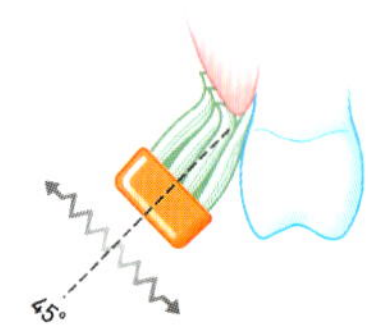
	스틸만법(Stillman)	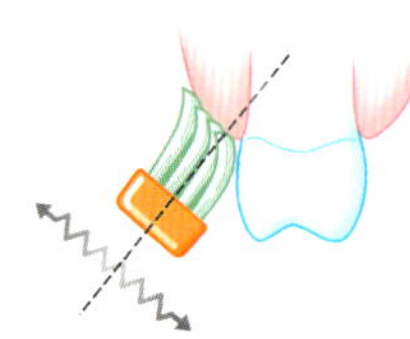
	챠터스법(Charters)	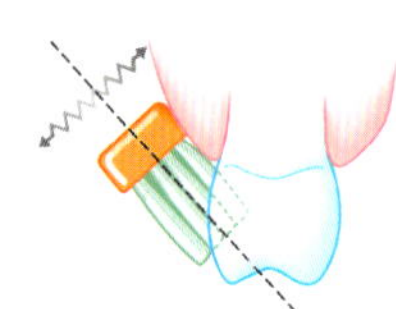
수직운동 (vertical sweeping)	회전법(Rolling)	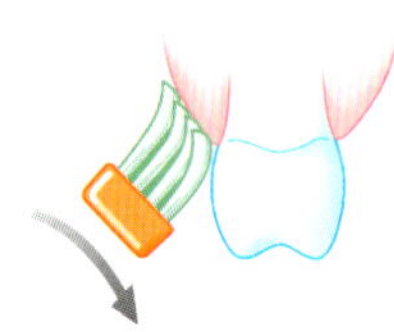
	레오나드법(Leonard)	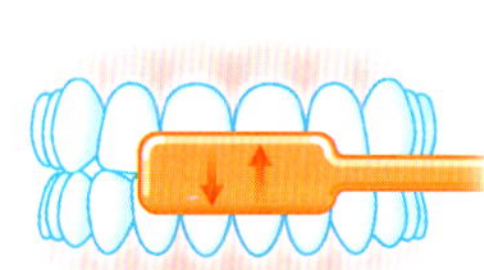
	변형 바스법(Modified Bass) 변형 스틸만법(Modified Stillman) 변형 챠터스법(Modified Charters)	바스법, 스틸만법, 챠터스법을 각각 시행 후 회전법을 이어 시행한다. 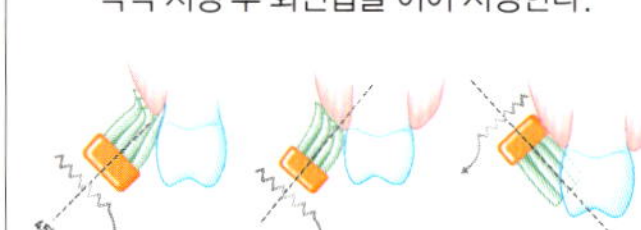

회전운동 (circular)	폰즈법(Fonse)	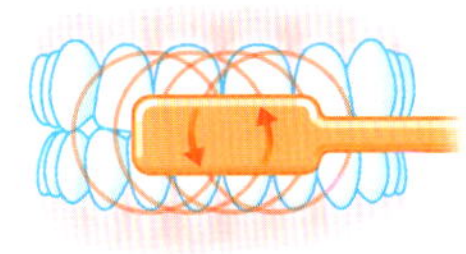
수평 왕복운동 (horizontal reciprocating scrub)	횡마법 (horizontal scrub)	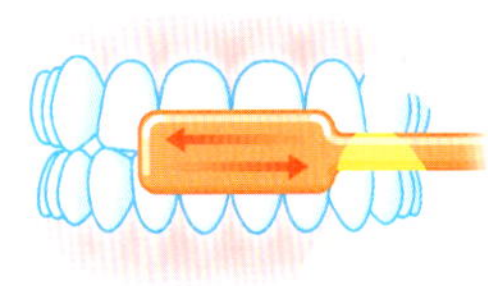
찌르는 운동 (pricking)	Toothpick법	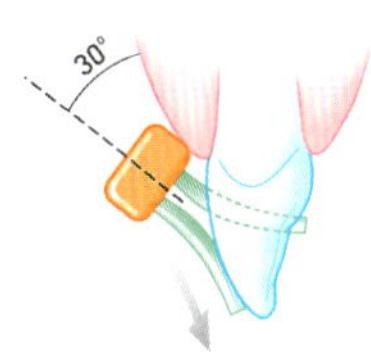

3. 칫솔 잡는 법

칫솔을 잡는 방법은 어떠한 칫솔질 방법을 시행하느냐에 따라 차이가 있다. 회전법과 같이 강한 손목의 회전이 필요한 칫솔질 방법은 칫솔머리 부분 가까이에 엄지 손가락을 고정시키는 것이 중요하다. 즉, 회전법 시행 시에는 네 손가락과 손바닥으로 칫솔 손잡이를 감싸도록 잡고 엄지손가락은 엄지 고정점인 칫솔 목 부위에 가까이 위치시킨다. 그러나 일부 시판 칫솔들은 엄지손가락을 놓는 위치를 칫솔의 목 부위가 아니라 손잡이 부위에 만들어 놓은 경우가 있는데, 이런 칫솔을 이용해서 회전법을 반복해서 시행할 경우에 손목 통증을 경험 할 수

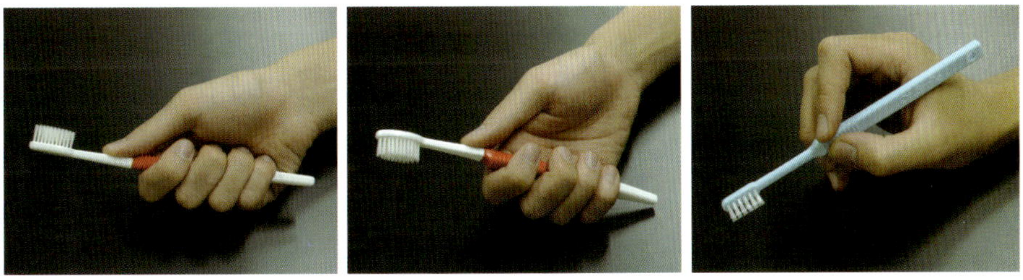

A: 회전법 칫솔질 시 칫솔 잡는 법　B: 바스법 칫솔질 시 칫솔 잡는 법　C: Toothpick 칫솔질 시 칫솔 잡는 법

그림 2-1. 칫솔질 방법에 따른 칫솔 잡는 법

도 있다. 한편 진동을 위주로 하는 바스법 시행 시에는 칫솔을 잡을 때 손바닥이 아닌 손가락으로 가볍게 잡는다. Toothpick법으로 칫솔질을 시행할 때는 펜을 잡듯이 칫솔을 잡도록 한다(그림 2-1).

4. 칫솔질 방법

(1) 칫솔질 교습 시 고려 사항

먼저 대상자가 지금까지 사용해 온 칫솔질 방법에 대한 평가 과정이 필요하다. 만약 대상자가 현재까지 본인만의 칫솔질 방법을 시행해왔더라도, 구강 내에서 치면세균막이 효과적으로 제거되고 있고, 치은퇴축이나 치경부 마모와 같은 이상 증상이 관찰되지 않는다면 굳이 새로운 칫솔질 방법을 교육할 필요는 없다. 그러나 대상자의 고유한 칫솔질 방법으로 앞서 언급한 사항들이 충족되지 못하는 경우에는 대상자에게 새로운 칫솔질 방법을 교육해야 하며 이때는 다음과 같은 사항들을 고려해야 한다.

1. 대상자의 구강 내에 있는 치아 수와 배열 상태, 대상자의 구강 크기
2. 대상자의 연령
3. 대상자가 손을 자유자재로 움직일 수 있는 정도
4. 보철물이나 교정 장치의 존재 유무
5. 치은염이나 치주염 등의 구강질환 상태
6. 일반적인 칫솔질 시행에 영향을 미칠 수 있는 대상자의 전신건강 상태(예: 근육, 관절 및 정신 질환 등)

모든 칫솔질 방법에 있어서 공통적으로 가장 중요한 두 가지 원칙이 있다. 첫째, 치은연

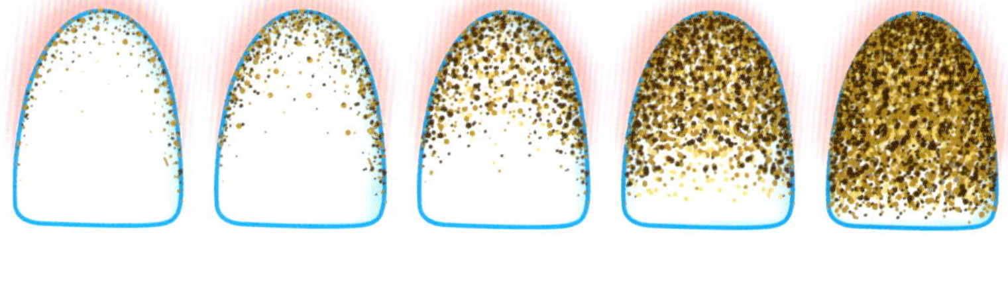

그림 2-2. 시간의 흐름에 따른 치면세균막 침착 과정

(gingival margin)부위를 중점적으로 닦아야 한다는 점과, 둘째, 구강 내의 구획(section)을 나눠서 순차적으로 닦아야 한다는 점이다.

구강에서 치면세균막 침착이 진행되는 과정을 살펴보면 가장 먼저 치간부에 치면세균막의 침착이 시작되고 차츰 치은연을 따라서 치면세균막이 띠를 이루게 되며, 이 부위의 면적이 점차 넓어지게 된다(그림 2-2).

그러므로 칫솔질 시 가장 염두에 두어야 할 부위는 바로 초기 치면세균막 침착 부위인 치은연이다. 진동을 위주로 하는 대부분의 칫솔질 방법은 치은연부위의 치면세균막 제거를 우선적으로 강조하고 있다. 하지만 대부분의 일반인은 칫솔이 닿기 쉬운 순면이나 협면 위주로 닦는 경우가 많고, 그것도 주로 치아의 최대 풍융부 부위만을 반복해서 닦는 경향이 있다. 그러므로 칫솔질 방법을 교육할 때에는 일반적으로 칫솔이 잘 닿지 않는 설측이나 치은연 부위를 중심으로 칫솔질을 시행하도록 강조하는 것이 중요하다.

칫솔질을 할 때 구획을 나누어 닦도록 하면 일반인들에게 치아가 곡선으로 배열되어 있다는 해부학적인 특징과 이 중에서 특히 안 닦이는 부분이 항상 존재한다는 점을 쉽게 이해시킬 수 있다. 칫솔머리의 크기가 구치부 치아 2~3개를 덮을 정도인 칫솔로 구강을 크게 3 구획으로 나누어 닦도록 한다. 첫 번째 구획은 제1대구치와 제2대구치를 포함하는 부분이고, 두 번째 구획은 제1소구치, 제2소구치 및 견치의 원심부 1/2을 포함하며, 세 번째 구획은 중절치, 측절치, 견치의 근심부 1/2을 포함한다. 구획은 협면과 설면에 모두 존재하기 때문에 구강전체에는 여러개의 구획이 존재하게 된다. 이렇게 구획을 나눠서 치아를 닦게 되면 보통 놓치기 쉬운 최후방 구치부나 설측부위의 치면세균막 제거효과를 높일 수 있다(그림 2-3).

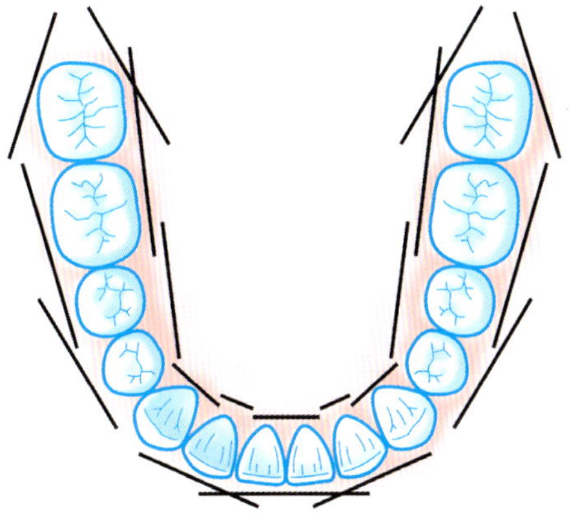

그림 2-3. 구획을 나눠서 칫솔질을 시행하는 예시(인용:[3])

구취를 일으키는 가장 중요한 원인은 혀에 축적된 치면세균막인 설태이다. 그러므로 칫솔질 과정 중에 혀를 닦는 것 역시 치면세균막 관리 과정에서 빼놓을 수 없을 만큼 중요하다.

(2) 바스법(Bass method)

치면세균막의 축적으로 발생하는 구강의 양대 질환 중 치주질환은 치은연이나 치은열구 내에 축적된 치면세균막을 제때에 제거하지 못해서 발생한다. 1950년대 내과의사이면서 세계적인 미생물학자였던 Dr. Charles C. Bass는 치은열구 내에 축적된 치면세균막 제거를 목적으로 하여 독창적인 칫솔질 방법을 고안하였다. 이 방법은 칫솔머리를 치아장축에 45도 정도로 위치시킨 뒤 칫솔모의 일부를 치은열구 내에 삽입하고 진동을 가하는 것으로 열구 내 치면세균막을 효과적으로 제거할 수 있는 방법이다.

흔히 바스법을 포함한 스틸만법, 챠터스법 모두 진동을 기본적인 칫솔질 운동으로 삼는 방법들인데, 이들 칫솔질법에서 주장하는 진동운동은 칫솔의 강모끝이 동일한 위치에 고정된 상태에서 칫솔모의 최대 탄성한도 내에서 전후방으로 움직이는 동작을 말한다. 즉, 진동운동은 칫솔 강모끝은 제자리에 있으면서 칫솔머리 부분이 전후로 약 2 ㎝ 내에서 왔다 갔다하는 동작을 반복하는 것이다(그림 2-4).

국내 일부 교과서에는 바스법을 시행할 때 반드시 1줄 또는 2줄모 칫솔을 사용해야만 한다고 설명하고 있다. 물론 2줄 이하의 강모열을 가진 칫솔을 사용한다면 바스법의 기본 목적인

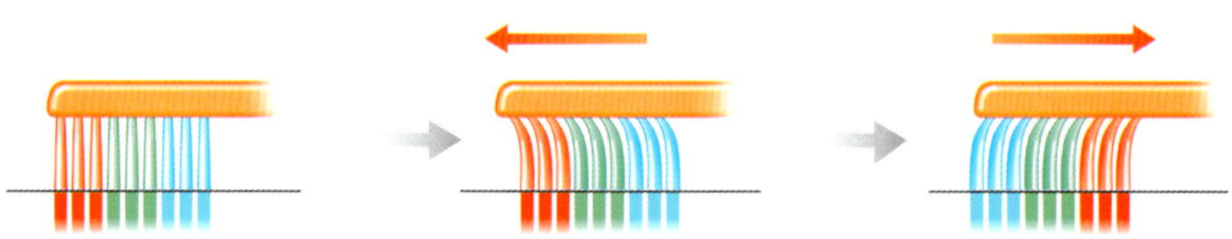

그림 2-4. 칫솔을 이용한 진동동작

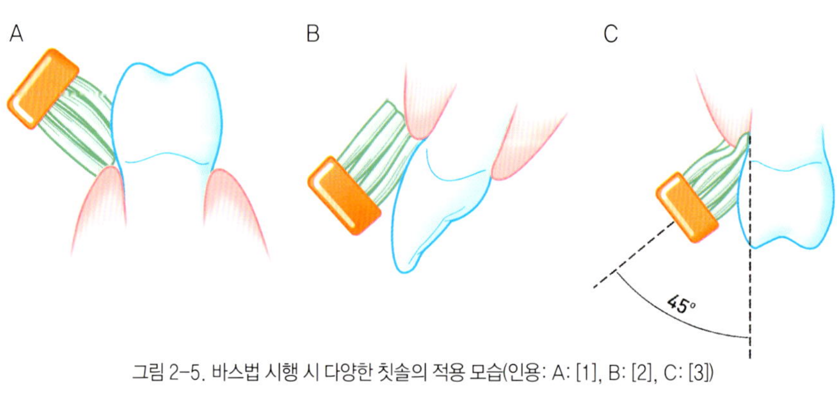

그림 2-5. 바스법 시행 시 다양한 칫솔의 적용 모습(인용: A: [1], B: [2], C: [3])

치은열구 내 치면세균막 제거는 효과적일 수 있다. 그러나 일반인들은 보통 3줄 또는 4줄모에 익숙해져 있고, 2줄 이하의 칫솔모는 시장에서 쉽게 구하기 어려운 실정이다. 또한 외국의 서적을 살펴보아도 바스법 시행 시 반드시 2줄모 이하의 칫솔만을 사용해야 한다는 내용은 찾기 어려우며, 오히려 3줄 또는 4줄모 칫솔을 이용한 바스법을 소개하고 있다(그림 2-5).

즉, 일반인이 바스법을 많이 사용할 수 있도록 하기 위해서는 3~4줄모의 칫솔을 사용하는 것도 가능하다는 것을 설명할 필요가 있다. 4줄모를 이용해서 바스법을 시행할 경우에는 칫솔을 치아장축에 45도 정도로 위치시킨 뒤, 1~2줄 정도는 치은열구에 위치시키고, 나머지 강모열은 치은부위에 위치하는 형태가 바람직하다. 그리고 나서 칫솔모에 가볍게 압력을 주어 열구속으로 강모의 일부를 집어넣는데, 이때 다소 따끔한 느낌이 들 수 있다. 이렇게 강모가 치은열구에 삽입된 상태에서 칫솔을 앞뒤 수평으로 움직여 진동운동(back and forth horizontal jiggling)을 주도록 한다(그림 2-6). 이러한 동작은 각 구역마다 10회 정도 반복하는 것이 필요하다. 바스법은 기본적으로 열구의 청소를 목적으로 하기 때문에 전반적인 협설면의 세정에서는 효능이 떨어질 수 밖에 없다. 이러한 한계점을 보완하기 위하여 바스법으로 열구청소를 마친 뒤 협설면을 회전법으로 닦는 동작을 결합한 변형된 바스법(modified bass method)을 이용할 수 있다. 이러한 종류의 변형은 바스법 뿐만 아니라 스틸만법이나 챠터스법과 같이 다른 진동위주의 칫솔질 방법에서도 시행할 수 있다.

바스법에서는 강모의 일부가 치은열구로 들어가기 때문에 부드러운 강모의 칫솔을 사용하는 것이 필요하고, 강모의 끝부분이 둥글게 처리된 칫솔(end-round bristles)이 필요하다.

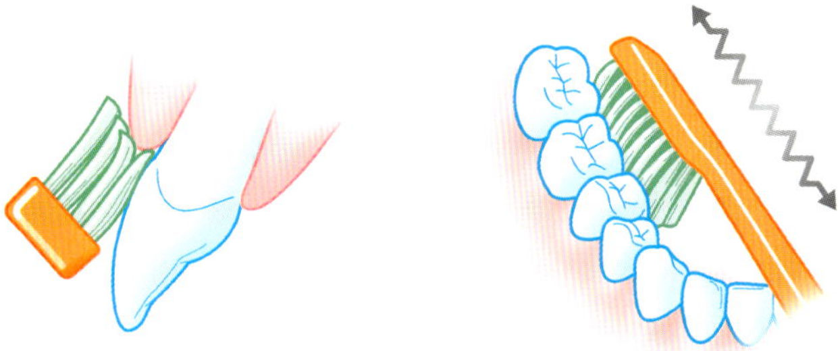

그림 2-6. 바스법 시행 시 4줄모 칫솔의 위치
(1줄 정도의 강모열만이 치은열구에 위치하고, 나머지는 치은에 위치)

Modified bass method

(3) 스틸만법(Stillman method)

칫솔질을 함으로써 치면세균막 제거 뿐만 아니라 치은의 마사지 효과도 얻을 수 있다. 치은에 칫솔모를 이용한 물리적 자극이 반복되면 치은부위의 혈류 증가가 촉진되어 염증을 완화하는 효과가 있다. Dr. P. R. Stillman이 개발한 스틸만법은 이러한 치은 마사지 효과를 얻기 위해서 개발된 방법이다. 칫솔모가 치아의 뿌리 쪽으로 45°의 각도를 이루게 한 뒤 칫솔모의 일부는 치아, 일부는 치은에 위치시킨다. 그리고 약간의 압력을 가하여 진동을 주면서 치은을 마사지한다. 이 방법도 진동 동작을 마친 뒤 회전법을 같이 시행해주는 변형된 스틸만법으로도 활용이 가능하다. 스틸만법은 치은염이 넓게 퍼져 있을 때 치은이나 치간부위를 효과적으로 맛사지 할 수 있는 방법이다(그림 2-7).

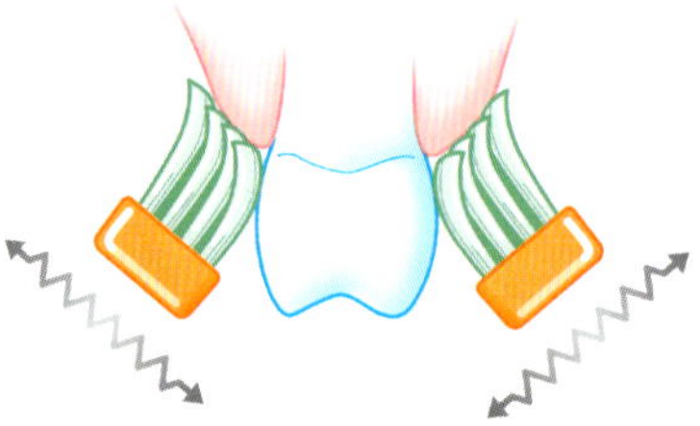

그림 2-7. 스틸만법 시행 시 칫솔의 위치 및 동작

Stillman method

(4) 챠터스법(Charters method)

챠터스법은 바스법이나 스틸만법과 마찬가지로 진동을 기본으로 하는 칫솔질 방법이다. Dr. W. J. Charters가 개발한 이 방법은 치간부나 보철물의 인공치아 하방에 축적된 치면세균막을 제거하는 것이다. 이를 위해서 칫솔을 교합면을 향해서 45°의 각도를 주거나 치아장축에 직각으로 위치시킨 뒤 진동을 준다. 이 방법 역시 진동 동작 후에 회전법을 결합한 변형된 챠터스법으로 활용할 수 있다(그림 2-8).

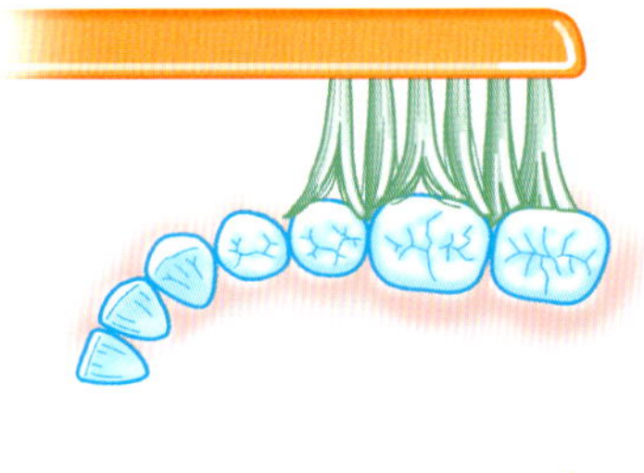

그림 2-8. 챠터스 법 시행 시 칫솔 위치 및 동작(인용 : [3])

Charters method

(5) 회전법(Rolling method)

회전법은 대한치과의사협회(KDA)에서 일반대중에게 우선적으로 추천해온 칫솔질 방법이다. 하지만 실제로 회전법이 다른 칫솔질 방법에 비해서 배우기 쉽거나 효율적이라기 보다는, 과거부터 우리나라에서 권장해온 칫솔질 방법으로써 다른 칫솔질 방법과 대등한 수준의 효율성을 가지기 때문이다. 또한 48개국의 EU, APEC, OECD 가입국 중 국가차원의 권장 칫솔질 방법으로서 회전법을 추천하고 있는 국가는 우리나라를 제외하고는 찾기 힘든 실정이다. 미국치과의사협회(ADA)를 비롯한 대부분의 국가에서는 특정 칫솔질 방법을 언급하지 않고 칫솔의 개시각도나 동작으로 설명하고 있으며 치은연을 중심으로 진동동작을 이용한 칫솔질 방법을 가장 많이 권장하고 있다(표 2-2).

표 2-2. 세계 여러 나라의 권장 칫솔질 방법

국가	권장 칫솔질 방법	관련 홈페이지
미국	치은연을 따라 칫솔을 45°로 위치시키고 가볍게 누르면서 진동을 준다.	http://www.mouthhealthy.org/en/az-topics/b/brushing-your-teeth
캐나다	치은연에 칫솔을 45°로 위치시키고 부드럽게 둥근 마사지 움직임을 준다.	www.cda-adc.ca/en
호주	부드럽고 짧은 둥근 움직임을 준다.	http://www.dentalhealthweek.com.au/Adults/OralHealth/brushing.html
영국	치아 및 치은연에 작은 둥근 움직임을 준다.	http://www.bdasmile.org/smile/adults/adults.cfm?contentid=1116&contentparentid=1036
일본	치아우식증 예방을 위해서는 칫솔을 치아에 직각으로 적합하고 왕복 운동을 하며, 치주질환 예방을 위해서는 치은연에 칫솔을 45°로 위치시킨 뒤 약한 진동을 준다.	http://www.jda.or.jp/park/ prevent/index08_02.html

회전법의 시행은 칫솔이 치아 장축 방향과 평행하며, 칫솔머리의 뒤쪽 등부분이 치아교합면(절단연)과 같은 높이가 되도록 위치시키고, 교합면 방향으로 상악치아는 위에서 아래로, 하악치아는 아래에서 위로 쓸다가 치경부에 와서 손목에 힘을 주어 돌리면서 칫솔을 회전시킨다. 회전법의 경우 칫솔을 잡을 때 회전의 중심축인 엄지를 가능한 칫솔머리에 가까운 칫솔목 부위에 두고서 회전하는 것이 효과적이다. 회전법 시행 시 또 하나 주의해야 할 점은 칫솔을 회전하는 중심이 치은연 근처에 있어야 한다는 점이다. 회전법 칫솔질 교육을 받고 나서도 치은연 주위의 치면세균막이 제대로 제거되지 않는 경우가 있다. 그 이유는 치은연에 있어야 할 회전의 중심이 치근단 치은에 위치하여 치은연 부위까지 제대로 된 칫솔질이 닿지않아 치면세균막이 제거되지 않기 때문이다(그림 2-9). 그러므로 회전법 교육 시 치은연 부위를 다시 한

번 강조할 필요가 있다. 단, 상 · 하악 전치부 설측은 칫솔을 세로로 세워서 치은에 위치시키고 치아의 경사도에 따라 안에서 밖으로 큰 원을 그리면서 훑어낸다(그림 2-10). 그 후 교합면은 칫솔을 교합면과 평행하게 놓고 짧게 왕복하여 닦는다.

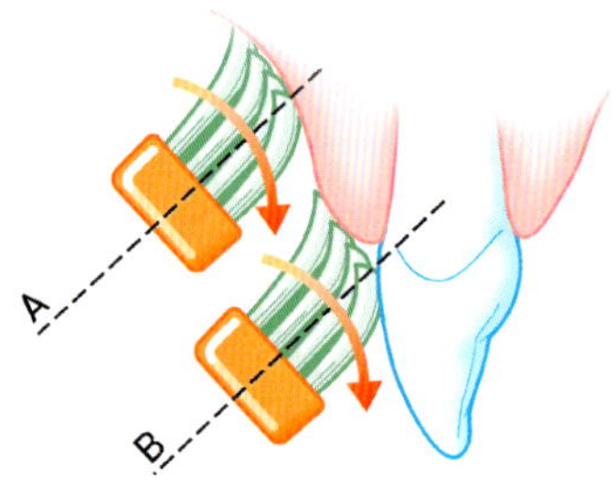

그림 2-9. 회전법 시행 시 회전축의 위치
(A : 회전축이 치근단 치은쪽에 잘못 위치된 예, B : 회전축이 치은연 부위에 올바르게 위치된 예)

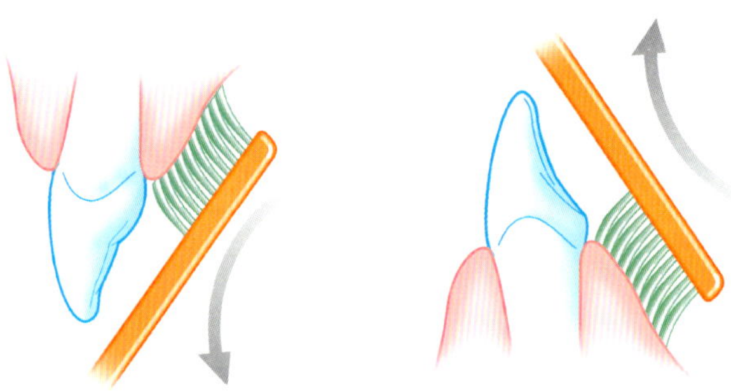

그림 2-10. 전치부 설측면의 회전법

Rolling method

(6) 폰즈법(Fones method)

이 칫솔질 방법은 치과위생사 과정을 최초로 설립한 Dr. Alfred C. Fones가 소개한 방법이다. 이 방법은 칫솔질이 서투른 유아들을 대상으로 칫솔질법에 흥미를 유발하고, 구강 내 상처를 주지 않도록 하며 약간의 치면세균막의 제거 효과가 있는 방법이다. 상하악 치아를 다문 상태에서 그림과 같이 넓은 원 동작을 빠르게 그리면서 약하게 문지른다. 전치부는 절단교합(edge to edge bite)을 한 상태에서 역시 원을 그리면서 문질러준다(그림 2-11).

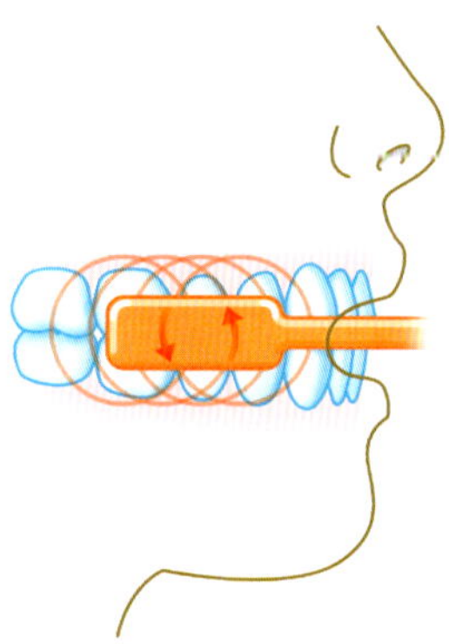

그림 2-11. 구치부 협면에서의 폰즈법 적용

(7) 횡마법(Scrubbing method)

횡마법은 일반인에게 가장 친숙한 칫솔질 방법으로 치열을 따라 옆으로 문지르듯 칫솔을 전, 후 방향으로 움직이며 닦는 방법이다. 이 방법은 일반인이 쉽게 실천할 수 있는 칫솔질 방법이지만, 몇 가지 단점을 가지고 있다. 횡마법으로 칫솔질 시 마모도가 높은 치약과 함께 수평으로 과도하게 문지를 경우 과도한 압력으로 인해 치은퇴축과 치경부 마모증이 유발 되기도 하며, 치간부에 칫솔모의 접촉이 힘들어 치간부의 치면세균막 제거의 효능이 떨어지기도 한다. 또한 다른 칫솔질 방법으로의 전환이 힘들다는 제한점도 있다. 한편, Oral-B 사의 Anchor Free(몰딩) 기술을 적용한 칫솔의 경우 기본적인 칫솔질 방법을 횡마법을 염두에 두고 개발되었다.

(8) Toothpick법

Toothpick법은 일본의 와타나베 교수가 개발한 칫솔질 방법으로서 치아 사이에 끼여 있는 음식물 잔사를 제거하기 위해서 이쑤시개를 이용하듯 칫솔질하는 방법이다. 이때 칫솔의 강모를 치아와 치아 사이에 반복적으로 밀어 넣으면서 치간부의 치면세균막을 제거하게 된다. 통상적으로 치간 부위를 청결히 하기 위해서는 치실이나 치간칫솔을 사용하게 된다. 특히 치간부 공간이 큰 경우는 치간칫솔을 쓰게 되는데 이때는 치간 부위 공간에 적합한 크기의 치간칫솔을 제대로 선택해야지만 치간부 세척 효과를 제대로 얻을 수 있다. 하지만 Toothpick법을 사용하면 치간부 공간의 크기에 대해서 별도로 신경을 쓰지 않아도 칫솔의 강모 다발이 치간부 공간의 크기에 맞춰 자동적으로 조절되면서 최적의 강모 수가 치간부를 닦아주기 때문에 치간부 세척의 효율을 높일 수 있다(그림 2-12). 또한 이 과정에서 잇몸 맛사지 효과도 얻을 수 있기 때문에 치주질환의 치료에도 사용할 수 있다. 이 칫솔질 방법은 일반인이 사용할 수 있을 뿐만 아니라 전문가가 대상자의 구강 내 치면세균막을 제거하는 전문가 칫솔질법(professional toothbrushing)의 하나로 활용되기도 한다. 또한 칫솔질 과정 중에 발생

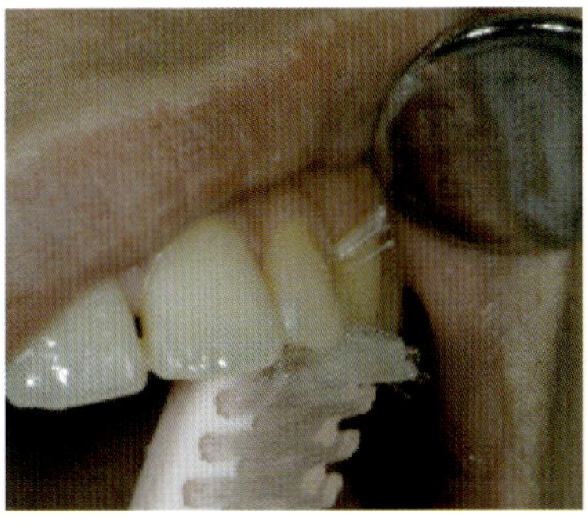

그림 2-12. Toothpick 법으로 칫솔질 시행 시 칫솔의 강모가 치간 부위를 통과하는 모습

할 수 있는 치은출혈의 정도를 대상자의 치주상태를 평가하는 진단 도구로 활용할 수도 있다.

Toothpick법을 시행할 때는 칫솔의 강모가 치아 사이를 이쑤시개처럼 통과해야하기 때문에 칫솔은 중간 정도의 빳빳한 강모를 사용한다. 강모다발은 보통 2열로 배열되고 첨단으로 갈수록 V자 형태로 모아지는 독특한 디자인의 칫솔을 사용한다(그림 2-13).

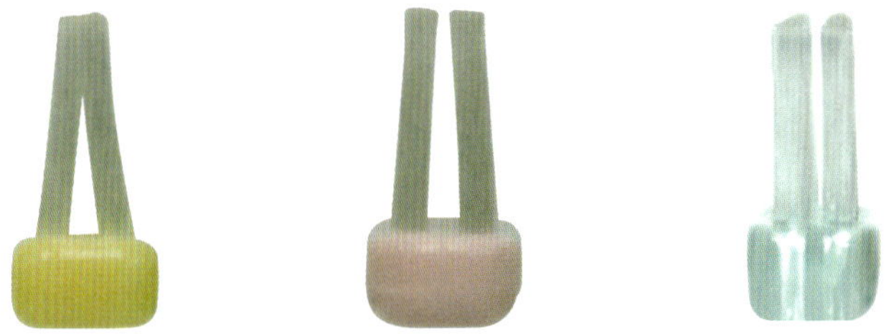

A : 일본제품(p.m.j V-7)　B : 국내제품(Dr. Smile)　C : 일반 두줄모 칫솔

그림 2-13. Toothpick법을 위해 고안된 칫솔의 비교

Toothpick법 시행의 기본원리는 강모가 치아 사이를 통과하기에 용이하도록 최적의 위치로 칫솔을 위치시키는 것이다. 즉, 처음 칫솔질을 시작할 때 강모단면이 치아 · 치은 접합부에 위치해야 치아 사이로 강모가 잘 들어가면서 치은면 세균막 제거와 치은 맛사지가 가능해진다.

순(협)면을 닦을 때에는 칫솔강모가 치아장축과 전치부에서는 약 30°, 소구치는 50° 내외, 대구치 부위는 70° 내외의 각도를 이루도록 칫솔을 치아면에 위치시킨 후, 순(협)면에서 설면으로 칫솔모를 치간부로 밀어 넣었다가 후퇴시키는 동작을 계속 반복한다. 설면을 닦을 때에는 칫솔모의 끝부분(toe)을 이용하여 개개 치아 별로 닦도록 한다. 특히 하악 전치부 설면을 닦을 때는 칫솔을 구강 내 넣고자 할 때 악궁의 방해를 받기 때문에 닦고자 하는 쪽의 반대쪽에서 칫솔손잡이를 대각선 방향으로 위치시켜 닦는다(그림 2-14).

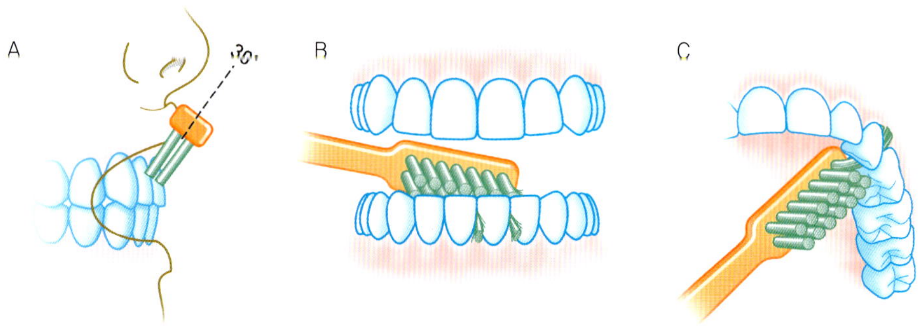

그림 2-14. Toothpick법 칫솔질 시 강모의 위치(A : 전치부 순면, B : 전치부 설면, C : 구치부 설면)

5. 혀 닦기

혀의 배면(dorsum)은 구강 내 세균과 음식물 잔사들이 축적되기 쉬운 곳이다. 혀에는 길이가 짧은 심상유두(fungiform papillae)와 길이가 긴 사상유두(filiform papillae)가 차례로 배열되어 있어서 음식물 잔사나 세균의 침착이 용이하기 때문에 혀는 세균의 저장과 증식에 유리한 장소가 된다. 이러한 잔사는 구강 내 다른 곳에 치면세균막을 형성하는 데에도 영향을 미칠 수 있다. 또한 구취의 대부분은 혀의 배면 후방부에서 기원한다. 그러므로 칫솔질 시에는 반드시 혀의 음식물 잔사와 세균을 제거해야한다. 혀에 설태가 낀 사람 외에도 흡연자, 혀에 갈라진 홈이 있는 경우(균열설), 모설(hairy tongue)인 경우에는 혀를 닦는 것이 반드시 필요하다(그림 2-15). 혀를 닦으면 구강 내 세균 성장 억제, 구강 내 세균 수 감소, 구취 발생 감소, 음식의 맛을 더 잘 느낄 수 있는 등의 효과를 얻을 수 있다.

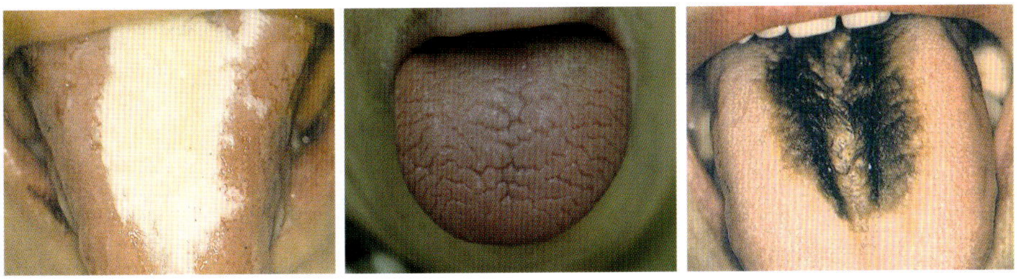

A : 설태가 낀 혀　　B : 균열설　　C : 모설

그림 2-15. 혀관리가 부족할 때 발생할 수 있는 각종 증상들

혀의 배면을 닦는 방법은 여러 가지가 있다. 먼저 칫솔질 후 이용하던 칫솔을 그대로 사용하여 닦는 방법이다. 혀를 구강 바깥으로 길게 빼고 칫솔모를 목구멍 쪽의 혀 배면에 위치시킨 뒤 칫솔에 약한 압력을 주어 구강 바깥쪽으로 혀 배면 전체를 쓸어내리는 방법이다. 다른 방법은 혀를 전용으로 닦기 위한 도구, 즉 혀세정기(tongue cleaner)를 이용하는 것이다. 혀세정기는 플라스틱 또는 스테인레스 스틸 재질로 만들어지며 대부분 수동식 면도기와 같은 형태를 띤다(그림 2-16). 혀세정기의 사용방법은 혀를 내밀고, 혀세정기를 혀 배면의 뒤쪽에 위치시킨 후 약간의 압력을 가하면서 구강 밖으로 이동하는 것이다. 이러한 동작을 2~3회 반복하여 혀 전체를 닦는다. 단 압력이 너무 강하면 혀 유두에 손상을 줄 수 있으므로 주의하도록 한다. 최근에는 일부 칫솔 제품의 경우 칫솔머리의 뒷부분에 요철형의 고무 패드가 붙어있어서 혀닦기를 도와주는 부가적인 기능을 첨가하기도 하였다(그림 2-17).

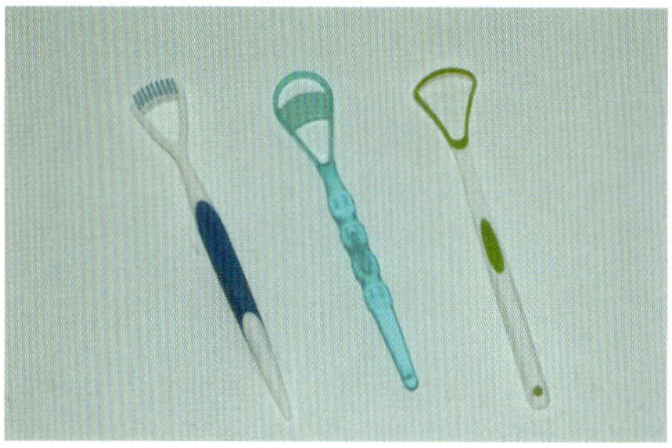

그림 2-16. 다양한 혀 세정기

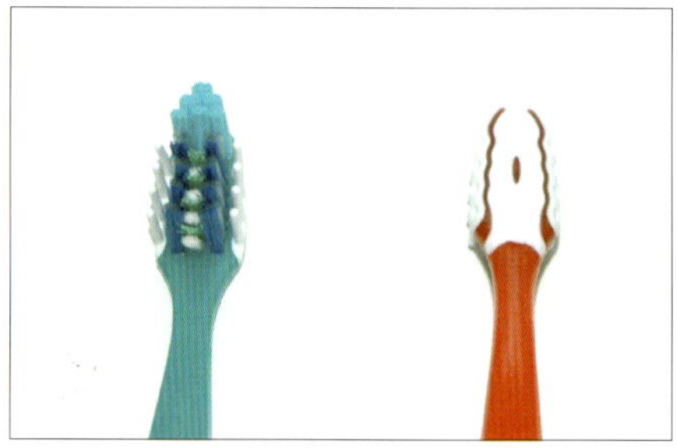

그림 2-17. 혀 세정기가 칫솔의 등 부위에 부착된 칫솔

칫솔은 부피가 크기 때문에 혀 세정기보다 혀 배면의 후방에 도달이 힘들고 구토 증상이 쉽게 일어날 수 있다. Seemann 등(2001)의 연구에 의하면 혀세정기를 이용하여 혀를 닦은 경우에 칫솔을 이용하는 것 보다 구취가 더 감소하였다고 한다. 그리고 White 등(2004)은 구강양치액으로 양치를 하는 것보다 혀세정기를 이용한 경우 구강 내 세균수가 효과적으로 감소하였다고 보고하였다. 즉 혀를 닦기 위해서는 칫솔보다는 혀 관리에 적합한 혀 세정기를 활용하는 것이 보다 효과적일 것이다.

6. 맺음말

1780년대 근대적 의미의 칫솔이 최초로 개발된 이래로 다양한 칫솔질 방법들이 개발되고 소개되어 왔다. 이들 칫솔질 방법들은 여러 연구자들이 나름대로의 목표를 가지고 독특한 움직임을 개발한 것이다. 그러나 다른 한편으로 본다면 여러 가지 칫솔질 방법들이 혼재되어 있다는 것은 하나의 뛰어난 칫솔질 방법이 존재하지 않는다는 의미이기도 하다. 우선 개인이 현재 사용하고 있는 칫솔질 방법이 어떠한 방법이라 할지라도 효과적으로 치면세균막을 제거할 수 있고, 연조직이나 경조직에 위해가 발생하지 않는다면 현재의 칫솔질 방법을 그대로 유지시키는 것이 바람직하다. 만약 현재의 칫솔질 방법으로 위에 말한 사항들이 충족되지 못할 경우 비로소 칫솔질 교습을 통해 기존의 칫솔질 방법을 변화시키도록 한다. 교육 시 새로운 칫솔질 방법에 대한 대상자의 수용 정도를 모니터링하면서 한 종류의 칫솔질 방법만을 권할 수도 있고, 경우에 따라서 두 가지 이상의 칫솔질 방법을 병용하는 것이 필요할 수도 있다. 즉, 칫솔질 방법에는 왕도가 없으며, 치면세균막 제거라는 효능과 조직에 대한 안전성이라는 두 부분을 고려하는 것이 바람직하겠다.

TIP

바스법의 창시자 Bass

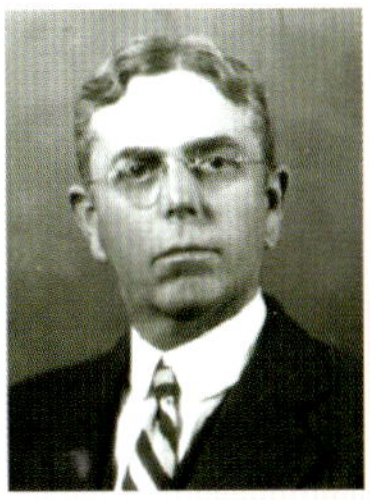

칫솔질 방법 중 바스법을 탄생시킨 Charles C. Bass(1875-1975)는 본래 치과의사가 아닌 내과의사였다. 그는 24세에 내과의사가 되어 30세에 교육자로서의 삶을 시작하고, 이후 18년 동안 Tulane Medical School의 학장을 역임하였다. 또한 그는 세균학과 기생충학 분야에서 세계적인 연구자로 활동하였는데, 특히 말라리아를 일으키는 기생충을 처음으로 배양하였다. 치과와는 관련이 없을 것 같은 그가 1950년대에 구강질환의 원인에 관해 관심을 가지게 되면서 개인의 구강위생관리에 관한 각종 연구를 진행하였다. 그는 대표적인 구강질환인 치아우식증과 치주질환을 예방하기 위해서는 세균의 공격을 받기 쉬운 치은열구 부위의 치면세균막을 효과적으로 제거하는 것이 중요하다고 강조하였으며, 이를 위해 매일 올바른 칫솔질과 치실질을 해야 한다고 주장했다. 지금까지도 그가 주장한 칫솔질 방법은 전 세계적으로 널리 활용되고 있으며, 특히 치주질환에 효과적인 것으로 알려져 있다. 치주질환을 위한 칫솔질 방법을 최초로 고안해낸 사람이 치과의사가 아닌 내과의사였다는 점은 흥미로운 일이다.

치위생학의 아버지 Fones

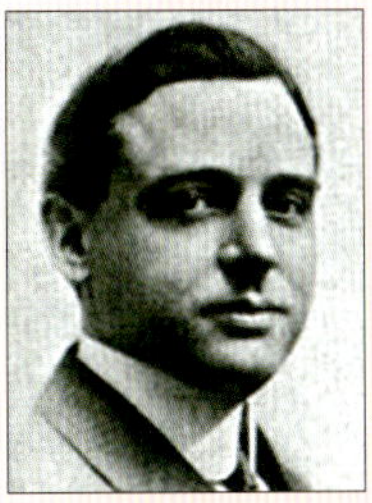

칫솔질 방법 중에서 폰즈법을 처음으로 제안한 Alfred C. Fones(1869-1938)는 세계 최초로 치과위생사 교육과정을 창설한 미국의 치과의사이다. 그는 질병예방관리 프로그램을 처음으로 제안한 Dr. Smith의 영향으로 치의학 분야에서도 구강질환 예방업무를 전담해줄 수 있는 전문가의 필요성을 주장하였다. 이후 1913년 미국 Connecticut주 Bridgeport에 Fones Clinic을 개설하였는데, 이것이 바로 세계 최초의 치과위생사 양성기관이다. 처음에는 1년의 교육과정이었지만, 교육프로그램의 성공으로 1915년부터는 2년 연속과정으로 운영되었다. 또한 그는 '치과위생사(Dental hygienist)' 라는 용어를 처음으로 사용한 사람으로, 지금까지 치위생학의 아버지로서 그간의 업적을 인정받고 있다.

참고문헌

[1] 권호근, 김동기, 김백일 외 역. (2006) *Primary preventive dentistry.* 6판. 대한나래출판사. 82-88, 131.

[2] Wilkins EM. (2009) *Clinical practice of the dental hygienist.* 10th ed. Lippincott Williams & Wilkins. 411-419.

[3] Darby ML, Walsh MM. (2003) *Dental hygiene: Theory and practice.* 2nd ed. Saunders. 352-357, 373-375.

[4] 박덕영, 마득상, 김백일 외. (2008) *치과의원에서 가능한 계속 구강건강관리법.* 1판. 동우. 37-87.

[5] 예방치학연구회. (2007) *현대예방치학.* 1판. 군자출판사. 112-127.

[6] Seemann R, Kison A, Bizhang M et al. (2001) Effectiveness of mechanical tongue cleaning on oral levels of volatile sulfur compounds. *J Am Dent Assoc.* 132:1263-1267.

[7] White GE, Armaleh MT. (2004) Tongue scraping as a means of reducing oral mutans streptococci. *J Clin Pediatr Dent.* 28(2):163-166.

chapter 03

전동칫솔 (Powered toothbrush)

구강질환을 예방하기 위한 가장 효과적인 방법은 규칙적이고 올바른 칫솔질이다. 그런데 수동칫솔을 이용한 칫솔질은 수행하는 사람의 손기술이나 방법에 따라서 치면세균막 제거 효과에 큰 차이가 있다. 그래서 사용자들의 손기술에 따른 치면세균막 제거 효과의 편차를 줄이고, 보다 간편하게 칫솔질을 할 수 있는 기계적인 장치가 바로 전동칫솔이다. 전동칫솔은 전기 모터를 내장하고 있어 사용자의 습관에 대한 영향이 더 적고, 치아에 전동칫솔을 위치시킨 후 치열을 따라 이동하기만 하면 치면세균막이 제거되는 편리성으로 인해 사용이 점차 증가하고 있다.

1. 전동칫솔의 정의

전동 칫솔(powered toothbrush)은 전기적인 힘에 의해서 칫솔을 진동시키거나 회전시켜 구강 내 치아와 치은을 청결히 하는 도구라고 정의할 수 있다. 한편, 국제표준화 기구의 ISO 20127 문서에서는 전동칫솔을 구강 내 표면을 청결하게 하기 위해서 강모가 부착된 솔 형태의 소형 전기 동작 기구라고 정의하고 있다.

2. 전동칫솔의 역사

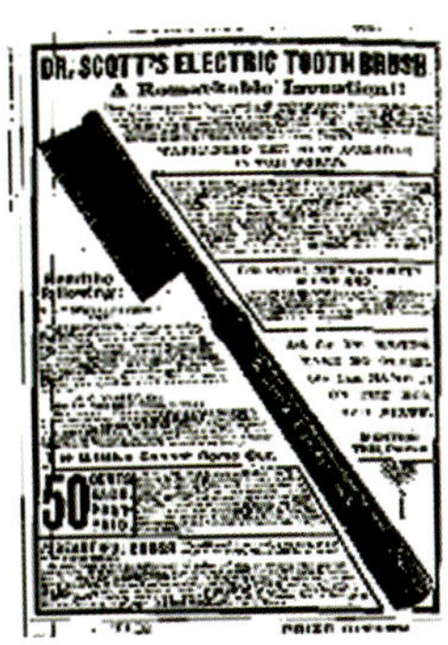

그림 3-1. 최초의 전동칫솔의 상업적 광고

최초의 전동칫솔의 상업적 광고는 1886년 2월 13일 "Harpers weekly"라는 잡지에 수록되었다. 당시 이 제품의 이름은 "Dr. Scott's electric toothbrush"로 전자기적인 흐름을 이용해서 충치를 멈추고, 치은의 재생을 도우며, 자연스런 하얀 치아색을 회복시켜준다는 내용을 광고에 실었다(그림 3-1).

이후 전동칫솔은 다양한 작동 방식으로 변화하면서 발전해 왔는데, 그 과정은 크게 3세대로 구분할 수 있다. 제 1세대는 1960년대부터 등장했고 수동칫솔을 모방하여 단순하게 좌우운동을 반복하는 다소 원시적인 형태의 제품이었다. 미국에서는 Broxodent라는 전동칫솔 제품이 최초의 상업적 판매를 시작하였다. 초기 전동칫솔의 이러한 단순한 구조와 움직임은 치과의사들에게 전동칫솔에 대한 부정적 인상을 갖게 만드는 계기가 되기도 하였다. 이렇듯 초기의 전동칫솔은 일반인보다는 손을 자유자재로 움직이지 못하여 효과적인 칫솔질이 어려운 장애인이나 어린이 및 노약자들에게 주로 권장할 수 있는 제한된 용도의 제품이었다(그림 3-2).

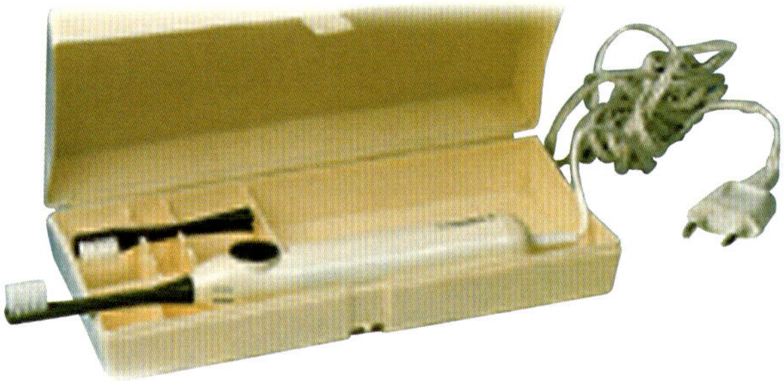

그림 3-2. 1960년대 전동칫솔 제품(Direct Mains 제품)

한편 제 2세대 전동칫솔은 1980년대에 들어서 개발되었는데 이전 세대보다 다양한 작동방식이 선보였다. 회전 방식(rotating type)의 전동칫솔은 치과용 핸드피스처럼 칫솔모가 한 방향으로만 회전하는 방식으로써 대표적인 상품으로는 Rotadent (Pro-Dentec, Batesville, AR)가 있다(그림 3-3). 이 제품은 작은 크기의 단일 강모로 구성되어, 치아 당 하나의 치면에만 도달할 수 있도록 디자인되었으며, 다양한 형태의 교체형 칫솔모를 함께 제공하였다. 그 중 특히 첨단형 칫솔모의 경우, 치주질환자들의 치간부위를 닦거나 교정환자들의 브라켓 사이를 닦는 데 효과적이었다.

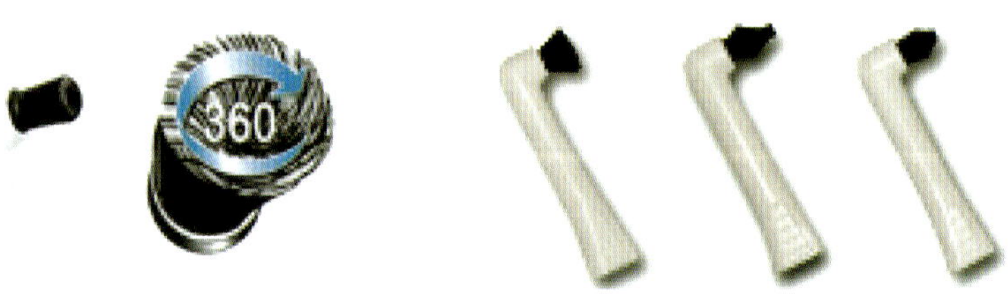

그림 3-3. 2세대 전동칫솔인 Rotadent 제품

1980년대 중반에는 획기적인 디자인의 전동칫솔이 소개되었는데 그 제품이 바로 Interplak (Dental Research Corp, Tucker, GA)이다(그림 3-4). 이 제품은 직사각형의 칫솔머리에 6개 내지 8개의 강모다발이 각각 반시계 방향으로 역회전하는 방식(counter-rotating type)으로 이전의 전동 칫솔과는 전혀 다른 구동방식을 선보임으로써 전동칫솔의 이미지를 향상시키는 계기가 되었다.

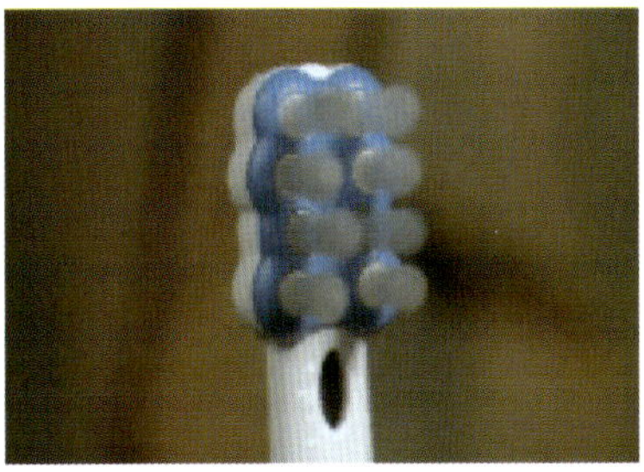

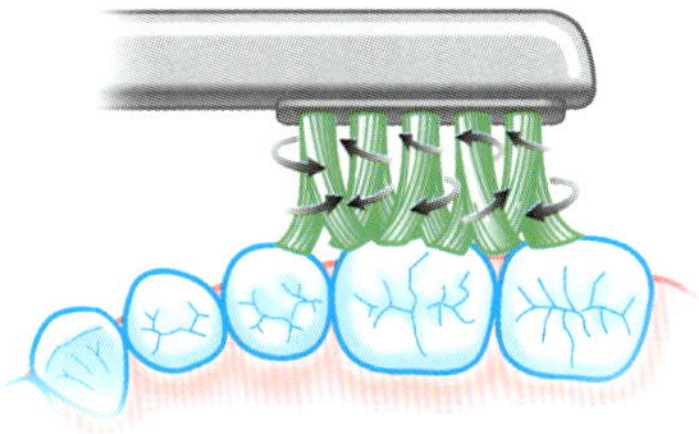

그림 3-4. 2세대 전동칫솔인 Interplak 제품

2세대 전동칫솔에 있어서 새롭게 제시된 구동 방식은 진동 방식(oscillating type)이다. 이런 방식으로 구동되는 최초의 전동칫솔은 1991년 소개된 Braun/Oral-B의 Plak control (D5, D7, D9)이다(그림 3-5). D4와 D5 모델은 칫솔 머리가 작은 원형으로 디자인되어, 70도의 회전 각도로 분당 2800회씩 좌우로 짧게 회전하는 방식이었다. 그러다가 D9 모델부터는 회전 각도가 60도로 줄고, 진동 횟수는 3800회로 증가하는 형태로 변화되었다. Philips의 Sensiflex 제품도 이러한 진동 방식으로 움직이는 2세대 제품에 해당된다.

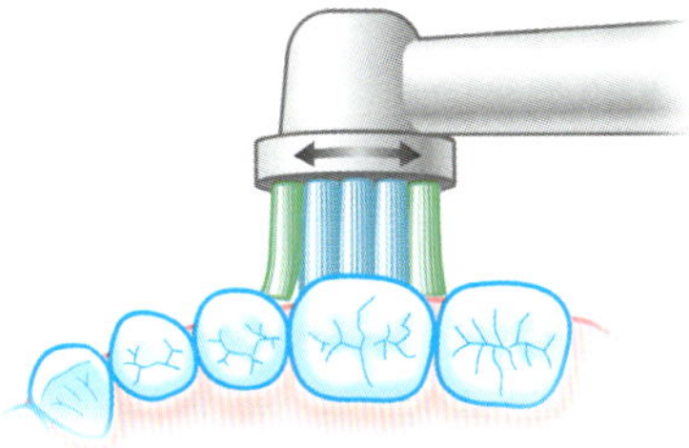

그림 3-5. 2세대 전동칫솔인 Oral-B 제품

이후 제 3세대 전동칫솔은 크게 음파형(sonic type) 전동칫솔과 진동 및 박동형(oscillating & pulsating type) 전동칫솔로 대별할 수 있다. 음파형 전동칫솔의 원리는 구강 내 존재하는 타액이나 수분을 250~350 Hz 사이의 음파로 진동시켜 발생되는 움직임을 통해 음식물 찌꺼기나 치면세균막을 제거하는 것이다. 현재까지 사용되고 있는 음파형 전동 칫솔 제

품으로는 Philips의 Sonicare Elite와 Oral-B의 Sonic Complete 등이 있다(그림 3-6).

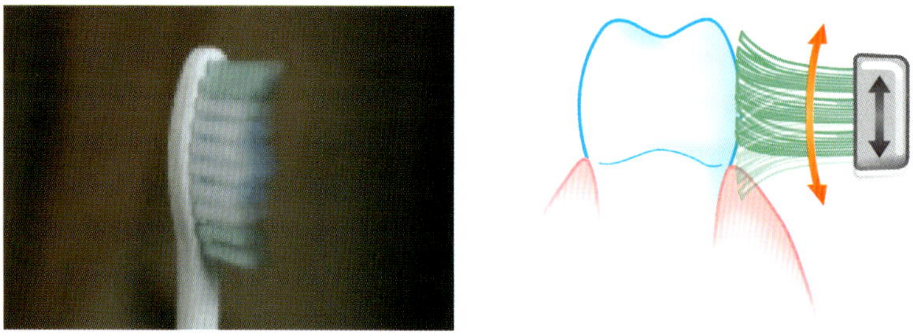

그림 3-6. 3세대 전동칫솔인 음파형 전동칫솔(Philips의 Sonicare Elite)

한편 2세대의 진동형 운동 방식에 박동형 움직임을 추가한 진동 및 박동형 제품은 기존과는 다른 3차원적 움직임을 통해서 치면세균막을 제거할 수 있다. 대표적인 제품으로는 Oral-B의 Professional care 3000 등이 있다(그림 3-7).

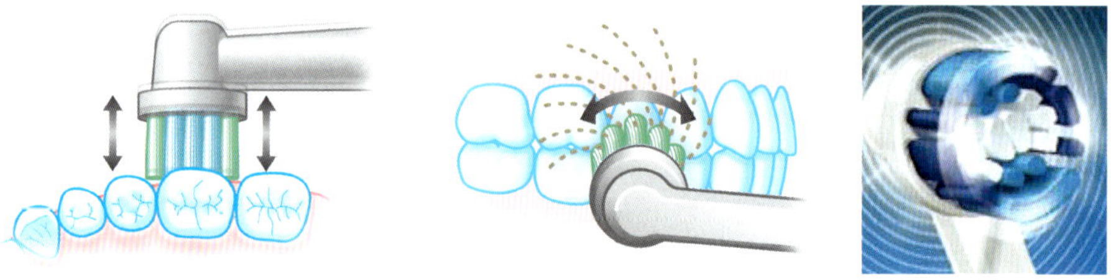

그림 3-7. 3세대 전동칫솔인 진동 및 박동형 전동칫솔(Oral-B의 Professional care)

최근 새롭게 개발된 전동칫솔의 경우 기존의 음파 방식의 기능에 초음파 기능을 추가한 제품들이 선보이고 있다. 독일 에미울트라소닉사의 "Emmi-dent"나 일본의 "Reclean (ITO 초단파)" 등은 초음파 기능을 사용한 제품으로 치태 제거 및 치은 마사지 기능을 강조하고 있다. 또한 최근에는 음파 칫솔의 소형화도 눈에 띄는 변화이다. 파나소닉의 Pocket-dolz는 여성들의 휴대에 초점을 맞춤 제품이다(그림 3-8).

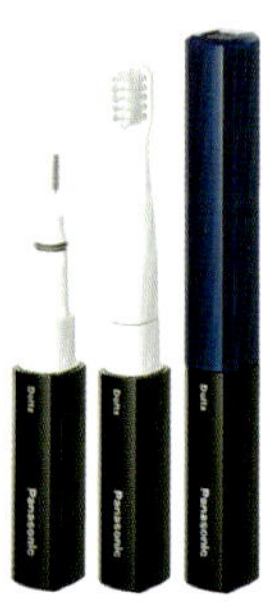

그림 3-8. 휴대용 전동칫솔(Panasonic 사의 Pocket-dolz)

전동칫솔은 전력공급 방식에 따라 충전용과 배터리용으로 나눌 수 있다. 배터리용 전동칫솔은 휴대하기 쉬운 저가형으로 대부분 좌우회전운동을 하며, 충전용과는 달리 건전지의 잔량에 따라 파워가 일정하지 않아 칫솔질의 효과가 떨어지는 문제점이 있다.

한편 최근에는 안전성과 효능의 검증이 이루어지지 않은 값싼 수입 전동칫솔들이 시장에 유통되면서 전동칫솔로 인한 치아손상이나 연조직 손상 등의 사고가 우려되고 있어 선택에 주의가 필요하다.

3. 전동칫솔의 효능

1986년 치면세균막 관리 및 구강위생관리에 관한 국제 워크샵에서는 전동칫솔이 장애인에게는 효과적이지만, 그 이외에 수동칫솔에 비해 특별한 장점이 없다고 보고하였다. 하지만 이후 전동칫솔이 획기적으로 발전하게 되면서 수동칫솔에 비해 치면세균막 제거 효과가 오히려 더 우수하다는 여러 연구들이 보고되었다. 이에 따라 초기의 전동칫솔은 주로 손의 사용이 불편한 신체장애인이나 정신지체 장애인, 어린이, 노인 또는 입원환자에게 권장되었지만 최근에는 일반 대중들에게도 널리 보급되고 있다. 최근 선진국에서는 전동칫솔의 판매가 급격하게 증가하고 있는 추세이다. 스위스에서는 지난 10년간 전동칫솔의 사용이 10%에서 30%로 증가하였다. 우리나라의 경우 2000년도 국민구강건강실태조사 자료에 의하면 전 국민 중에서 1.4%만이 전동칫솔을 사용한 경험이 있다고 응답했으나, 2012년도에 8.8%로 증가하였다.

많은 선행 연구들을 체계적으로 검토 집약해서 정리한 Cochrane Review (2014)에 의하면 전동칫솔이 수동칫솔에 비해서 단기간으로 사용한 경우와 장기간 사용한 경우 모두 오히려 치면세균막 제거나 치은염 감소에 효과적이었다. 또한 전동칫솔의 사용에 의한 부작용은 보이지 않았다고 보고하였다. 그러므로 현대에 들어서는 전동칫솔의 사용층이 단순히 장애인이나 어린이에 국한되는 것이 아니라 일반인들도 효과적인 활용이 가능하다는 근거를 제시하고 있다. 한편 3세대 전동칫솔의 하나로써 진동 및 박동형의 3차원적 움직임을 갖는 전동칫솔은 진동운동만을 하는 전동칫솔보다 치간 부위에서 치면세균막 제거 효과가 더 우수하다는 연구결과가 보고되기도 하였다. 또한 3세대 전동칫솔 중에서 음파칫솔은 임플란트 주위의 치면세균막과 출혈지수를 감소시키는 데 수동칫솔보다 더 효과적이라는 연구보고도 있다. 음파칫솔과 진동 운동을 하는 전동칫솔 간의 효능차이에는 많은 논란이 있어왔으며, 명확한 판단을 위해서는 좀 더 많은 관련 연구가 필요하다.

최근 많은 연구에서 전동칫솔의 사용이 수동칫솔을 사용하는 경우보다 치아의 부착물을 제거하는 효과가 높고, 치은염과 치주염을 효과적으로 감소시킨다고 보고하고 있다. 특히 교정환자와 임플란트 환자의 경우에 전동칫솔을 사용함으로써 구강위생 향상 및 지각과민증 완화와 착색물 제거 효과가 있다는 연구들도 보고되고 있다.

하지만 전동칫솔의 효능에 중요한 영향을 미치는 요인 중 하나는 사용법에 대한 전문적인 교육이다. 전동칫솔이라고 해서 수동칫솔과는 달리 별다른 교육없이 일반인들이 나름대로 잘 사용하리라고 기대하는 것에는 많은 문제점이 있다. 선행 연구 중에서 전동칫솔의 사용법에 대해서 어떠한 설명이나 지시도 받지 않은 실험집단에서는 수동칫솔과 전동칫솔 간에 치면세균막 제거 효과에서 차이가 나타나지 않았다. 또 다른 연구에서는 전동칫솔 사용자가 처음 6개월 동안 전동칫솔의 사용방법에 대해서 교육을 받았을 경우 그 효과가 특히 개선되었다고 보고하고 있다. 이러한 연구 결과들은 전동칫솔과 함께 제공되는 사용설명서만으로는 적절한 효과를 얻는 데 부족하며 사용자에게 전동칫솔의 올바른 사용법에 대한 별도의 교육이 필요하다는 것을 의미한다. Weinstein 등(1991)은 대상자의 효과적인 동기유발을 위해서는 치과위생사와 치과의사가 각각의 대상자를 한 명의 개인으로서 받아들이고 환자의 말에 귀를 기울이는 것이 중요하다고 주장했다. 대상자의 행동변화는 일회성 교육만으로는 이루어지지 않는다. 치과위생사와 치과의사는 인내심을 가지고 반복적으로 교육하여야 하며 대상자의 행동변화를 위해서는 시간이 필요하다는 것을 인식하여야 한다.

4. 전동칫솔의 사용법

전동칫솔 구입 시에는 제조사 마다의 사용설명서가 제품에 포함되어 있다. 하지만 앞서 언급했듯이 제조사의 설명서만으로는 일반인이 효과적으로 사용하기 어렵기 때문에 별도의 전동칫솔 사용 교육을 함께 병행하는 것이 좋다(그림 3-9). 2001년 Swiss Dental Society는 전동칫솔의 올바른 사용을 위해서 다음과 같은 교육지침서를 개발하였다.

① 전동칫솔은 치아의 절단면에 대해 45° 또는 90°로 위치시킨다. 칫솔을 위치한 후에 스위치를 누른다. 입은 가볍게 다물도록 한다.

② 칫솔은 한 부위에 3-5초 정도 머물면서 천천히 이동하여 치간 부위를 청결히 할 수 있도록 한다.

③ 칫솔머리는 치간부의 접근을 위해 근심과 원심으로 기울여 준다. 칫솔은 항상 한 개의 치아에 놓여 있어야 한다.

④ 약 5초 후 칫솔을 다음 치아로 이동하고 재위치시킨다.

⑤ 전동칫솔의 사용에 익숙한 사람은 치아와 치은에 칫솔을 수직으로 대고 사용할 수도 있 지만 부드러운 압력으로 해야 한다. 같은 방법으로 상하악, 협설면을 모두 닦는다.

⑥ 구강을 4분악(오른쪽-위, 왼쪽-위, 오른쪽-아래, 왼쪽-아래)으로 나누고, 상악 후방부터 한 치아씩 순서대로 닦는다.

전동칫솔 사용법

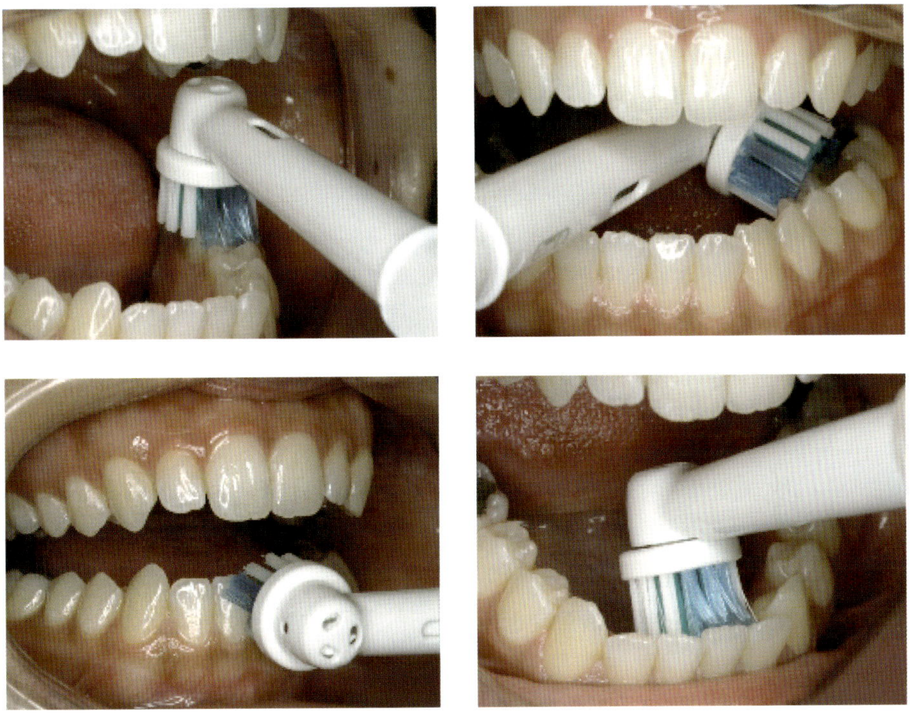

그림 3-9. 전동칫솔을 이용하여 칫솔질을 시행하는 모습

5. 주의사항

전동칫솔을 사용할 때 다음과 같은 사항에 대한 주의가 필요하다.

① 전동칫솔은 전기를 이용한 제품이므로 물속에 넣어 세척하지 않도록 한다.

② 전선코드는 화기 근처에 가까이 두지 않도록 한다.

③ 칫솔질 후에는 항상 건조한 상태를 유지시켜 전기로 인한 사고를 예방하여야 한다.

④ 전동칫솔 사용 후에는 본체와 칫솔모를 분리하여 물기를 닦아 보관하도록 한다.

⑤ 아이들의 경우 목욕할 때 전동칫솔을 사용하지 않도록 주의한다.

⑥ 치아가 마모되거나 치은이 손상될 우려가 있는 경우 전동칫솔로 칫솔질을 할 때 과도하게 누르거나 수동칫솔을 사용하듯이 문지르지 않도록 한다.

⑦ 손상된 칫솔모는 치은을 손상시킬 수 있으므로 제조사가 권장하는 기간마다 교환하도록 한다.

⑧ 감염의 우려가 있으므로 한 칫솔모를 여러 명이 사용하지 않도록 한다.

⑨ 미백치약은 전동칫솔의 모터 연결부위를 부식시킬 수 있으므로 제조사의 지시에 따라 사용하는 것이 좋다.

6. 전동칫솔의 선택요령

최근 검증되지 않은 저가용 전동칫솔이 일부 보급되면서 그로 인한 피해가 우려되고 있다. 구강건강을 위해서는 믿을 수 있는 제품을 선택하는 것이 중요하고, 여러 가지 사항을 꼼꼼히 살펴보는 것이 좋다.

전동칫솔은 구성성분과 부속품이 완전하여야 하고 오염되어 있지 않아야 하며, 눈으로 관찰했을 때 날카롭거나 거친 표면이 없어야 한다. 전동칫솔을 구입해서 오랫동안 사용하기 위해서는 전동칫솔의 소모품을 쉽게 구할 수 있는지, 고장 시 서비스를 쉽게 받을 수 있는지를 확인한다. 또한 칫솔모의 크기가 효과적인 칫솔질에 적합한지, 사용자의 구강에 알맞은 크기인지, 칫솔모의 강도가 적절하고 칫솔모 끝이 둥글게 처리되어 있어 치은을 손상시킬 우려가 없는지 확인해야 한다. 전기나 배터리를 사용하는 것이므로 감전사고 예방에 적합한지, 방수가 되는지 반드시 살펴보는 것도 중요하며 그 밖의 소음이나 타이머, 알람, 미끄럼 방지 손잡이, 치은 보호를 위한 압력센서 등 기타 편의 사항들이 자신들의 요구에 맞는지 확인하도록 한다.

TIP

전동칫솔의 과거와 현재

초기의 전동칫솔은 수동칫솔의 움직임을 모방하여 외부의 다른 동력을 이용하여 칫솔질을 하려고 시도했었다. 지금에 와서 보면 다소 어색하거나 유치한 발상이라고도 볼 수 있지만, 이러한 창조적인 아이디어들이 쌓여 오늘날의 전동칫솔이 만들어졌다는 사실은 부인할 수 없을 것이다.

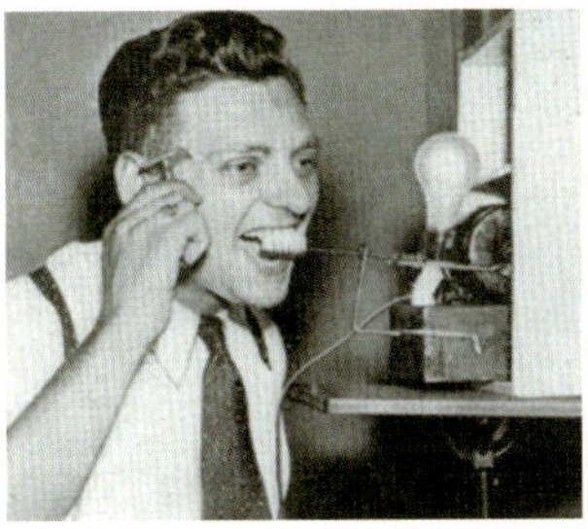

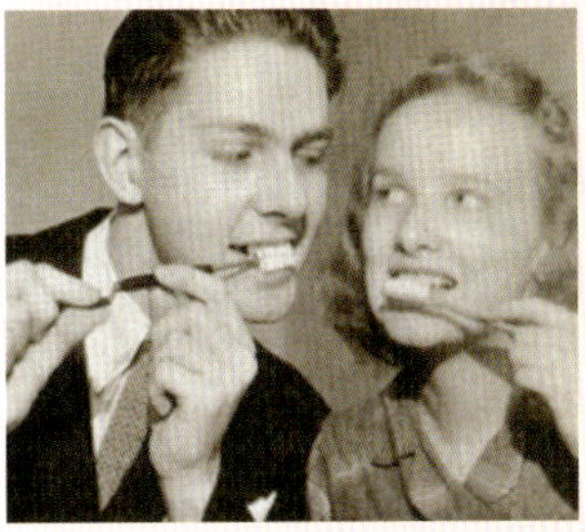

최근에는 단순한 칫솔질을 넘어 블루투스 기능과 스마트폰 어플리케이션을 활용하여 보다 효과적인 구강관리를 도모하는 시도도 있다.

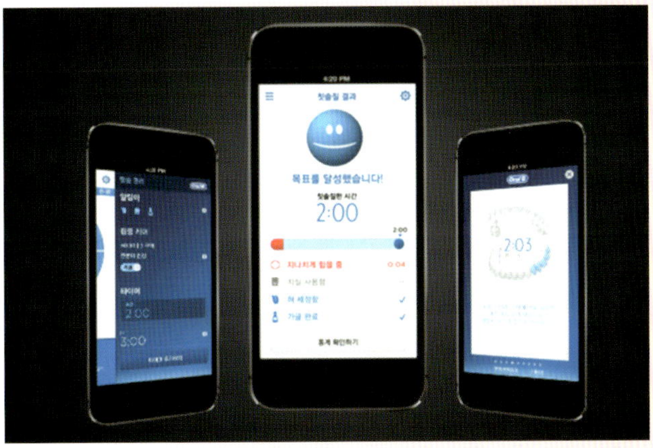

참고문헌

[1] Darby ML, Walsh MM. (2003) *Dental hygiene: Theory and practice.* 2nd ed. Saunders. 352–357, 373–375.

[2] Axelsson P. (2004) *Preventive materials, methods, and programs.* 1st ed. Quintessence publishing. 46–53.

[3] Wiegand A, Begic M, Attin T. (2006) In vitro evaluation of abrasion of eroded enamel by different manual, power and sonic toothbrushes. *Caries Res.* 40(1):60–65.

[4] Ainamo J, Xie Q, Ainamo A et al. (1997) Assessment of the effect of an oscillating/rotating electric toothbrush on oral health. A 12-month longitudinal study. *J Clin Periodontol.* 24:28–33.

[5] Baab DA, Johnson RH. (1989) The effect of a new electric toothbrush on supragingival plaque and gingivitis. *J Periodontol.* 60;336–341.

[6] Danser MM, Timmerman MF, Ijzerman Y et al. (1998) Evaluation of the incidence of gingival abrasion as a result of toothbrushing. *J Clin Periodontol.* 25:701–706.

[7] Danser MM, Timmerman MF, Jzerman Y et al. (2003) Plaque removal with a novel manual toothbrush(X-Active) and the Braun Oral-B 3D Plaque Remover. *J Clin Periodontol.* 30:138–144.

[8] Ernst CP, Nauth C, Willerhausen B et al. (1998) Clinical plaque removing efficacy of a new power toothbrush. *Am J Dent.* 11(Spec No):S13–16.

[9] Frandsen A. (1986) *Mechanical oral hygiene practices. In: Dental plaque control measures and oral hygiene practices.* Oxford. 93–116.

[10] Grossman E, Dembling W, Proskin HM. (1995) A comparative clinical investigation of the safety and efficacy of an oscillating/rotating electric toothbrush and a sonic toothbrush. *J Clin Dent.* 6(1):108–112.

[11] Hefti AF, Stone C. (2000) Poser toothbrushes, gender, and dentin hypersensitivity. *Clin Oral Investig.* 4(2):91–97.

[12] Ho HP, Niederman R. (1997) Effectiveness of the Sonicare sonic toothbrush on reduction of plaque, gingivitis, probing pocket depth and subgingival bacteria in adolescent orthodontic patients. *J Clin Dent.* 8(1 Spec No):15–19.

[13] Knudsen J, Donnellan J. (1998) Reduction of pocket depths in private practice recall patients using a sonic tooth brush. *Pract Hyg.* 7:60–64.

[14] Mantokoudis D, Joss A, Christensen MM et al. (2001) Comparison of the clinical effects and gingival abrasion aspects of manual and electric toothbrushes. *J Clin Periodontol.* 28(1): 65–72.

[15] Mcinnes C, Johnson B, Emling RC. (1994) Clinical and computer-assisted evaluations of the stain removal ability of the sonicare electronic toothbrush. *J Clin Dent.* 5(1):13–18.

[16] Harris NO, Garcia-Godoy F. (2004) *Primary preventive dentistry.* 6th ed. Pearson Prentice Hall. 93–180.

[17] Papas A, Strack KM, Spodak D. (1998) Sonic toothbrushing increases saliva flow rate in Sjogren's syndrome patients. *J Dent Res.* 77:981.

[18] Renton-Harper P, Addy M, Newcombe RG. (2001) Plaque removal with the uninstructed use of electric toothbrushes: comparison with a manual brush and toothpaste slurry. *J Clin Periodontol.* 28:325–330.

[19] Van der Weijden GA, Timmerman MF, Reijerse E et al. (1994) The longterm effect of an oscillating/rotating toothbrush. An 8-month clinical study. *J Clin Perodontol.* 21:139–145.

[20] Van der Weijden GA, Timmerman MF, Reijerse E et al. (1996) Comparison of an oscillating/rotating electric toothbrush and a 'sonic' toothbrush in plaque-removing ability. A professional toothbrushing and supervised brushing study. *J Clin Periodontol.* 23(4):407–411.

[21] Weinstein P, Getz T, Milgrom P. (1991) *Oral self-care. Strategies for preventive dentistry. Why most plaque programs do not work.* 3rd ed. Univ Wash Cont Dent Educ. 1–11.

[22] Wloff L, Kim A, Numm M.(1998) Effectiveness of a sonic toothbrush in maintenance of dental implants. A prospective study. *J Clin Periodontol.* 25(10):821–828.

c h a p t e r

04

치 약 (Dentifrice)

치약은 칫솔과 함께 사용하여 구강 건강을 유지하는 기본용품이다. ISO TC106 SC7에서 발행한 치약에 관한 국제문서(ISO 11609)에 따르면 "치약은 칫솔과 함께 사용하여 일상적으로 치면을 청소하기 위한 제재이다"라고 정의하고 있다. 그러나 치약은 단순히 비누처럼 세정 효과만 있는 것이 아니며 구강질환을 예방하거나 진행을 억제할 수 있는 유효 성분을 함유하고 있기 때문에 인류의 구강건강 향상에 크게 이바지해 왔다.

1. 치약의 역사

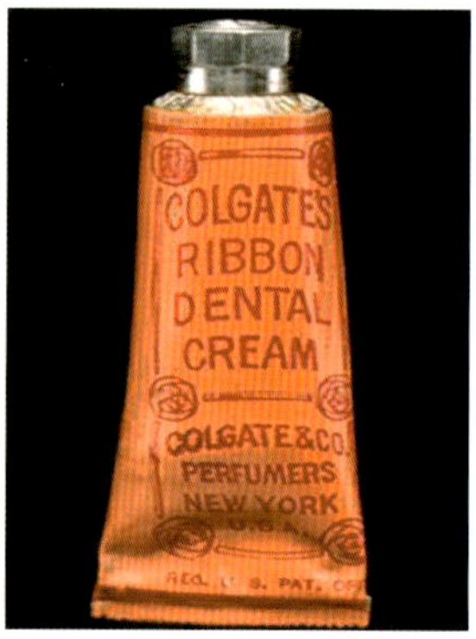

그림 4-1. 1896년 미국 콜게이트 사에서 출시한 짤수 있는 튜브 형태의 치약

치약에 대한 최초의 문헌은 기원후 4세기경 이집트에서 이를 닦기 위해서 아이리스 꽃을 섞은 혼합물을 사용했다는 기록이다. 이후 그리스나 로마에서는 치아를 닦는 데 어린이의 소변을 사용하기도 하였다. 19세기 영국에서는 최초의 수동 칫솔이 소개된 이후로 이와 함께 사용할 수 있는 치분(Tooth powder)이 소개되었고, 1857년에 칫솔이 개발되면서 치약의 판매가 본격적으로 시작되었다. 미국의 콜게이트 사(Colgate사)에서는 1873년에 최초로 치약을 용기에 담아서 판매하기 시작하였는데, 1896년에는 튜브로 제품을 개발하였다(그림 4-1). 즉, 처음 판매되던 치약은 분말형태의 제품이어서 특별한 포장이 필요하지 않았지만, 페이스트 형태의 치약이 개발되면서 주석으로 된 튜브 포장으로 바뀌게 된 것이다. 이후 2차 세계대전 동안 플라스틱 포장이 개발되면서 많은 변화가 있었는데, 주석 포장에 의한 납 성분의 흡수 가능성이 없어졌으며, 사용하기 편리하고, 제품에 인쇄가 가능하게 되었다. 최근에 들어서는 튜브의 형태뿐만 아니라 세워 놓는 형태나 펌프 형태 등 다양한 제품이 제작, 판매되고 있다.

초창기 치약은 세제처럼 단순히 치아를 닦아내기 위한 마모제 성분만을 함유하고 있었으나, 1940년대부터 불소의 항우식 효과가 밝혀지면서 불소 화합물을 치약에 첨가하려는 시도들이 있었다. 이러한 노력은 오늘날 인류의 구강건강 향상에 크게 이바지한 불소치약의 탄생에 밑거름이 되었다.

(1) 불소치약의 역사

오늘날 시판되는 대부분의 치약에서는 유효 성분으로써 불소 화합물을 기본적으로 사용하고 있다. 그러므로 불소치약의 역사가 곧 치약의 역사라 해도 과언이 아니다. 1940년대 이후, 불소치약의 치아우식증 억제 효과를 알아보고자 하는 여러 연구가 진행되었다. 그러나 많은 연구들이 불소의 치아우식증 억제 효과를 밝히는 데에는 실패하였다. 1940년대부터 미국 인디애나 대학(Indiana university)의 연구자들은 불소의 항우식 기전을 밝히기 위한 연구를 수행한 결과, 특히 산성의 환경에서 불소가 치질의 용해성을 감소시키는 것을 밝혀냈다. 이후 시행된 많은 연구들에서 산성 환경 하에서 불소 성분에 따른 치아 법랑질의 용해성 차이를 비교한 결과 불화주석(Stannous fluoride: SnF_2)이 가장 높은 치아 보호 효과가 있음이 밝혀졌다. 또한 이전에 치약의 연마제로써 흔하게 사용되었던 칼슘 성분의 마모제들과 불소 성분이 조합될 경우 치아 법랑질의 용해도 감소 역할을 하지 못하는 불용성 Calcium phosphate-fluoride 복합체가 형성된다는 것을 알아냈다. 이로 인해 마침내 칼슘을 연마제로 사용한 불소치약들이 임상적 효과가 없었던 이유가 밝혀지게 되었다.

1949년에 인디애나 대학의 연구자들은 다양한 치약 성분과 불소 화합물의 친화도를 비교하였으며 궁극적으로 치약의 다양한 성분들이 치약의 효능을 높이기 위해 적절히 이용될 수 있음을 확인하였다. 1952년에는 불소 대사에 관한 실험실 연구와 치아우식증에 관한 동물 실험연구 및 임상시험 연구 등이 시작되었다. 임상시험에서는 학령기 어린이들에게 불화주석과 피로인산칼슘(Calcium pyrophosphate)이 함유된 실험군 치약과 유효 성분이 빠진 음성 대조군 치약을 제공하여 이를 가정에서 사용하도록 하였다. 1954년에 보고된 초기 임상시험 결과에서는 불화주석을 사용한 어린이 군에서 치아우식증의 유병률이 유의하게 감소되었으며, 이것은 불소 함유 치약의 성공적인 첫 번째 임상 시험 연구였다.

그러나 미국치과의사협회 치과약물협의회(The Council on Dental Therapeutics of the American Dental Association)와 임상 치과의사 및 치과위생사들은 치약에 함유된 불소에 대해 수많은 의문을 제기하였다. 가장 많이 제기된 의문점은 학령기 이전의 아이들이 불소치약의 일부를 삼켰을 때 발생할 수 있는 부작용에 관한 내용이었다. 이러한 우려에 대한 조치로써 초기 불소치약이 1955년에 출시되었을 때에는 학령기 이전의 아이들에게 사용을 금지하는 설명문을 치약 튜브에 넣었다. 이후 동물과 사람을 대상으로 불소의 섭취에 따른 영향에 관한 수많은 연구들이 수행되었다. 사람을 대상으로 한 연구에서는 불소치약으로 칫솔질 후에 소변 내 불소의 농도와 불소치약 섭취 후의 불소 배설에 초점을 맞추었다. 이 연구의 결론은 불소치약의 섭취로 인한 심각한 부작용은 없다는 것이었다. 이후 불소치약의 안전성이 계속해서 밝혀지면서 어린이의 불소치약 사용에 관한 반대론이 점차로 사라지게 되었다.

어린이의 불소치약 사용에 관한 안전성 문제 이외에 다른 의문 사항들에 대한 연구도 이루어졌다. 예를 들어서 어린이뿐만 아니라 성인에서도 불소치약이 효과적인가에 대한 의문은 미국 해군의 과학자들이 젊은 성인을 대상으로 시행한 임상시험 결과 불소치약을 사용할 경우 성인에서도 치아우식증이 감소하는 것을 확인함으로써 해소되었다. 수돗물 불소농도 조정사업을 시행하는 지역에 거주하는 사람에게서도 불소치약이 효과적일까라는 의문은 자연적으로 불화된 지역에 거주하는 사람들이 불소치약을 사용한 결과 치아우식증 유병률이 감소하는 것을 확인함으로써 해소되었다. 이후 추가 연구를 통해서 치과에서 전문적인 불소처치를 받은 사람도 불소치약을 사용하면 추가적인 우식 예방이 가능하다는 결과를 얻었다.

1950년부터 1985년까지 미국의 P&G 사에서는 불화주석과 피로인산칼슘이 주성분인 치약의 효능을 증명하기 위한 45개의 임상시험 연구를 진행하였다. 그 결과 1964년에 불화주석이 주성분인 불소치약이 미국치과의사협회로부터 승인을 받게 되었다. 이후 미국의 콜게이트 사에서도 불화주석과는 다른 새로운 종류의 치약을 개발하는 연구를 진행하였고, 그 결과 새로운 불소 화합물로 일불소인산나트륨(Sodium monofluorophosphate: SMFP)과 인산일수소칼슘(Dicalcium phosphate)을 연마제로 사용한 치약이 치아우식증의 유병율을 유의하게 감소시키는 것을 발견하였다. 이러한 연구 결과를 바탕으로 콜게이트 사의 일불소인산나트륨 치약도 1969년에 미국치과의사협회의 승인을 받게 되었다. 이후 P&G 사에서는 새로운 불소화합물인 불화나트륨(Sodium fluoride: NaF)과 실리카를 마모제로 사용한 새로운 치약을 개발하였고, 이 치약은 1981년에 미국치과의사협회의 승인을 받았다. 즉, 1950~1980년대에 미국에서는 수많은 임상 시험을 통해서 불소치약이 치아우식증 유병률을 유의하게 감소시킨다는 것을 증명하였고, 이렇게 축적된 결과를 바탕으로 오늘날 불소치약의 항우식 효능을 과학적으로 인정하게 되었다.

(2) 국내 불소치약의 역사

불소치약 개발의 종주국인 미국에 비해서 한국의 불소치약의 출시는 상대적으로 늦은 편이었다. 1970년에 이르러 럭키에서 국내 최초의 어린이 불소치약을 출시하였는데(그림 4-2), 이 치약에는 일불소인산나트륨을 불소 화합물로 사용하였다. 일불소인산나트륨이 함유된 성인용 치약은 1975년에 최초로 출시되었다. 이후 1985년에는 국내 최초로 불화나트륨(Sodium fluoride: NaF)과 일불소인산나트륨이 이중으로 함유된 치약(럭키 드봉치약)이 출시되었다. 1990년대에 들어오면서는 치약의 유효 성분으로 불소의 사용이 보편화되었으며, 현재는 대부분의 치약이 불소화합물을 기본적으로 함유하고 있다. 국내에서 생산되는 제품의 경우에는 주로 불화나트륨과 일불소인산나트륨을 사용하고 있다.

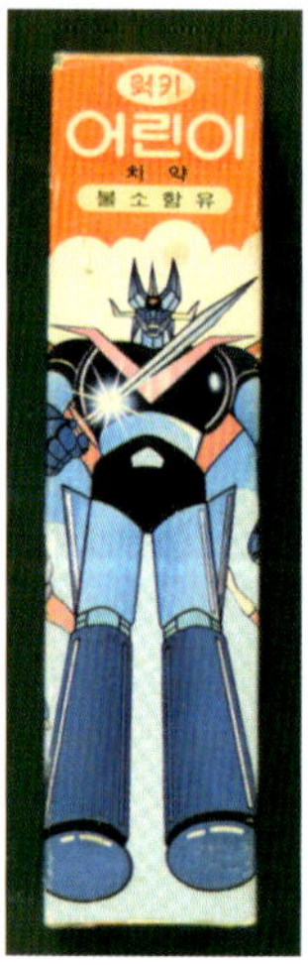

그림 4-2. 우리나라 최초의 어린이 불소치약

2. 치약의 조성과 역할

초기의 치약은 분말 형태였으나 차차 페이스트 형태로 발전하였다. 그 결과 현재의 페이스트 형태의 치약은 마모제, 습윤제, 물, 기포제, 결합제, 착향제, 감미제, 세제, 약용 성분, 보존제, 착색제 등 매우 다양한 성분들로 이루어져 있다. 이들 성분 중에서 치약에서 가장 많은 비중을 차지하는 성분은 물, 마모제, 습윤제로서 전체 치약 중량의 약 20~40%를 차지하고 있다(표 4-1).

표 4-1. 시판되는 치약의 요구 사항

성상이 크림이어야 한다.
조성이 균일해야 한다.
칫솔질을 하는 과정에 치아와 구강점막 및 기타 신체조직에 손상을 주지 않아야 한다.
발효되거나 경화되지 않아야 한다.
지나칠 정도로 산성이거나 알칼리성이어서는 안된다.
독성이 없어야 한다.
10℃에서 튜브가 파열되지 않을 정도로 경한 압력으로 계속 배출되어야 한다.
20℃에서 배출구로부터 10mm의 길이로 배출된 치약이 15초 이상 떨어지지 않아야 한다.
영하 15℃에서 1시간 동안 방치하여도 성분 분리나 변질이 없어야 한다.
50℃에서 72시간 동안 방치하여도 성분 분리나 발효 같은 변질 현상이 나타나지 않아야 한다.

(1) 마모제(Abrasive)

마모제는 치면을 물리적으로 세정 및 연마하는 작용을 한다. 대표적인 마모제 성분으로 인산수소칼슘(Dibasic calcium phosphate · $2H_2O$), 무수인산수소칼슘(Dibasic calciumphosphate), 침강탄산칼슘(Precipitated calcium carbonate), 인산삼칼슘(Tribasiccalcium phosphate), 콜로이드성 이산화규소(Colloidal silicon dioxide), 이산화규소(Silicon dioxide), 무수인산칼슘(Calcium phosphate) 등이 있다. 치약의 마모력은 치약에함유된 마모제의 강도와 양, 입자의 형태와 크기, 치약의 pH 등에 따라서 결정된다. 마모력이 지나치게 큰 치약으로 칫솔질을 하게 되면 치경부 마모증이 발생할 가능성이 증가하며, 반대로 마모력이 너무 낮으면 치면세균막과 착색 물질의 제거가 어려워진다.

국제표준화기구(International Organization for Standardization: ISO)에서 규정하는 치약의 마모력 측정법에는 방사성 표본치아절편 마모량 측정법(Radioactive dentinabrasion methods: RDA)과 표면 조도 측정법(Surface profile measurements: SPM)이있다. RDA법은 미국치과의사협회에서 제안한 방법으로써 치아 시편에 방사선을 조사하여 치아의 인 성분을 방사성 인(32P)으로 변화시키고 일정 횟수의 칫솔질을 통해 채취한 치약 현탁액(Slurry)에서 방사성 표본치아절편으로부터 마모된 치질의 양을 방사성 인을 추적하여 측정하는 방법이다. 반면 SPM법은 영국 표준협회(BSI)에서 처음 제안한 방법으로써 칫솔질 시행 전과 일정 횟수 칫솔질을 시행한 뒤에 치아 표면이 얼마나 상실되었는가를 표면 조도계(Surface profilometer)를 이용해서 측정하는 방법이다. 그러나 현재 국내에서 시판되고 있는 치약에는 치약의 유효성분이나 효능에 관한 정보만 표기되어 있기 때문에 소비자가 자신의 구강 상태에 적합한 치약을 선택하는데 어려움이 있다.

이와 관련되어 소비자에게 필요한 대표적인 정보 중에 하나가 바로 비교 상아질 마모도(Relative dentin abrasion, RDA)이다. ISO에서는 비교 상아질 마모도 뿐만 아니라 비교 법랑질 마모도(Relative enamel abrasion,REA)의 최대 허용 한도를 구체적인 수치로 규정하고 있다. 따라서 그동안 국내 학계에서도 일반 소비자들이 치약별로 비교 상아질 마모도를 쉽게 파악할 수 있도록 제품 포장에 표기하자는 주장을 제조업체 측에 요청해 왔으나, 아직까지 받아들여지지 않고 있다. Axelsson에 의하면 일반적인 치약의 경우 비교 상아질 마모도가 RDA법으로 측정한 경우는 40-80 정도(SPM법의 경우는 35-85)로 알려져 있다.

한편 국내에서도 시판치약을 대상으로 RDA법을 이용해서 비교 상아질 마모도를 평가한 연구가 있으며, 이러한 자료를 근거로 비교 상아질 마모도를 분류한다면 크게 3 단계로 분류할 수 있다(표 4-2). 비교 상아질 마모도가 49이하인 경우는 약 마모도 치약으로 분류하며, 치주질환이나 지각과민증이 있는 사람이 사용하기에 적합한 치약이다. 비교 상아질 마모도가 50-99는 중 마모도 치약으로써 일반인이 사용하기에 적당한 마모도의 치약이다. 한편 구강 위생상태가 불량하거나 구강 내 침착된 색소 등을 제거하기 위해서는 비교 상아질 마모도가 100이상인 강 마모도 치약을 선택하는 것이 바람직하다.

(2) 세제(foaming agent)

세제는 표면장력을 낮추어서 치아 표면의 부착물이 쉽게 떨어지도록 하며, 거품을 만드는 역할을 한다. 세제는 독성이 없고, 중성이여야 하며 산성 혹은 염기성 환경에서도 작용되어야 한다. 또한 안정적이어야 하고 치약에 함유된 다른 성분과 친화성이 있어야 한다. 치약에 사용하는 세제 성분으로는 Sodium lauryl sulfate(SLS), Sodium N-lauryl sarcosinate,Sodium cocomonoglyceride sulfonate 등이 사용된다. 특히 이중에서 SLS는 표면장력이 낮아 치약이 치아 표면 위로 잘 흐르게 하며, 다른 치약 성분과도 친화성이 좋고 경제적이기 때문에 가장 널리 사용되고 있다.

표 4-2. 국내 시판 일부 치약의 비교 상아질 마모도 (인용 [4], [6])

비교 상아질 마모도* 분류	상품명(제조사)	비교 상아질 마모도 수치
강 (100 이상)	브렌닥스3(P&G) [a]	117.4
	글리스터(Armway) [a]	106.0
중 (50-99)	자일덴트(금호덴탈제약)	86.7
	럭키 후레쉬 치약(LG 생활건강)	84.4
	메디안 프로(아모레퍼시픽)	69.4
	동의생금(애경)	66.0
	클라이덴(LG 생활건강)	57.2
약 (49 이하)	죽염(LG 생활건강)	45.0
	페리오 A+(LG 생활건강)	42.0
	시린메드(부광약품)	7.0

* 위 자료는 방사성 표본치아절편 마모량 측정법(Radioactive dentin abrasion)을 이용하여 평가하였음.
a: 해외 제품

(3) 습윤제(Humectant)

습윤제는 페이스트 형태로 제조된 치약이 공기 중에 노출되었을 때 고체로 굳게 되는 현상을 방지하고, 치약 구성 물질들의 조성이 안정되게 유지하는 역할을 한다. 습윤제 없이 치약을 만들면 시간이 지남에 따라 치약 내 수분이 증발된다. 초기에 개발된 습윤제가 첨가되지 않은 치약은 처음 튜브를 짰을 때에는 치약이 너무 묽은 반면, 개봉한지 오래된 치약은 튜브를 짜서 사용하기에는 너무 단단해져서 사용이 어려운 단점이 있었기 때문에 유통기한이 짧았다.

습윤제 성분으로는 글리세롤(Glycerol), 솔비톨(Sorbitol), 프로필렌글리콜(Propylene glycol) 등이 쓰인다. 글리세롤이나 솔비톨은 단맛을 느끼게 하여 감미제라고도 할 수 있다. 그리고 glycol 수용액에서는 세균과 곰팡이가 성장하기 때문에 벤조산 나트륨(Sodium benzoate) 같은 방부제를 함께 배합하여야 한다.

(4) 결합제(Binder)

결합제는 치약 내 구성성분이 분리되는 현상을 막아주며, 습윤제의 역할을 돕는다. 독성이 없고 안정적이며 치약 내 다른 성분과 조화를 이뤄야 한다. 결합제 성분으로는 Naturalgums, Mineral colloids, Seaweed colloids, Synthetic celluloses 등이 있다.

표 4-3. 치약을 구성하는 각종 조성 성분의 비율 및 역할

성분	함량	종류	역할
마모제	20-40%	인산수소칼슘(dibasic calcium phosphate · $2H_2O$) 무수인산수소칼슘(dibasic calcium phosphate) 침강탄산칼슘(precipitated calcium carbonate) 인산삼칼슘(tribasic calcium phosphate) 콜로이드성 이산화규소(colloidal silicon dioxide) 이산화규소(silicon dioxide) 무수인산칼슘(calcium phosphate)	치면세균막, 착색 제거
습윤제	20-40%	글리세롤(glycerol) 솔비톨(sorbitol) propylene glycol	페이스트 형태의 물리적 성질 유지
물	20-40%		각종 성분들의 용해를 위한 용매역할
세제	2% 미만	라우릴 황산 나트륨 (sodium lauryl sulfate) N-라우릴 사코시네이트 나트륨(sodium N-lauryl sarcosinate) 라우릴 황산 나트륨 (sodium lauryl sulfate) N-라우릴 사코시네이트 나트륨(sodium N-lauryl sarcosinate) 코코모노글리세라이드 설포네이트 나트륨(sodium cocomonoglyceride sulfonate)	거품 유발
결합제	2% 미만	무기 콜로이드(mineral colloids) 검 질(natural gums) 해조류 콜로이드(seaweed colloids) 합성 셀룰로오스(synthetic celluloses)	치약 내 각종 성분들을 결합
약용성분		불화나트륨(NaF) 일불소인산나트륨(SMFP) 불화주석(SnF_2) 불화아민(amine fluoride)	치아우식증 예방
		염화나트륨(sodium chloride) 초산토코페롤(tocopherol acetate) 염산피리독신(pyridoxin hydrochloride) 알란토인(allantoin) 알란토인클로로히드록시알루미늄(aluminium chlorohydroxy allantoinate) 트라넥사민산(tranexamic acid) 아미노카프론산(aminocaproic acid) 잔톨리졸(xanthorrhizol)	치은염 예방

(5) 기타 성분

치약에 첨가되는 기타 성분에는 상쾌한 맛이 나도록 도와주는 착향제, 치약의 단맛을 더해주며 청량감을 주기 위한 감미제, 치약 내 미생물의 성장을 막기 위한 방부제, 치아우식증 예방과 지각과민증 완화를 위하여 불소 화합물을 포함한 기타 각종 약용(치료) 성분들이 있다.

(6) 불소화합물(Fluoride compounds)

치아우식증의 예방을 위한 대표적인 약용(치료)성분은 불소화합물이다. 우리나라와 일본의 치약 표준제조기준에는 1,000 ppm 이내의 불소를 함유할 수 있도록 되어 있고, 미국은 일반 판매용 치약에는 불소가 1,100 ppm정도 함유되어 있으나, 의사의 처방에 의한 제품은 5,000 ppm의 불소를 함유한 경우도 있다. 국내의 경우 치약에 배합되는 대표적인 불소화합물은 불화나트륨(NaF)과 일불소인산나트륨(SMFP)이며, 불화아민(Amine fluoride)이 함유된 치약도 현재 시판되고 있다.

3. 치약의 효능

치약 내 성분들은 하루에도 여러 번 칫솔질을 하는 과정 중에 자연스럽게 치아에 도포될 수 있다. 그러므로 치약 내에 다양한 유효 성분을 포함시키면 구강 내 발생할 수 있는 질병의 예방과 치료뿐만 아니라 기타 다양하고 부가적인 효과를 얻을 수 있다.

(1) 치아우식 예방 효과

치약에 포함되는 대표적인 치아우식 예방 물질은 불소화합물이다. 1996년도에 Bratthall 등이 전세계의 서구 선진국을 중심으로 20~30년 전부터 치아우식증이 크게 줄고 있는 이유에 관해서 세계 각국의 예방치과 전문가들에게 설문을 한 결과 가장 큰 원인으로 불소치약의 광범위한 사용이 선정되었다. 즉, 불소화합물이 치약에 첨가됨으로써 비로소 치약이 적극적인 치아우식증 예방이라는 획기적인 약리 효과를 갖게 된 것이다.

불화나트륨 배합치약의 치아우식증 예방 효과는 유리불소이온(F^-)에 의하여 나타나고, 일불소인산나트륨배합치약의 치아우식증 예방 효과는 유리불소이온과 인산화불소이온(PO3F2)에 의하여 나타난다. 그런데 불화나트륨 치약의 유리불소이온(F^-)은 치약에 배합되는 연마제인 침강탄산칼슘(calcium carbonate), 피로인산칼슘(calcium pyrophosphate) 및 인산일수소칼슘(dicalcium phosphate)과 쉽게 결합하여 불용성 불소화합물을 형성하기 때문에 불소자체의 활성도를 떨어뜨릴 수 있다(그림 4-3). 반면 일불소인산나트륨은 각종 연마제에 대하여 안정적이기 때문에 최근 국내 치약에서는 대부분이 일불소인산나트륨을 함유하고 있다. 그러나 실제로는 치약의 효능에 관한 여러 국내외의 연구 결과에 따르면 불화나트륨 함유 치약이 일불소인산나트륨 보다 치아우식의 발생을 좀 더 억제할 뿐만 아니라 초기우식증을 더욱 재광화 시키는 것으로 나타났다.

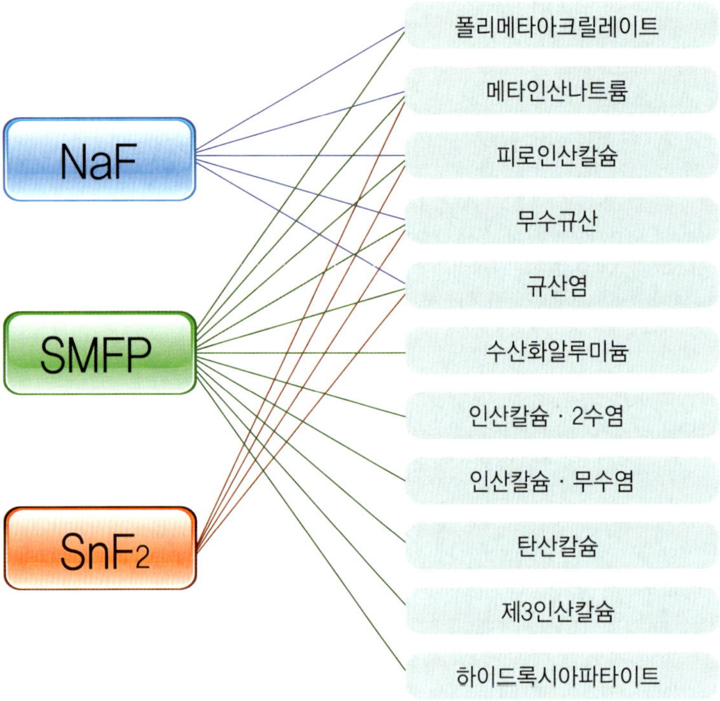

그림 4-3. 치약을 구성하고 있는 각종 불소화합물과 마모제와의 호환성(인용 : [14])

(2) 치은염 완화 효과

우리나라의 식품의약품안전청에서는 치약제조 표준 규정에 의거해서 염화나트륨(sodium chloride), 초산토코페롤(tocopherol acetate), 염산피리독신(pyridoxine hydrochloride), 알란토인(allantoin), 알란토인 클로르하이드록시 알루미늄(aluminium chlorohydroxy allantonate), 트라넥사민산(tranexamic acid), 아미노카프론산(aminocaproic acid) 등의 7가지 성분 중 한 가지 이상을 함유할 경우 '치은염 예방'이라는 효능을 표기할 수 있도록 허용하고 있다. 한편 미국 식품의약국(Food and Drug Administration: FDA)에서는 엄격한 임상실험 결과를 근거로 하여 트리클로산(Triclosan)을 치은염 완화 성분으로 승인하고 있다.

(3) 지각과민 완화 효과

지각과민증은 치아표면을 덮고 있는 법랑질이 소실되어 하방의 상아질이 노출될 경우 열이나 기계적 자극 시 상아세관액의 이동에 의해서 신경이 자극되어 시린 증상을 호소하는 질환이다. 이러한 증상을 완화시키기 위해서는 크게 두 가지 기전의 유효물질이 사용되고 있다. 하나는 노출된 상아세관을 물리적으로 폐쇄시키는 방법이고, 다른 하나는 상아세관액의 이동에 의해서 감작되는 신경을 탈감작(depolarization)시키는 방법이다. 전자를 위해서는 염화 스트론튬(strontium chloride), 수산화인회석(hydroxyapatite) 등 결정화를 빠르게 유도할 수 있는 물질을 이용하여 노출된 상아세관을 폐쇄시킬 수 있다. 그리고 후자인 신경 탈감작 작용 물질로는 구연산 나트륨(sodium citrate), 질산 칼륨(potassium nitrate), 구연산 칼륨(potassium citrate) 등을 활용할 수 있으며, 최근에는 nano-sized carbonated apatite (n-cap) 도 지각과민 완화를 위해 사용된다. 또한 casein phosphopeptide-amorphous calcium phosphate (CPP-ACP)는 탈광화 된 부위에서 법랑질을 재광화하기 위해 사용되는 동시에 지각과민을 감소하는데 효과적으로 알려져있다.

(4) 치석형성 억제 효과

타액에는 재광화에 필요한 칼슘과 인 이온이 과포화 되어있기 때문에 치태를 석회화시킬 수 있다. 치석 형성 억제 물질은 이러한 광물질 결정들의 성장을 억제하여 치태가 치석으로 광화되는 과정을 차단한다. 예를 들어 피로인산염(pyrophosphate)을 치약에 첨가할 경우 결정의 형성을 억제하여 치석 형성을 억제할 수 있다. 그러나 이러한 성분은 초기 치아우식증 병소의 재광화 과정도 방해할 수 있기 때문에 현재는 불화나트륨을 함께 사용하는 형태로 판매되고 있다. 현재 시장에서는 치약에 calcium phosphate와 불소의결합은 힘을 얻고 있다. calcium-phosphate를 함유한 치약은 치석형성 억제 효과를 가지는 동시에 치아우식을 형성하는 것을 막고 apatite 형태로 빠르게 가수분해 함으로써 탈광화된 치아구조를 빠르게 재광화 시킨다. 최근에는 zinc citrate trihydrate를 치석 형성 억제를 위해 사용하기도 한다.

(5) 치아 미백 효과

치아 미백은 구강 질환의 치료라기보다는 미용 목적에 가깝지만, 최근 일반인들의 관심이 증가함에 따라서 제조사에서도 관심을 두고 있는 부분이다. 치약을 통한 미백 효과는 다른 적극적인 미백 치료에 비해서는 그 효과가 적은 편이다. 치약에 함유되는 미백 유효 성분은 크게 두 가지인데, 첫 번째는 착색을 물리적으로 연마시켜 제거하는 마모제 성분이고, 두 번째는 다른 미백치료와 마찬가지로 과산화수소(hydrogen peroxide)나 과산화 요소(carbamide peroxide)로써 화학적으로 치아를 미백시키는 것이다. 그러나 치약에는 전문 미백치료제에 비해서 과량의 과산화수소 제재를 함유시킬 수 없기 때문에 미백 효과를 충분히 기대하기는 어렵다고 사료된다. 다른 미백 치료제와 마찬가지로 과산화수소 화합물이 포함된 치약을 장기간 사용하면 흑모설(black hairy tongue)이나 상처치유 지연 및 치주조직 손상 등의 부작용이 발생할 수 있으므로 주의해야 한다.

4. 치약에 대한 국내 및 국제 규격

우리나라 식약처에서는 치약을 의약외품으로 분류하면서 다음과 같은 요구조건을 제시하고 있다. 페이스트 형태의 치약은 일반적으로 조성이 균일해야 하며, 칫솔질을 하는 과정에서 치아, 구강점막, 기타 신체조직에 손상을 주지 않아야 한다. 또한 시간이 지나도 경화되지 않으며, 지나칠 정도로 산성 또는 알칼리성이어서도 안되고, 독성이 없어야 한다. 기타 요구조건으로는 10℃ 에서 튜브가 파열되지 않을 정도의 가벼운 압력으로 계속 배출되어야 하고, 20℃에서 배출구로부터 10 mm의 길이로 배출된 페이스트형 치약이 15초 이상 떨어지지 않아야 한다. 그리고 영하 15℃ 에서 1시간 또는 50℃에서 72시간 동안 방치하여도 성분 분리나 다른 변질이 없어야 한다.

한편 ISO 11609에 명시된 치약의 요구 조건은 다음과 같이 좀 더 세부적이다. 총 불소의 함량은 제품 중 0.15%를 넘을 수 없으며, 단일 용기 중의 총 불소 함유량은 300 ㎎ 이하여야 한다. 중금속은 20 ㎎/㎏(20 ppm)이하여야 하며, pH는 10.5이하여야 한다. 또한 제조자의 의도대로 치약을 사용하였을 때 구강 조직에 자극이나 손상이 없어야 하며, 쉽게 발효될 수 있는 탄수화물은 포함해서는 안된다. 그리고 상아실에 대한 연마도 검사에서는 RDA법의 경우 250이하, SPM 법의 경우는 200이하로 규정하고 있다. 한편 법랑질 시편의 경우는 두 방법 모두 400이하로 규정하고 있다. 치약은 생산 후 30개월간 원래의 물성에 변성이 없어야 하며, 생산 후 30개월이 지난 상태와 유사한 조건인 40℃에서 3개월 간 보관하여도 역시 변성이 없어야 한다. 또한 치약을 담는 용기 및 분배 시스템은 이와 같은 시간이 경과하여도 내용물을 오염시키지 않아야 한다. 치약의 탈석회화 평가는 pH 5.5 미만의 치약의 경우 방사능 처리된 법랑질을 치약 현탁액에 담궈서 노출시킨 뒤 치아로 부터 유리된 법랑질의 양이 대조군(이차 증류수)보다 많아서는 안된다. 치약에 대한 미생물 검사에서는 일반 성인용 치약의 경우 1,000 colony/g(어린이용 제품은 500개)이하가 검출되어야 하며, *Staphylococcus*, *E. coli*, *Pseudomonas*, Candida 등은 검출되지 않아야 한다.

5. 치약 사용법

(1) 칫솔질 시기

음식물을 섭취하면 치면세균막이 형성되고 치면세균막 내의 세균들이 산을 분비하게 된다. 그 결과 구강내의 pH(수소이온농도)가 떨어지게 되는데, 임계 pH인 5.5 이하로 떨어지면 치아 법랑질이 용해되기 시작하고 결국 치아우식증이 발생된다. 음식물 섭취 직후 구강 내 pH는 4.0~4.5까지 떨어지고 시간이 지나면 정상 pH로 회복되지만, 회복 시간은 섭취한 식품의 종류마다 다르며, 사람에 따라 산 완충 능력에도 차이가 있다. 그리고 음식 섭취 횟수가 증가하면 그만큼 구강 내 환경이 낮은 pH에 머무는 시간이 길어진다(그림 4-4). 그러므로 구강 내 낮은 pH로 인한 탈회를 방지하기 위해서라도 칫솔질은 음식 섭취 직후에 하는 것이 바람직하다.

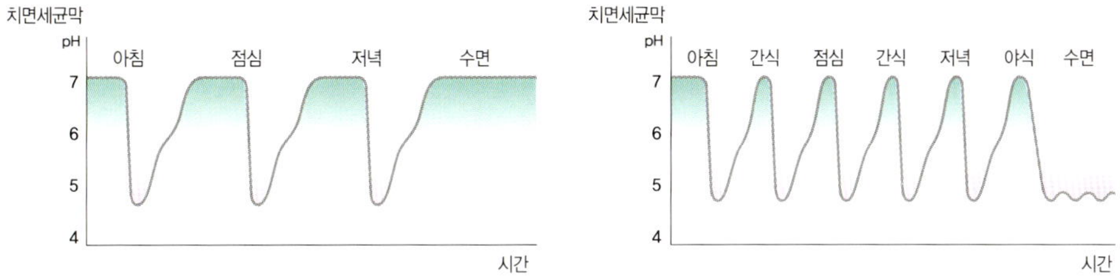

그림 4-4. 식사와 간식 섭취 횟수에 따른 치면세균막의 pH 변화 (인용 : [12])

(2) 치약의 양

국내 약사법상 의약외품의 규정에서는 치약의 약용 성분 중 불소의 배합 한도를 1,000 ppm 이하로 제한하고 있다. 불소는 충치 예방에 효과적이지만, 적정량을 사용해야 하고, 사용 후에는 구강을 적절히 헹궈내는 것이 중요하다. 치아 발생기의 어린이가 과량의 불소치약을 반복해서 삼키게 되면 영구치의 발생과정에 영향을 미쳐서 법랑질 표면에 흰색의 반점이 생기는 치아 불소증이 발생할 수 있다. 따라서 어린이에 있어서 치약의 적정권장량은 0.25~0.50 g 또는 “완두콩 크기(pea-size)”로 추천하고 있다. 성인의 경우는 칫솔머리의 1/2정도가 적당하다. 일반적으로 칫솔머리의 세로방향으로 길게 과량의 치약을 짜는 경우가 많은데, 칫솔머리에 가로방향으로 치약을 짜면 칫솔머리의 폭경 만큼의 적정량의 치약을 짤 수 있다. 또한 이러한 방법을 이용하면 어린이가 치약을 과도하게 삼키는 것을 예방할 수 있다(그림 4-5).

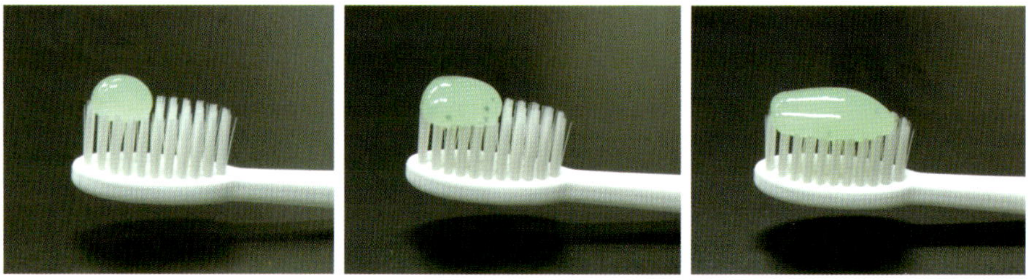

그림 4-5. 치약의 양(A. 완두콩 크기만큼 짠 치약, B. 칫솔의 1/2만큼 짠 치약, C.과량의 치약)

(3) 새롭게 개정된 어린이의 불소 치약 사용 가이드라인

미국치과의사협회(ADA)에서는 2014년에 유아 및 어린이의 적정 불소 치약 사용법을 새롭게 규정하였다(표 4-4). 처음 유치가 맹출 할 때부터 3세 미만까지 smear 또는 쌀알만한 크기, 3~6세까지는 완두콩 크기 분량을 권고하고 있으며, 영국의 NHS 가이드라인에서도 미국과 마찬가지의 사용규정을 권장하고 있다(표 4-5). 한편 우리나라에서는 최근 영유아를 대상으로 하는 무불소치약이나 저농도 불소치약(1000 ppm이하)이 인기를 얻고 있는 실정이다. 그러나 최근 체계적 문헌고찰 자료에 의하면 치아우식증이 호발하는 영유아의 경우는 사용하는 모든 치약에 1000 ppm이상의 불소농도가 들어있는 것이 필요하다. 그러므로 저불소나 무불소 치약을 영유아에게 권하는 한국 실정은 개선될 필요가 있다.

실제로 어린이가 섭취해도 무방한 불소의 양을 계산한 선행 연구에 의하면 어린이의 불소의 일일 허용 용량은 0.05 mg/kg으로 알려져 있다. 예를 들어, 15 kg의 2세 유아가 쌀알 크기의 치약(약 0.2 mg)으로 칫솔질 할 경우 1 kg 당 0.013 mg을 삼킬 수 있으며, 완두콩 크기 분량의 치약(약 0.5 mg)으로 칫솔질 할 경우 1 kg 당 0.033 mg의 치약을 삼킬 수 있다. 이 양은 안전 허용량 기준인 0.05 mg/kg 미만의 용량이 된다.

실제로 심미적으로 문제가 될 수 있는 영구전치부에서 반점치가 발생될 위험이 높은 연령은 만 2세에 과량의 불소에 반복적으로 노출되었을 때이다. 그러므로 이 연령대의 유아의 경우 치아우식증을 예방할 수 있는 권장 불소 농도인 1000 ppm 이상의 불소치약을 사용해서 사용량을 쌀알 또는 완두콩 크기로 조절함으로써 치아 불소증의 위험을 피하는 노력이 필요하다(그림 4-6).

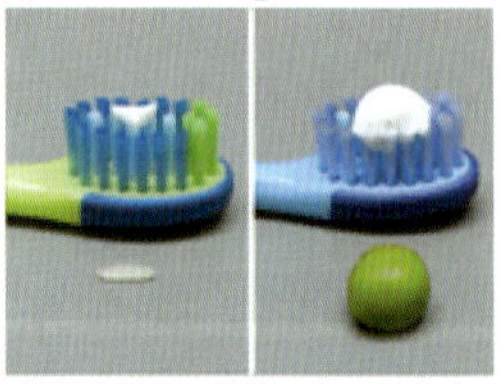

그림 4-6. 불소 치약 사용 가이드라인 (A. 3세 미만, B. 3~6세)

표 4-4. 미국치과의사협회의 어린이 불소치약 사용 권고사항(2014년)

나이	지침 사항
3세 미만	· 보호자들은 아이의 첫니가 남과 동시에 smear 혹은 쌀알만한 크기의 불소치약을 사용해야 함. · 아침 저녁으로 하루에 2번씩 보호자 지도 하에 칫솔질을 해야 하며 보호자들은 아이들이 치약의 양을 맞게 사용하도록 지도해야 함.
3~6세	· 완두콩만한 크기로 불소치약을 사용해야 함. · 아침 저녁으로 하루에 2번씩 보호자 지도 하에 칫솔질을 해야 하며 보호자들은 아이들이 치약을 삼키지 않도록 주의해야 함.

표 4-5. 영국 NHS의 권고사항(2014년)

나이	지침 사항
3세 미만	· 보호자들은 아이의 첫니가 남과 동시에 smear 크기의 1000 ppm 불소치약 사용. · 아침 저녁으로 하루에 2번씩 보호자 지도 하에 칫솔질을 해야 함.
3~6세	· 완두콩만한 크기로 1000 ppm 이상 불소치약 사용. · 하루에 2번씩 보호자 지도 하에 칫솔질을 해야 하며 보호자들은 아이들이 치약을 삼키지 않도록 주의해야 함. · 불소 치약을 뱉은 후 헹구지 말아야 함.

(4) 치약의 올바른 사용법

칫솔에 적당량의 치약을 짜서, 물을 묻히지 않은 채로 칫솔질 방법에 따라 칫솔질을 한다. 누구나 칫솔질을 하다가 치약이 덩어리째 세면대에 떨어진 경험이 있을 것이다. 그리고 칫솔모 위에 치약을 둥글고 예쁘게 짜는 광고를 많이 보았을 것이다. 하지만 치약이 치아에 골고루 적용되게 하기 위해서는 치약을 짤 때 칫솔모 안으로 치약이 스며들어갈 수 있도록 치약을 세워서 짜주는 게 좋다(그림 4-7). 그렇지 않으면 치약이 한 곳에만 머물러 치아에 골고루 적용되기 힘들고 구강 내에서 충분히 사용되지 않고 세면대에 덩어리로 다시 떨어져서 치약의 효과를 제대로 다 할 수 없게 된다.

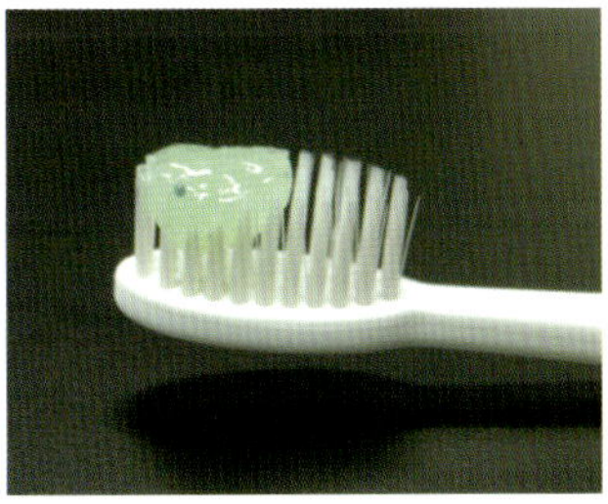

그림 4-7. 칫솔모 사이로 치약이 스며들어가게 짠 치약

6. 치약의 선택요령

치약의 선택은 본인이 사용하고 있는 칫솔과 칫솔질 습관을 고려해서 선택하는 것이 좋다. 너무 부드러운 칫솔을 사용한다면 마모도가 높은 치약을 사용하는 것이 좋고, 너무 뻣뻣한 칫솔을 사용한다면 마모도가 낮은 치약을 사용하는 것을 권장한다. 또한 칫솔질을 옆으로 하는 습관을 가진 사람이 마모도가 높은 치약을 사용하게 되면 치경부 마모증이 발생할 수 있으므로 칫솔질 방법을 교정하고 마모도가 높은 치약의 사용을 피하는 것이 좋다.

TIP

파라벤이 함유 된 치약을 사용하면 건강에 해로울까?

파라벤은 식품 보존재로써 1930년대부터 사용해왔을 뿐만 아니라 천연재료(과일, 채소, 딸기, 포도주스, 치즈, 식초)에도 널리 함유되어 있는 물질이며, 인체 내 들어오게 되더라도 가수분해를 통해서 대사된 후 빠르게 소변으로 배설되고 체내에 축적되지 않는 것으로 알려져 있다.

우리나라 식약처에서 2012~13년에 전 연령대(3~69세)에 걸쳐 총 2,717명을 대상으로 파라벤의 인체노출 수준을 평가한 결과, 일일섭취허용량(ADI, 10mg/kg b.w./day) 대비 0.4% 이하의 매우 낮은 수준으로 파악되었다.

현재 우리나라 식약처에서는 치약 보존제로서 총 4종류의 파라벤의 사용만을 허용하고 있으며(메틸 파라벤(0.2%이내), 프로필 파라벤(0.2%이내), 메틸에스텔나트륨파라벤(0.2%이내), 프로필에스텔나트륨파라벤(0.1%이내)) 이 기준은 유럽연합에서 사용하는 0.4%이내 기준과 일본의 1.0% 기준보다는 훨씬 강력한 기준을 적용하고 있는 실정이다(미국은 기준 자체가 없음). 일부에서는 파라벤의 유방암이나 고환암 발생 가능성을 제기하기도 했지만, 세계보건기구 산하 국제암연구소(IARC)가 매년 업데이트하는 발암물질 목록에도 파라벤은 포함되어 있지 않다. 일부에서는 파라벤이 내분비계장애물질, 즉 환경호르몬이라고 지적하고 있으나 현재까지의 연구결과에 의하면, 내분비계 장애물질로 판단을 내릴만한 과학적 근거도 부족한 실정이다.

파라벤을 제거하기 위해서 칫솔질 후에 물양치를 8번이상 해야 하나?

최근 일부 언론에서 치약의 보존제 성분인 파라벤을 완벽하게 제거하기 위해서 이를 닦은 후에 8번 이상 입을 헹구라는 잘못된 내용이 소개되고 있다. 치약에는 다양한 유효 성분이 함유되어 있으며 특히 가장 중요한 기능성분으로 불소가 있다. 칫솔질 후에 입안에 있는 치약을 제거하기 위해서 과도하게 물양치를 할 경우 애써 도포한 불소가 모두 씻겨져 나가서 충치예방효과가 떨어지기 때문에 이는 기존의 치의학 분야에서 쌓아왔던 과학적 근거와는 상당한 차이가 있다.

이러한 배경을 바탕으로 영국의 NHS 가이드라인이나 아일랜드 치과협회에서는 칫솔질 후에 불소치약만 그냥 뱉어내고, 물양치는 따로 하지 말라고 권장하고 있다.

참고문헌

[1] International Organization for Standardization. Dentistry-dentifrice-Requirement. References *ISO* 11609: 2007.

[2] 권호근, 김동기, 김백일 외 역. (2006) *Primary Preventive Dentistry* 제6판. 대한나래출판사. 96-100.

[3] 김종배, 백대일, 문혁수 외. (2000) *임상예방치학* 제3판. 고문사. 102.

[4] 한문성, 정세환, 배광학 외. (1998) 시판세치제의 치아마모도에 관한 연구. *대한구강보건학회지.* 22(3):195-203.

[5] 의약외품의 표준제조기준(제4조 관련) 식품의약품안전청 고시 제2004-66호. 제2장 치약제 표준제조기준.

[6] 장덕수, 이병진, 배광학 외. (2003) 일부 시판세치제의 비교치아마모도 및 경과시간에 따른 유효불소농도 변화에 관한 연구. *대한구강보건학회지.* 27(3):375-385.

[7] 허준석, 백대일, 김종배 외. (2002) 불화물배합세치제의 경시적 인회석화가능불소량에 관한 연구. *대한구강보건학회지.* 26(1):117-135.

[8] 홍석진. (1989) 불소함유치약이 법랑질 표면에 미치는 영향. *대한구강보건학회지.* 1:143-150.

[9] 예방치학연구회. (2007) *현대예방치학.* 군자출판사. 113.

[10] http://en.wikipedia.org/wiki/Wikipedia

[11] 최대영, 신승철. (1996) 우리나라 시판 식음료의 수소이온농도지수. *대한구강보건학회지.* 20(3):399 410.

[12] 김진범 역. (2001) 그림으로 보는 앞서가는 충치 예방-자일리톨(Xylitol)과 인회석(Apatite)을 바르게 이해하자. *나래출판사.* 39.

[13] 배수명, 김희경, 마득상 외. (2005) 세치제를 짜는 방법에 따른 세치제 사용량 조사 연구. *대한구강보건학회지.* 29(Special Issue).

[14] 박영민. 과학으로 풀어내는 치약의 세계. *군자출판사.* 27.

[15] Johnson MF. (1993) Comparative efficacy of NaF and SMFP dentifrices in caries prevention: a meta-analytic overview. *Caries Res.* 27(4):328-336.

[16] 김진희, 정성숙, 최충호 외. (2006) 국내 시판중인 수종 치약의 불소함량과 인공우식법랑질에 미치는 영향. *대한구강보건학회지.* 30(1):56-66.

[17] RM Davies , RP Ellwood , GM Davies. (2003) The rational use of fluoride toothpaste. *Int J Dent Hyg.* 1(1):3-8.

[18] Evans RW, Darvell BW. Refining the estimate of the critical period for susceptibility to enamel fluorosis in human maxillary central incisors. *J Public Health Dent* 1995;55(4):238-249.

c h a p t e r 05

치실과 치간칫솔 (Dental floss and interdental brush)

칫솔질은 치면세균막을 제거하는 가장 기본적인 방법이다. 칫솔질만으로는 협설면의 치면세균막을 쉽게 제거할 수는 있으나 치간 부위의 치면세균막을 완벽하게 제거하기는 매우 어렵다. 치간부에 남아 있는 치면세균막은 새로운 치면세균막의 성장을 증가시키고 치주질환과 치아우식증이 발생되도록 하는 원인이 된다. 즉 치간 관리는 보조적인 구강위생관리가 아니라 칫솔질과 함께 반드시 수행되어야 하는 기본적인 행위이다.

1. 치간 관리의 목적

치간 관리의 주목적은 치간부의 치면과 치은에 부착된 치면세균막과 음식물 잔사를 제거하는 데 있다. 치아 사이의 접촉점 하방에는 각화되지 않은 치간 함몰부 치은(col)이 존재하는데, 이 부분은 세균의 공격에 매우 취약하다(그림 5-1). 치간 관리를 함으로써 치간 함몰부 치은 부위에서 시작되는 치주질환을 예방하고, 치간부의 치아우식증을 예방하며, 구취를 제거할 수 있다. 또한 치은의 혈액 순환을 촉진시키고, 치은 표면 및 치은열구 내 상피세포의 각화를 촉진시킬 수 있다.

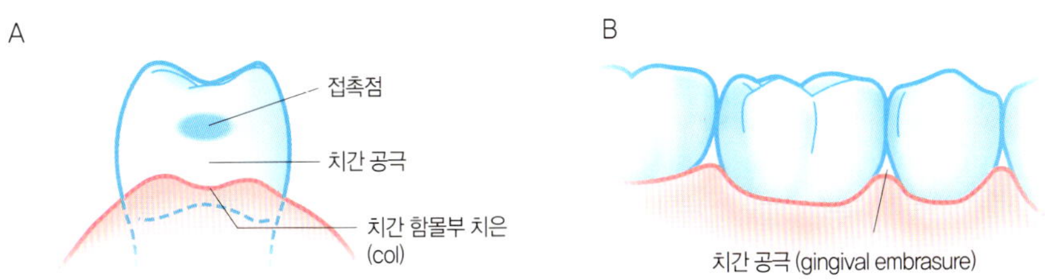

그림 5-1. 치간 부위의 해부학적 형태(인용 : [1])

2. 치간 관리 현황

일반인들에게 있어서 치간 관리는 그 중요성에 비해 실천 빈도가 매우 낮은 편이다. 2012년도 구강건강실태조사에 따르면 치약과 칫솔을 제외한 구강보조용품 사용실태는 치실 11.1%, 치간칫솔 11.8%, 구강세정액 17.3%, 전동치솔 8.8%, 혀클리너 5.6%, 기타용품 사용률 0.9%로 나타났다. 연령별로 매일 치실 · 치간칫솔을 이용하는 경우는 40대가 가장 높았으나 이마저도 8.0%밖에 되지 않았다. 한편 Faraqo(2009)와 Rimondini(2001)의 학생을 대상으로한 연구에서는 매일 치실을 사용하는 비율이 약 10~15% 정도로 나타났다.

3. 치간 관리용품의 선택

개인의 구강건강 상태에 따라 치간 공극의 형태와 크기는 다양하다. 따라서 치간 관리용품을 선택할 때에는 치간 공극의 형태와 크기를 고려해야 한다. 그림 5-2는 형태와 크기가 다른 3가지 유형의 치간 공극의 모식도이다. Type Ⅰ은 인접치아의 접촉점 하방에 치간부가 치은으로 채워져 있는 형태로 건강한 치은에 해당하며, 이러한 형태의 치간에는 치실이 추천된다. 만약 Type Ⅰ의 치은에 억지로 치간칫솔을 통과시켜 사용하게 되면 치은에 손상을 줄 수 있다. Type Ⅱ는 치주질환의 진행으로 치간유두가 퇴축되어 치간 공극이 노출된 형태로써, 이때 추천되는 치간 관리용품은 치간칫솔이다. 여기에서 치주질환이 조절되지 않고 더욱 진행되면 치간유두가 광범위하게 소실되거나 완전히 소실된 Type Ⅲ의 치간 공극 형태를 띠게 되며, 단일 강모 첨단칫솔이 추천된다.

치간 관리용품을 선택할 때에는 치간 공극의 형태와 크기뿐만 아니라 치아의 위치와 배열상태, 치주낭 깊이, 충전물의 형태와 상태, 대상자의 손놀림, 대상자의 동기화와 선호도 등을 고려하여, 대상자의 현재 구강관리 지식과 습관을 토대로 편리하고 쉽게 배울 수 있는 가장 간단한 방법을 선택해야 한다.

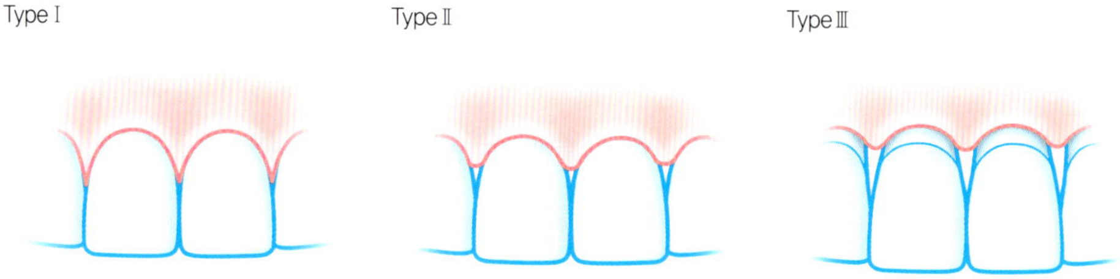

그림 5-2. 치간 공극의 형태(인용 : [1], [2])

4. 치실

치실은 치간유두의 퇴축이 없고 치근면 노출에 의한 부착소실이 없는 경우에 인접면의 치면세균막과 음식물 잔사를 제거하는 데 유용한 도구로 치간 관리를 위해 가장 보편적으로 사용된다(그림 5-3). 치실은 여러 가닥의 실이 꼬여있는 의류 섬유와는 다르게, 여러 가닥의 실이 일렬로 배열되어 있어서 얇게 퍼질 수 있기 때문에 긴밀히 접촉된 치간부를 쉽게 통과할 수 있다.

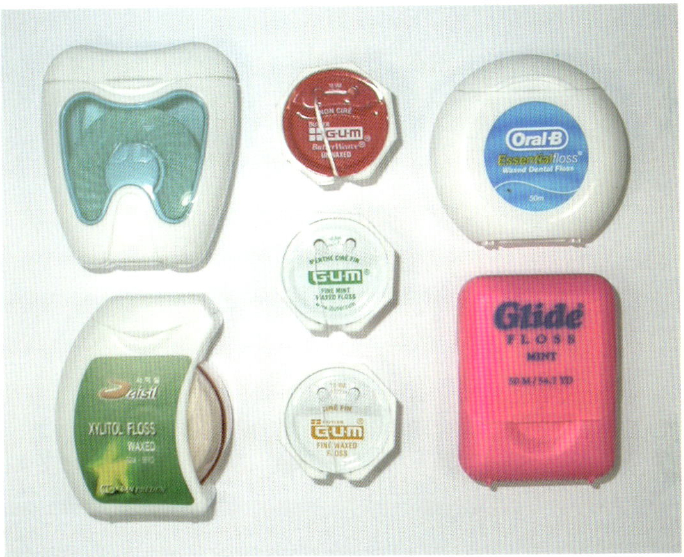

그림 5-3. 여러 종류의 치실

(1) 치실의 사용 목적

치실은 치간 관리를 위한 일차적인 목적뿐만 아니라 각종 검사 도구로도 활용이 가능하다. 즉, 치은 하방의 치석, 치간부의 우식, 치아 사이의 잘 맞지 않는 충전물의 변연을 검사할 수 있다. 만약 치실이 치아사이를 부드럽게 빠져나오지 못하고 갈라지거나 끊어지면 치아 사이에 치석 또는 충치가 있다고 의심할 수 있다. 또한 치아와 치아사이에 맞닿아 있는 치아표면을 매끄럽게 연마할 수 있고, 치실을 이용하여 치간과 치은 연하에 약제를 도포할 수 있다.

(2) 치실의 종류

1) 왁스를 입힌 치실(Waxed floss)

왁스를 입히지 않은 치실보다 비교적 굵으나 접촉면을 쉽게 미끄러져 통과할 수 있고, 왁스를 입히지 않은 치실보다 한 올 한 올의 치실 가닥이 굵어서 연조직의 외상을 막아주기 때문에 초보자에게 권장된다. 또한 치실의 강도와 내구성이 높아 불규칙한 치아표면이나 수복물 또는 치석 침착 부위를 통과할 때 파손과 찢김이 적다(그림 5-4).

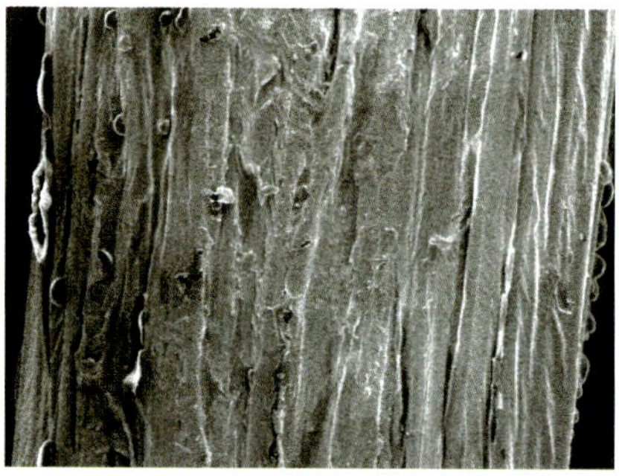
그림 5-4. 왁스를 입힌 치실의 전자현미경 사진

2) 왁스를 입히지 않은 치실(Unwaxed floss)

왁스를 입히지 않은 치실은 치실 가닥의 굵기가 가늘어서 긴밀하게 접촉된 치간부의 통과가 가능하여 치간 사이가 비교적 벌어지지 않은 젊은층과 사용이 숙달된 대상자에게 권장된다. 또한 왁스가 입혀진 치실보다 얇게 퍼져 더 넓은 면적의 치면세균막을 제거할 수 있다. 참고로 왁스를 입히지 않은 치실을 이용하여 치실질을 하면 왁스를 입힌 치실보다 동작 시 '뽀느득' 소리가 더 잘 난다(그림 5-5).

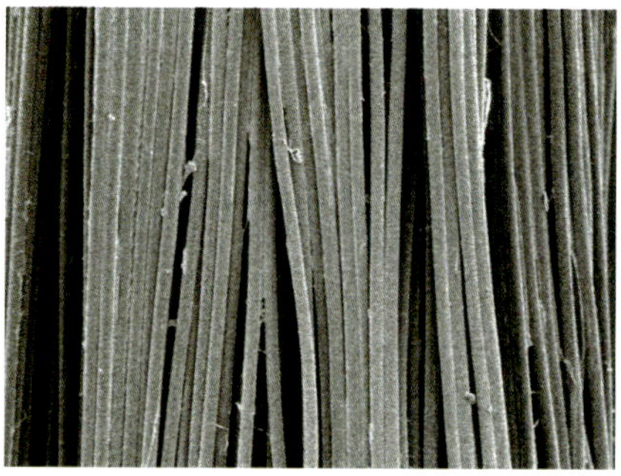
그림 5-5. 왁스를 입히지 않은 치실의 전자현미경 사진

3) 기타

만약 치아 사이가 넓거나 치간 공극이 넓어 치실을 이용한 치간부의 치면세균막 제거에 많은 시간과 노력이 필요하다면, 여러 가닥의 실이 일렬로 배열된 일반적인 치실이 아닌 총생 치실(Tufted dental floss)이나 뜨개실(Knitting yarn) 또는 tape 형태로 제작된 Dental tape 등을 사용하도록 권장한다. 우리나라에서 시판되는 총생 치실은 왁스가 입혀져 있거나 입혀져 있지 않은 치실에 그물세공으로 굵은 총생 부분이 붙어있으며, 총생 부분 뒤에 상대적으로 단단한 나일론 바늘이 이어져 있는 Superfloss™가 있다. 특히 Superfloss™의 단단한 나일론 바늘 부분을 이용하거나 치실 고리에 치실을 걸어 사용하면 고정성 국소 의치의 가공치 하방과 교정성 브라켓 주변의 치면세균막을 제거할 수 있다(그림 5-6, 5-7, 5-8). 또한 Superfloss™의 총생 부분은 표면적이 넓어 고립된 치아나 최후방 구치의 원심면 등의 세정에 유용하다. 총생 치실은 뒤에서 설명할 치실의 사용법과는 약간 다르게 닦고자 하는 치아를 실로 감싸고 수직 방향뿐만 아니라 수평 방향으로도 동작하여 닦는다.

표 5-1. 다양한 치실의 특성

치실종류	적응증	장점	단점
왁스를 입힌 테이프 (넓은 형태/ 납작한 형태)	• 제 2형, 3형 치간공극 • 치아접촉이 헐거움 • 넓은 공간 • 치약과 함께 사용가능	• 찢겨짐에 저항 • 조절하기 좋음	• 긴밀한 치아접촉부위에 사용하기 어려움
왁스를 입힌 치실	• 제 1형 치간공극 • 거친 치면과 수복물 주변	• 강하고 내구성 좋음 • 찢김에 저항성 • 삽입 용이 • 조직 외상 예방	• 뻣뻣함으로 인한 환자의 불편감
왁스를 입히지 않은 둥근 치실	• 제 1형 치간공극 • 긴밀한 치간접촉	• 쉽게 미끄러짐	• 치석과 결함 있는 수복물에서 쉽게 찢김 • 환자의 낙담
뻣뻣한 super floss 다양한 두께	• 제 2형, 3형 치간공극 • 고정성 브릿지 • 노출된 치근이개부 • 교정장치 • 임플란트 수복물	• 넓은 치면에 적용가능 • 삽입 용이 • 접근이 어려운 부분에 용이 • 치실고리보다 사용 용이	• 협조가 필요 • 거친 치면에 걸림
색이 첨가된 치실	• 치면세균막과 잔사가 눈에 보임 • 초보자 • 시력이 나쁜 사람	• 동기부여과 교육효과 좋음 • 협조도 상승	
향이 첨가된 치실	• 흥미 부족 • 동기 부족	• 동기부여 • 보기 쉬움	
불소, 베이킹소다, 허브추출물, 연마제, 항균제가 적용된 치실	• 치아우식 관리 • 치은에 치료적 효과	• 접근하기 어려운 부분에 용이	• 몇몇 제제들은 마모를 유발 • 효과가 보고되지 않음

흰색 치실에 비해 색깔이 있는 치실은 시각적으로 호감을 주기도 하고 치면세균막을 눈으로 확인할 수 있어서 동기유발 효과가 높다. 최근에는 민트향 등의 향료가 첨가되어 있는 치실도 있고, 불소나 자일리톨, 탄화수소나트륨 등의 약용 성분이 첨가되어 있는 치실도 있다.

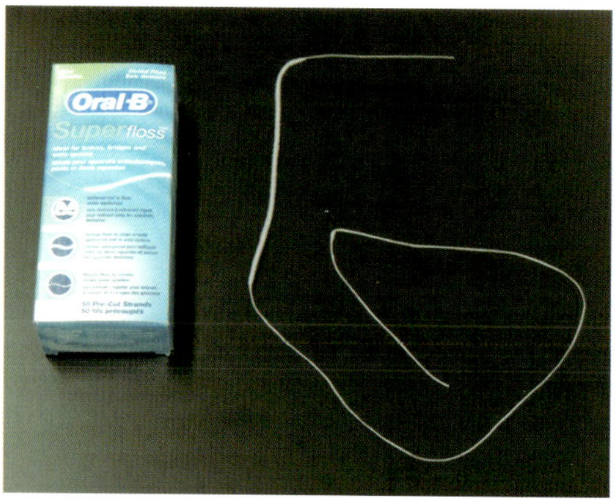

그림 5-6. Superfloss™

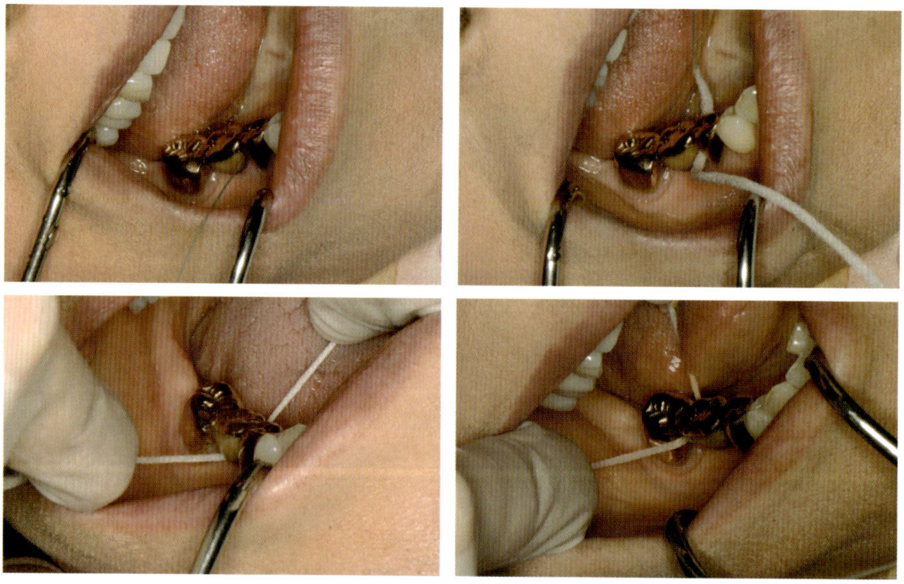

그림 5-7. 고정성 국소의치 가공치 하방에 Superfloss™의 적용

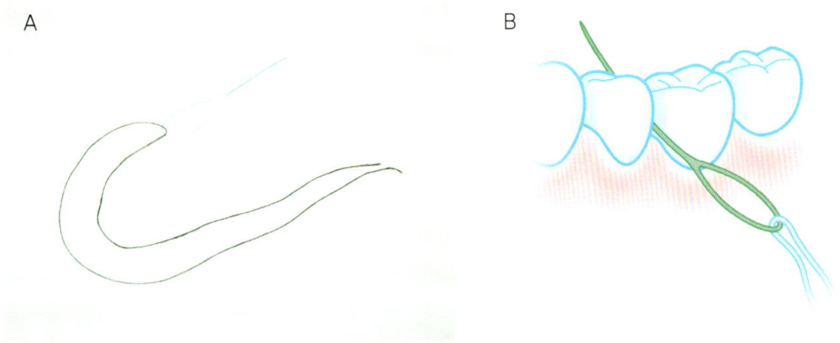

그림 5-8. A. 치실고리와 검은색 치실, B. 치간부에 치실고리의 적용

(3) 치실의 사용 시기

치간 관리는 칫솔질을 하기 전에 하는 것이 좋다. 그 이유는 치간 관리 습관이 들지 않은 경우에는 칫솔질 후에는 잊어버리고 지나치기 쉬울 뿐만 아니라 칫솔질 후에는 구강이 깨끗해졌다는 느낌이 들어 치간 관리를 소홀히 하기 쉽기 때문이다. 또한 치실로 치아 인접면의 치면세균막을 먼저 제거하면 후에 칫솔질 시 치약에 함유된 불소가 치아의 인접면에 직접적으로 도달할 수 있어 치아우식증을 예방할 수 있다. 그러나 치면세균막 관리 교육을 할 때에는 칫솔질 후 치실을 사용하기도 하는데 이는 칫솔질 후에도 치아와 치아 사이에 남아있는 치면세균막을 확인시켜 줌으로써 치실 사용의 필요성을 강조하고 동기부여를 하기 위해서다.

(4) 치실의 사용법(Flossing method)

1) 스풀법(Spool method)

스풀법은 치실을 마치 손가락에 실패처럼 감아서 사용하는 방법이다. 손놀림이 좋은 10대 청소년이나 성인은 스풀법을 사용하는 것이 좋다.

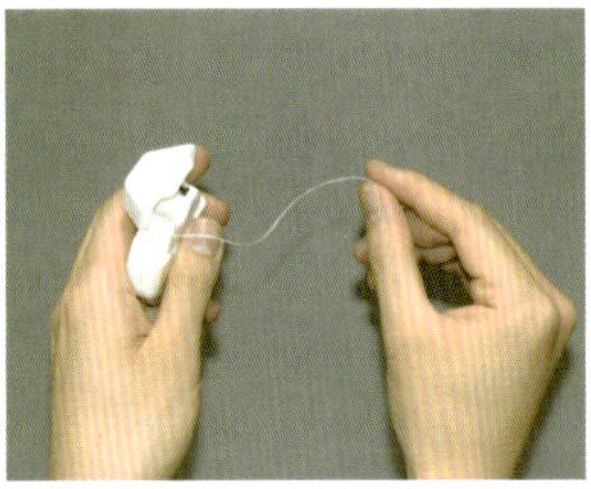

① 치실을 40~50 cm(어깨 넓이) 정도로 자른다.

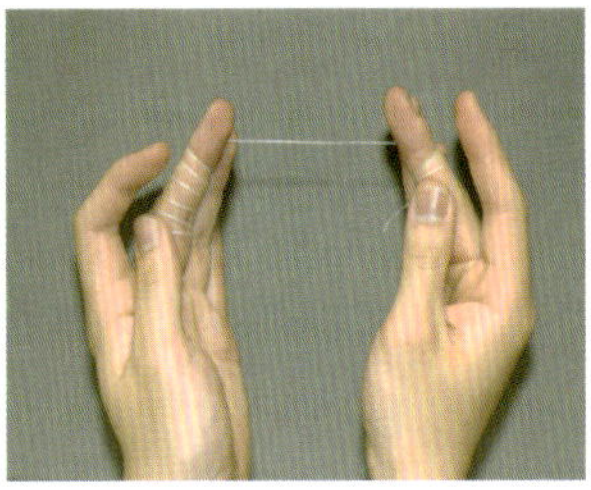

② 치실의 양쪽 끝을 두 손의 중지에 실패처럼 감는다. 한쪽 중지에는 잡아당겼을 때 풀리지 않을 정도로 3~4번만 감고, 다른 한쪽 중지에는 두 손가락 사이의 치실이 5~10 cm정도가 될 때까지 감아준다. 이때 치실을 성기게 감아 손가락에 혈류장애가 생기지 않도록 한다.

③ 치아와 치아 사이에 치실을 삽입할 때에는 엄지 또는 검지에 걸쳐서 사용하는데 두 손가락 사이의 치실 길이가 2~3 cm 되도록 조절한다.

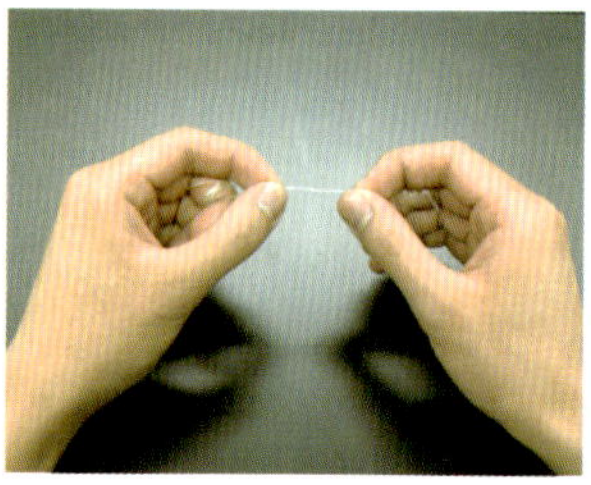

④ 한쪽 손은 순(협)측에 다른 한쪽 손은 설측에 두고 절단연이나 교합면에서 치간부위로 치실을 부드럽게 안팎으로 톱질하듯이(Seesaw motion) 접촉면을 통과한다. 이때 치간유두에 상처가 나지 않도록 하기 위해서는 치실을 치열궁에 직각이 되도록 위치시킨 후, 협설측으로 한쪽은 높이고 반대쪽은 낮추어 기울인 현태로 삽입해야한다.

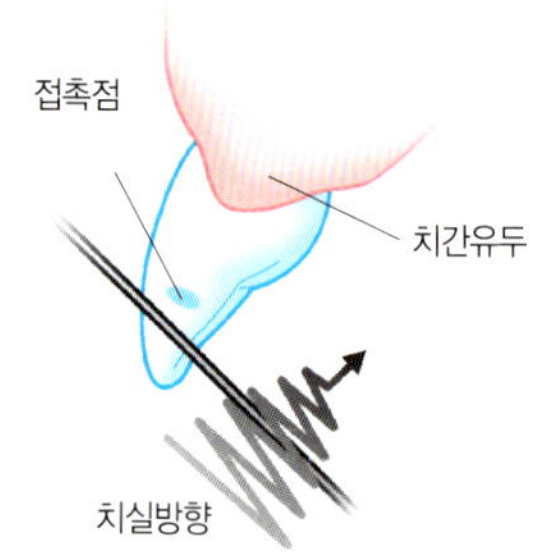

⑤ 치실이 접촉점을 통과하면 인접치아를 분리하여 원심면에 대해서는 근심으로 근심면에 대해서는 원심으로 치아주변에 치실을 C자 형태가 되도록 치면을 감싼다. 치실 사용법 중에는 ④, ⑤번의 과정이 가장 중요하다. 위쪽의 앞니부위는 양손의 엄지 또는 검지를 이용하여 한 손은 입 안쪽에 다른 한 손은 입 바깥쪽에 위치시켜 사용하면 편리하고, 어금니 부위는 엄지손가락을 사용하기에 불편하므로 양손의 검지에 치실을 걸쳐서 사용한다.

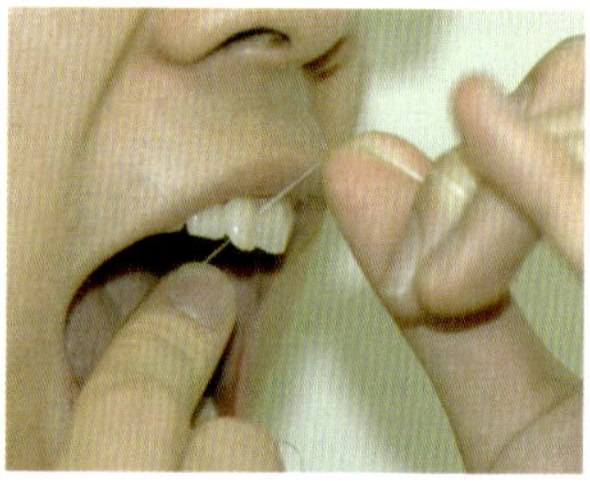

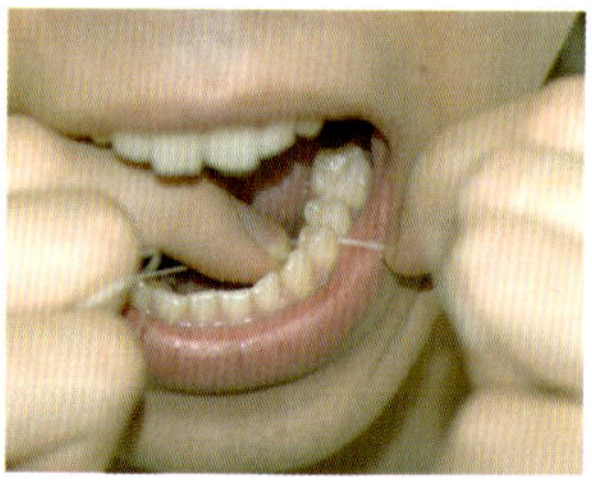

⑥ 치은연 하방의 치은열구로 약 2~3 mm만 치실을 살짝 삽입하고, 닦고자 하는 치아 면에 치실이 C자형으로 잘 감기도록 힘을 주면서 치실을 단단히 잡고 접촉점까지 인접면을 따라 움직인다. 이 동작은 약 4회 반복하도록 하고, 곧바로 인접한 치아의 반대편 치간부도 똑같은 방법으로 닦는다. 이때 치은연하에서 구두닦듯 옆으로 동작(Shoeshine motion)하면 치주 조직이 손상될 수 있으므로 반드시 아래에서 위로 동작하도록 한다.

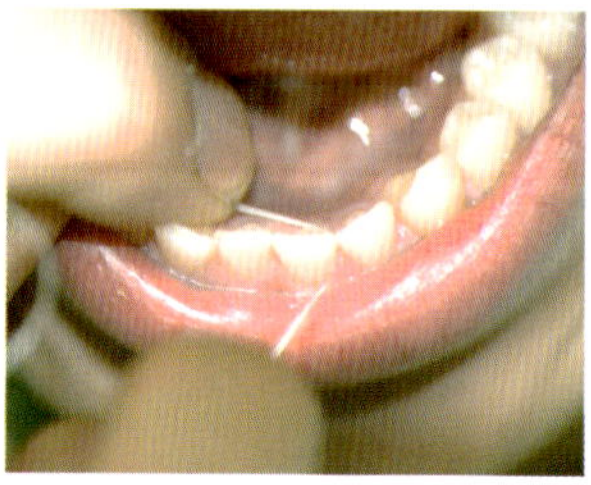

⑦ 한 치간부에서 동작이 끝났으면 처음 치실을 치간부에 삽입할 때와 마찬가지로 치열궁에 치실을 수직으로 하여 일자 형태로 치실을 만든 뒤 빼낸다.

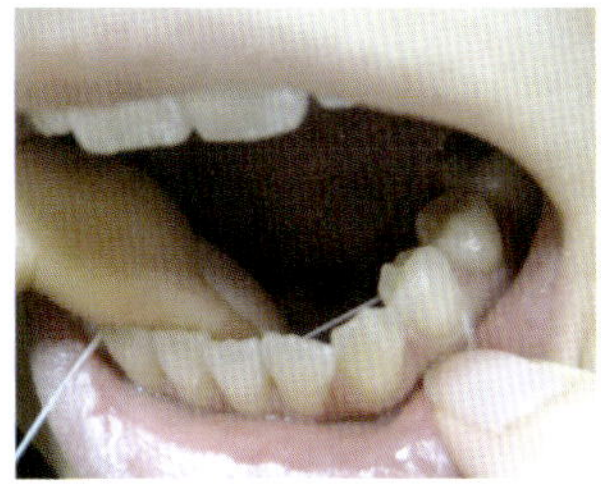
그림 5-9. 스풀법의 단계별 동작

⑧ 치간부 세정으로 치실이 오염되거나 올이 풀려 해어지면 한쪽 손에 여러 번 감긴 쪽의 치실은 풀어주고 다른 손의 치실은 감아주면서 치간부 마다 깨끗한 치실 면을 사용하도록 한다.

⑨ 마지막 어금니 최후방까지 구강 내 모든 치간부를 ③~⑦의 과정을 반복하여 꼼꼼히 닦는다.

치실 사용법

2) 루프법(Loop method, Circle method)

루프법은 치실의 양쪽 끝 부분을 매듭을 지어서 루프모양으로 만들어 사용하는 방법이다. 손놀림이 정교하지 않은 이에게는 루프법이 좋다.

① 치실을 약 45 ㎝ 길이로 자른다.

② 치실 양쪽을 서로 묶어 원을 만든다. 이때 세 번 이상 고리를 묶어주어 치실이 풀리지 않도록 한다.

③ 치실 동작을 할 때에는 엄지와 검지를 사용하며, 나머지 손가락으로는 치실을 고정한다.

④ 치실을 이용한 치간부 세정동작은 스풀법의 ③~⑦의 과정과 동일하다.

⑤ 치간부 세정으로 치실이 오염되거나 올이 풀려 해어지면 사용하지 않은 면으로 돌려 치간부 마다 깨끗한 치실 면을 사용하도록 한다.

⑥ 구강 내 모든 치간부를 꼼꼼히 닦는다.

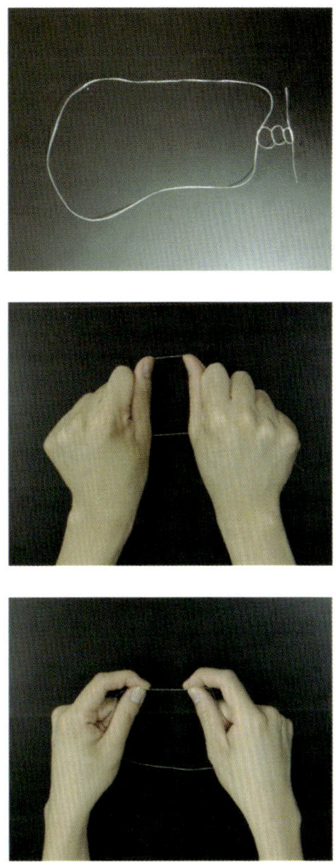
그림 5-10. 루프법의 단계별 동작

3) 치실 손잡이(Floss holder)

치실 손잡이는 치실을 사용하는 데 있어서 손가락을 구강 내에 넣어야 하는 불편함과 치실질을 위해 양손을 모두 사용해야 하는 불편함을 대신할 수 있는 도구이다. 치실 손잡이는 손놀림이 능숙하지 않거나 손이 너무 커서 구강 내에서 치실질이 어려운 경우, 손에 근 장애나 관절염이 있는 경우, 오심과 구토반사가 심한 경우, 개구 장애가 있는 경우, 장기 입원 환자, 다른 사람의 치아에 치실질을 해 줄 경우에 추천되며, 일반인도 치실 손잡이를 이용하면 치실 사용의 습관화에 도움이 된다. 시중에는 다양한 디자인의 치실 손잡이가 시판되고 있다(그림 5-11). 보통의 치실 손잡이는 직접 치실을 감아서 사용할 수 있도록 되어있으나, 치실을 개개의 손잡이에 부착한 형태의 손잡이 고정형 치실(Integrate dental floss and holder)도 있다. 또한 최근에는 자동 치실 기기도 선보이고 있다. 치실 손잡이를 이용한 치실질은 손가락을 이용한 치실질과 같은 효과가 있다.

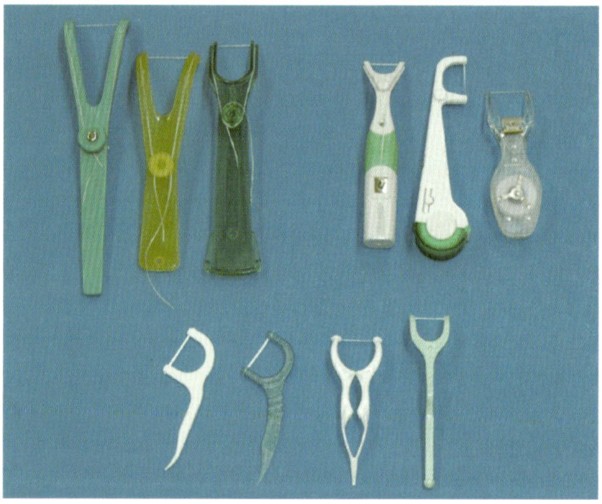

그림 5-11. 여러 종류의 치실 손잡이

치실 손잡이를 사용하는 방법은 다음과 같다(그림 5-12).

① 적당한 길이로 치실을 자른다.
② 치실 손잡이 가지 사이에 치실이 팽팽하도록 치실을 감는다. 치실이 팽팽하게 감겨야 치아 접촉점에서 다음 단계의 톱질 동작이 가능하며, 그렇지 않으면 치실 손잡이 가지에서 치실이 빠지기 쉽다.
③ 치실 손잡이의 치실을 부드럽게 톱질하는 동작으로 접촉면을 통과시킨다. 치간유두가 손상되지 않도록 조심하여 치간에 삽입한다. 이때 치아 접촉면을 지나 미끄러지는 것을 막기 위해 손으로 고정한다.

④ 치실질 동작과 치실 손잡이의 제거법은 스풀법의 ⑥, ⑦번과 같다.
⑤ 치간부 세정으로 치실 손잡이 사이의 치실이 느슨해지거나, 오염되거나, 올이 풀려 해어지면 깨끗한 치실 면으로 다시 감아 사용한다.
⑥ 구강 내 모든 치간부를 꼼꼼히 닦는다.
⑦ 치실 손잡이의 치실을 제거하고, 치실 손잡이를 비누로 씻고 건조시켜 보관한다.

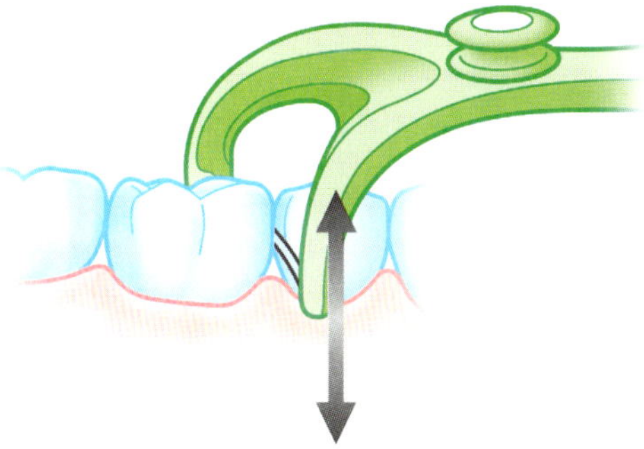

그림 5-12. 치실 손잡이를 이용하여 치실질 하는 모습

(5) 주의사항

치간부에 치실을 톱질하듯 조심스럽게 넣지 않고 한번에 과도한 힘으로 넣으면 치간유두에 상처가 나거나, 치은열구의 치은 부착을 파괴할 수 있다. 부착 부위에 대한 치실의 과도한 힘은 특히 치아가 맹출 중에 있는 어린이에게 해로운 영향을 미칠 수도 있으므로 주의하도록 한다. 한 번의 치실질 교육으로는 올바른 사용법을 숙지하기 어려우므로 종종 재교육과 재강화가 필요하다.

(6) 선택요령

연구에 의하면 왁스가 입혀진 치실과 입혀지지 않은 치실의 치면세균막 제거 효과는 차이가 없는 것으로 보고되었다. 그리고 왁스를 입힌 치실을 사용하더라도 타액에 의해서 치아표면에 왁스가 남지는 않는다. 일반적으로 왁스를 입히지 않은 치실보다는 왁스를 입힌 치실을 선호하는 경향이 있고, 향이 없는 치실보다는 민트향이 있는 치실을 선호한다는 연구결과가 있다. 하지만 일반적으로 왁스를 입히지 않은 치실이 왁스를 입힌 치실에 비해 얇기 때문에 치아 사이가 긴밀한 청소년이 사용하기에 좋다. 그러나 왁스를 입히지 않은 치실을 잘못 사용하면 연조직에 외상을 입힐 수 있기 때문에 처음에는 왁스를 입힌 치실을 사용하여 치실의 사용에 익숙해진 후 왁스를 입히지 않은 치실을 사용하도록 권장한다. 최근에는 치실에 불소나 자일리톨을 입혀서 부가적인 효과를 기대하는 제품들도 출시되고 있다.

5. 치간칫솔

치간칫솔은 치간쐐기 또는 프록사브러시(Proxabrush)라고도 하며, 치간 공극이 Type Ⅱ 또는 Type Ⅲ인 부위와 치근분지부가 노출된 부위의 청결에 유용하게 활용되고 있는 구강관리용품이다. 선행 연구 결과들을 살펴보면 치간칫솔의 치면세균막 제거 효과는 치실보다 우수하다는 보고가 있다. 한 예로 Kiger 등(1991)이 치실과 치간칫솔의 치간부 치면세균막 제거 효과를 비교 연구한 결과, 칫솔만을 사용했거나 칫솔과 치실을 함께 사용한 경우보다 칫솔과 치간칫솔을 함께 사용한 경우에 치면세균막의 제거 효과가 더 뛰어난 것으로 나타났다. 치실은 한 번의 행정으로 한쪽 치면만을 닦을 수 있지만 치간칫솔은 한 번의 행정이 왕복운동이고 그 움직임으로 양쪽 치면을 닦을 수 있기 때문에 치실에 비해서 치간 세정 효율이 매우 높다(그림 5-13).

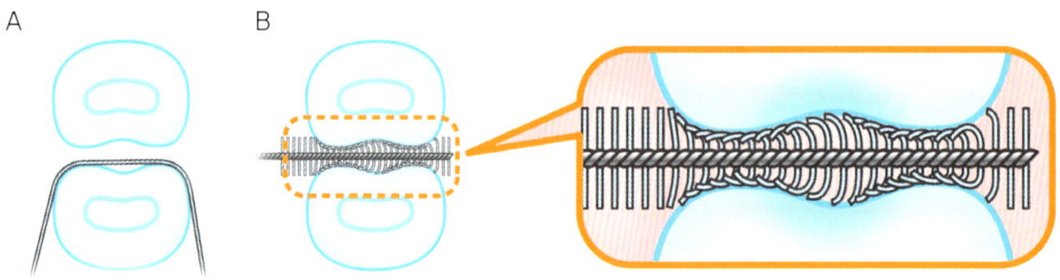

그림 5-13. 치실과 치간칫솔의 치간부 적용 모습. A. 치실은 치간부의 오목한 면의 접근이 어려우며 세정 표면적이 좁다. B. 치간칫솔은 치간부의 오목한 면의 접근이 쉬우며 세정 표면적이 넓다.

(1) 치간칫솔의 사용 대상

치간칫솔은 치은 퇴축이 심한 치주질환 환자나 치주수술을 받은 환자, 악안면골절수술을 하고 치간철선결박(Arch bar)을 한 환자, 고정성 보철물을 장착하고 있거나 인공치아 매식물을 가지고 있는 환자, 고정성 교정장치를 장착하고 있는 환자의 브라켓(Bracket)이나 와이어(Wire) 주위, 노출된 치근이개부의 구강위생관리를 위해서 사용할 수 있다. 또한 치아우식증 예방을 위한 불소도포나 항생제 또는 지각과민제를 효과적으로 도포하기 위해서도 사용할 수 있다.

(2) 치간칫솔의 구성

치간칫솔의 머리 부분은 꼬인 철사에 나이론 모가 방추형으로 고정된 형태이며, 치간부의 노출된 치면을 청결하게 하기 위한 부분이다. 치간칫솔의 손잡이 부분은 머리 부분을 고정해 주고 손으로 잡는 부위이다(그림 5-14).

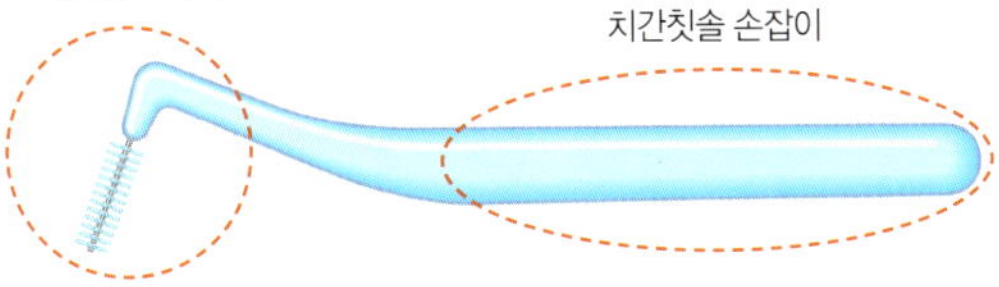

그림 5-14. 치간칫솔의 부위별 명칭

(3) 치간칫솔의 종류

치간칫솔은 모양과 크기가 매우 다양하다. 가장 보편적으로 사용되는 치간칫솔은 머리 부분의 솔의 모양에 따라서 원통형(Cylindrical)과 사다리꼴(Tapered)이 있다. 그리고 머리

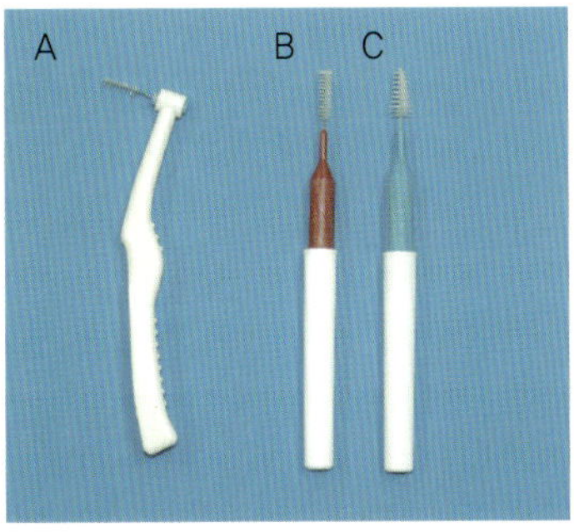

그림 5-15. 치간칫솔의 종류(A. 원통형 & ㄱ자형 & 고정형, B. 원통형 & 일자형 & 고정형, C. 사다리꼴형 & 일자형 & 고정형)

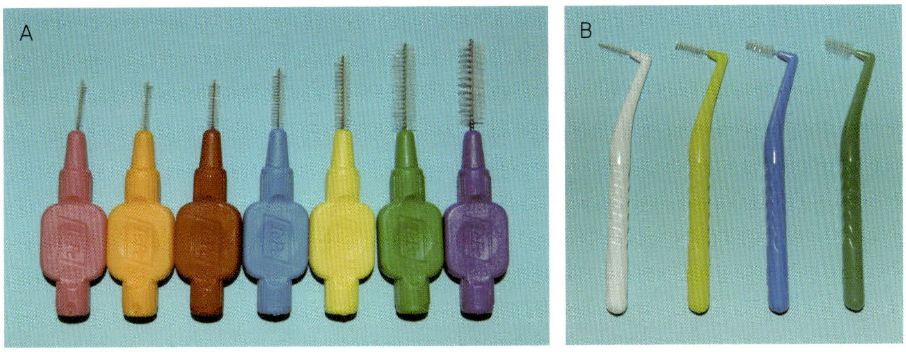

그림 5-16. 크기에 따른 치간칫솔(A. 원통형 & 일자형 & 고정형, B. 사다리꼴형 & ㄱ자형 & 고정형)

부분과 손잡이의 각도가 일자형인 것과 ㄱ자형으로 된 것이 있는데 일자형은 주로 앞니부위에 사용하고, ㄱ자형은 어금니 부위에 사용한다(그림 5-15, 5-16). 솔의 교체 여부에 따라서는 손잡이에 솔만 교체하여 손잡이의 재사용이 가능한 형태가 있고, 손잡이에 솔이 고정되어 있어 솔이 낡으면 재사용이 불가능한 형태가 있다.

(4) 사용방법

우리나라 성인은 흔히 식사 후에 이쑤시개를 사용한다. 그러나 이쑤시개는 음식물 잔사만을 제거할 수 있지만, 치간칫솔은 음식물 잔사는 물론 치면세균막도 제거가 가능하다. 칫솔질 시 함께 사용하면 더욱 효과적인 세정 효과를 얻을 수 있다. 사용 횟수는 정해진 것은 없으나 적어도 하루에 한 번 이상은 사용하는 것이 좋다.

1) 치간 공극의 형태 및 크기에 알맞은 치간칫솔을 선택한다. 이때 칫솔모의 크기는 닦을 부위의 공간보다 솔의 단면 지름이 약간 더 큰 것이 좋다. 치간칫솔이 치간 공극에 쉽게 들어가지 않을 때는 무리해서 넣지 말아야 한다.

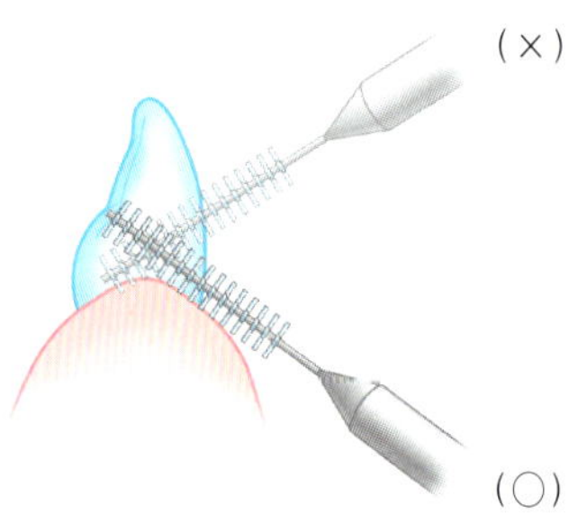

그림 5-17. 치간칫솔의 삽입 각도

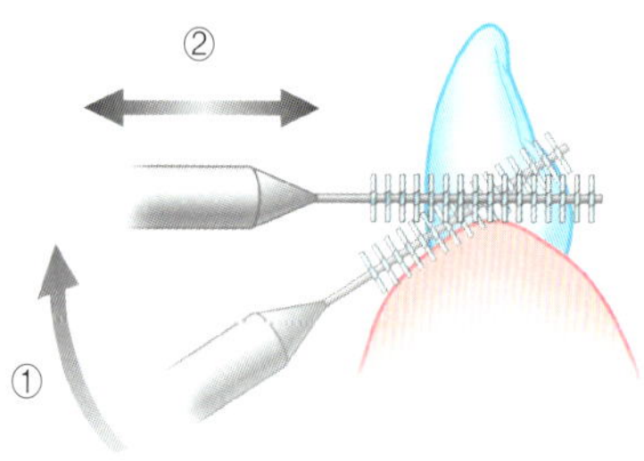

그림 5-18. 삽입(①)과 동작(②) 시 각도

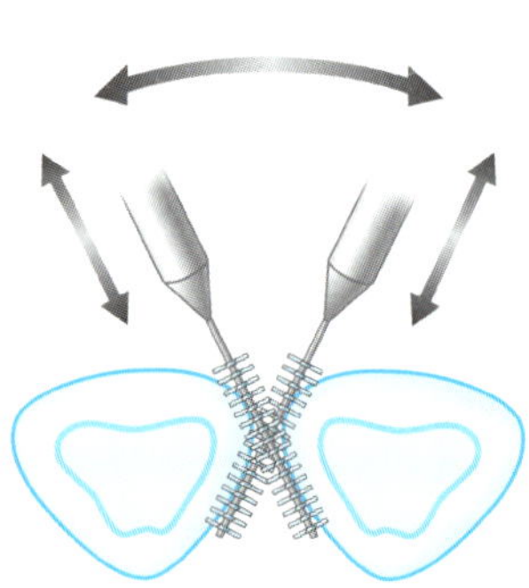

그림 5-19. 치아의 해부학적 형태를 고려한 치간칫솔의 동작

치실 및 치간칫솔 사용법

2) 칫솔모에 물을 묻혀 칫솔모를 부드럽게 한다.

3) 치간칫솔을 치간 부위에 삽입할 때에는 치간유두의 형태를 고려하여 각을 주어 삽입하면 솔이 닿는 표면적을 최대화 할 수 있다. 단, 치아장축에 대해 정방향으로 각을 주어 삽입하면 치간 함몰부 치은과 치간유두를 찔러 손상을 줄 수 있으므로 주의해야 한다(그림 5-17).

4) 각을 주어 삽입했던 치간칫솔을 세워 치간부에서 90° 로 동작한다(그림 5-18). 선택 부위의 순(협)측 또는 필요에 따라 설측에서 안팎으로 3~4회 왕복동작을 하며 사용한다. 이때 세정작용의 효율을 높이기 위해 치간칫솔모의 길이만큼 충분히 넣고 충분히 빼도록 한다. 치간 공극에서 치아사이를 닦는 것뿐만 아니라 치은연 부위도 반드시 닦도록한다. 또한 치간부 형태와 치아의 해부학적 형태를 고려한 치간칫솔질이 필요하다(그림 5-19).

5) 다른 부위에 오염을 막기 위해서 사용 중에 솔에 묻은 치면세균막이나 음식물 잔사는 흐르는 물에 깨끗이 씻어가면서 사용한다.

6) 사용 후에 세제와 따뜻한 물을 사용하여 솔에 남아있는 치면세균막 및 음식물 잔사를 깨끗이 씻어내고, 손잡이도 깨끗하게 씻는다.

7) 세균의 증식을 예방하기 위해서 건조하고 깨끗한 곳에 보관한다.

8) 일반적으로 3개월마다 솔을 새것으로 바꾸어 사용해야 한다. 그리고 3개월 이전에도 솔이 닳거나 많이 변형되고 듬성듬성 빠진 경우에는 교체하여야 하며, 질병에 걸린 후에는 교체하는 것이 좋다.

(5) 주의사항

임플란트 지대치 주위의 위생관리는 치간칫솔을 이용하면 쉽게 청결히 할 수 있으나 치간칫솔의 철심 부분에 의해서 임플란트 고정체의 티타늄 표면에 흠집이 나지 않도록 매우 주의해야 한다. 따라서 이때는 치간칫솔의 철심 부위가 플라스틱으로 코팅된 치간칫솔을 사용해야 한다. 그리고 동작 중 치간칫솔 머리 부분의 철심이 치아에 닿거나, 닿아서 소리가 나거나 철심이 꺾이지 않도록 조심한다. 그 이유는 지속적으로 철심이 치아에 닿게 되면 치아가 마모될 수 있기 때문이다.

(6) 선택요령

앞서 설명한 바와 같이 치간칫솔의 선택은 세정할 치간부 또는 치근이개부의 크기뿐만 아니라 형태와 관계가 있다. 치간칫솔의 단면의 크기가 세척할 치간 공극 또는 치근이개부의 공간보다 약간 큰 것을 선택해야 선정된 부위를 효과적으로 깨끗하게 세정할 수 있다.

6. 치실 및 치간칫솔에 대한 국제규격

최근 ISO에서는 치실에 대한 새로운 규격을 만들고 있다. 이 규격에서는 흔히 1회용 치실이라고 불리는 플라스틱 손잡이에 치실이 고정되어 있는 제품(ISO 공식 명칭은 Integrated dental floss and holder임)에 대한 규격을 준비하고 있다. 이 제품의 경우 10초간 10 N의 정적인 힘(Static load)을 주었을 때 치실이나 손잡이에 변형이 없이 견디는 것을 기본적인 요구 조건으로 제시하고 있다.

한편 치간칫솔과 관련된 ISO 16409 문서에서는 치간칫솔의 규격과 분류 및 기본적인 요구 조건 등을 제시하고 있다. 특히 치간칫솔의 크기 분류는 0~7까지 총 8단계로 나누어지며, 치간칫솔이 통과할 수 있는 가장 작은 지름(Passage hole diameter, PHD)으로 결정된다. 0.6~2.4 mm까지 0.1 mm 간격으로 30개의 구멍이 있는 금속판에 치간칫솔을 점차적으로 큰 구멍에서 작은 구멍 순으로 통과시켜 보았을 때 치간칫솔의 머리 부분의 철사가 변형 없이 통과할 수 있는 가장 작은 지름이 그 치간칫솔의 PHD로 결정된다(그림 5-20, 표 5-2).

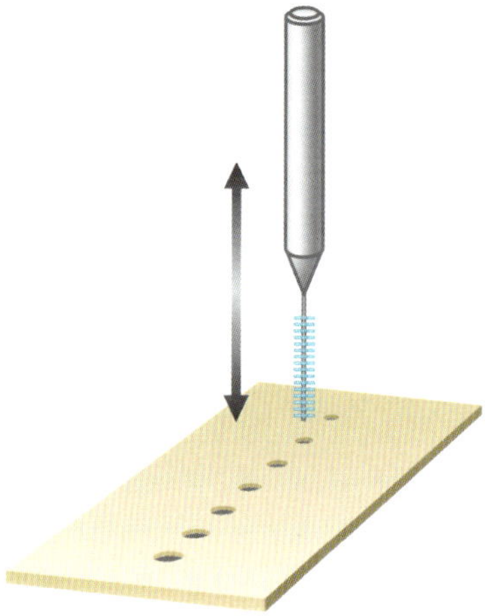

그림 5-20. ISO에서 제시한 치간칫솔의 굵기평가법

표 5-2. 치간칫솔의 크기

치간칫솔의 크기	통과 구멍의 지름
0	≤ 0.6
1	0.7 ~ 0.8
2	0.9 ~ 1.0
3	1.1 ~ 1.2
4	1.3 ~ 1.5
5	1.6 ~ 1.8
6	1.9 ~ 2.3
7	2.4 ~ 2.6

또한 이 문서에서는 치간칫솔 강모의 유지력과 치간칫솔 줄기(Stem) 부분의 유지력 및 내구성에 대한 기준을 제시하고 있다. 치간칫솔의 강모는 PHD보다 0.2 mm 더 큰 구멍을 80회 왕복운동을 했을 때에도 정상적으로 유지되어야 한다. 또한 치간칫솔의 줄기 부분은 15 N 정도의 제거력에도 견뎌야 하며, 치간칫솔의 머리 부분에 500 g 정도의 추를 달고서 분당 30회 정도로 좌우 45도 각도로 구부리는 동작을 반복했을 때 적어도 20회까지는 철사부분이 부러지지 않고 정상적으로 유지되어야 한다.

TIP

이쑤시개(Tooth pick)

우리나라의 전통적인 치간관리 도구는 이쑤시개이며 보통 식사 후 치아 사이에 남아있는 음식물 잔사와 치면세균막을 제거하는 데 사용한다. 흔히 이쑤시개는 나무 또는 녹말(Starch)로 만들고, 얇고 긴 원기둥의 끝부분이 뾰족한 직선 형태만 있는 것으로 알고 있다. 그러나 사실은 매우 다양한 형태의 이쑤시개가 있다. 타액에 닿으면 부드러워지는 나무로 만들어진 이쑤시개도 있고 플라스틱으로 제작된 것 또는 표면적이 넓도록 부직포가 끝부위에 부착된 이쑤시개도 있다. 형태는 직선형뿐만 아니라 후방치아에 적용하기 편리한 굽은 형, 손잡이가 부착된 형태도 있다. 그리고 절단면이 둥근 형태만 있는 것이 아니라 쐐기형으로 생겨 치간부에 접근이 더 쉽도록 제작된 이쑤시개도 있다.

치간부 적용 시에는 치간 공극이 Type Ⅱ, Ⅲ 이여야 하며, Type Ⅰ의 건강한 조직과 치간부 공간이 밀집한 경우에는 사용해서는 안된다. 또한 이쑤시개 자체의 두께로 인하여 오랜 기간 사용할 경우에는 치아사이의 간격이 벌어질 수 있다. 그리고 잘못된 사용방법으로 동작하면 치은의 간격이 벌어질 수 있다. 그리고 잘못된 사용방법으로 동작하면 치은에 상처를 야기하거나 치간유두가 퇴축될 수 있고, 치면이 마모될 수도 있으므로 정확한 사용방법을 숙지하도록 한다. 가능하다면 치간 관리는 치실이나 치간칫솔을 사용하도록 유도하는 것이 좋다.

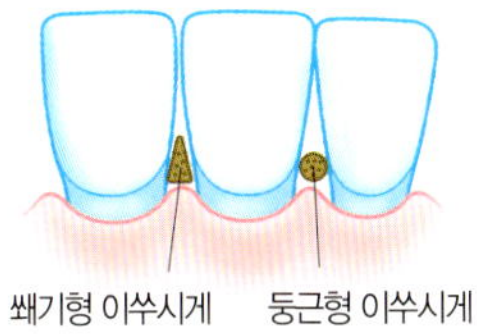

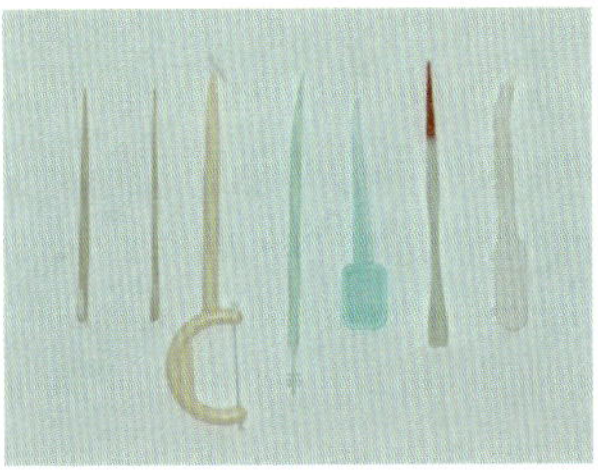

참고문헌

[1] 김숙향, 오정숙, 정순희 외 역. (2007) *임상치위생학*. 9판. 대한나래출판사. 426-438.

[2] Darby ML, Walsh MM. (2003) *Dental hygiene theory and practice*. 2nd ed. Saunders. 360-384.

[3] 예방치학연구회. (2007) *현대예방치학*. 1판. 군자출판사. 118-122.

[4] 권호근, 김동기, 김백일 외 역. (2006) *Primary Preventive Dentistry*. 6판. 대한나래출판사. 115-139.

[5] 박덕영, 마득상, 김백일 외. (2008) *치과의원에서 가능한 계속 구강건강관리법*. 1판. 동우. 37-87.

[6] Kiger RD, Nylund K, Feller RP et al. (1991) A comparison of proximal plaque removal using floss and interdental brushes. *J Clin Periodontol*. 18(9):681-684.

[7] 보건복지부 한국보건사회연구원. (2006) *국민건강영양조사 성인보건의식행태*. 81, 239.

[8] Faragó I, Márton S, Túry F et al. (2009) Dietary, oral hygienic habits, dental surgeon attendance, and social background in police student's population. *Fogorv Sz*. 102(1):13-20.

[9] Rimondini L, Zolfanelli B, Bernardi F et al. (2001) Self-preventive oral behavior in an Italian university student population. *J Clin Periodontol*. 28:207-211.

[10] Sicilia A, Arregui I, Gallego M et al. (2003) Home oral hygiene revisited. Options and evidence. *Oral Health Prev Dent*. 1:407-422.

[11] Perry DA, Pattison G. (1986) An investigation of wax residue on tooth surfaces after the use of waxed dental floss. *Dent Hyg (Chic)*. 60(1):16-19.

[12] Beaumont RH. (1990) Patient preference for waxed or unwaxed dental floss. *J Periodontol*. 61(2):123-125.

[13] Bergenholtz A, Olsson A. (1984) Efficacy of plaque-removal using interdental brushes and waxed dental floss. *Scand J Dent Res*. 92(3):198-203.

[14] Tu YK, Jackson M, Kellett M et al. (2008) Direct and indirect effects of interdental hygiene in a clinical trial. *Dent Res*. 87(11):1037-1042.

[15] International Organization for Standardization. Dentistry-Oral hygiene products manual interdental brushes-Requirement. *ISO* TC 106/SC07 CD 16049.

chapter 06

구강양치액 (Oral rinse)

치면세균막을 제거하는 방법에는 크게 두 가지가 있다. 하나는 칫솔, 치간칫솔 및 치실 등을 이용하여 물리적으로 축적된 치면세균막을 제거하는 방법이고, 다른 하나는 화학적으로 축적된 치면세균막을 파괴하거나 침착을 방해하는 방법이다. 화학적인 제거를 위해서 사용할 수 있는 방법이 바로 구강양치액(Oral rinse)이다. 초기의 구강양치액의 주된 용도는 단순히 구취만을 일시적으로 제거하는 것이었다. 물론 가장 기본적인 치면세균막 제거법은 물리적인 제거이지만, 이러한 물리적인 제거가 여의치 않은 경우 구강양치액은 좋은 대안이 될 수 있다. 최근 다양한 종류의 항균 성분이 개발되어 양치액의 형태로 적용되고 있으며, 미래에는 화학적인 치면세균막 제거법이 치면세균막 관리의 중심이 될 수도 있을 것이다.

1. 구강양치액의 역사

인류는 오래전부터 구취 제거를 위해 구강양치액을 활용해 왔다. 기원전 2700년 전 중국 의학에서는 치주질환을 치료하기 위해서 어린이의 소변을 이용해서 양치하는 것을 권장하였다. 이러한 풍습은 고대 로마의 귀족들에서도 역시 확인할 수 있다. 한편, 고대 로마의 정치가이며 박물학자였던 플리니우스(Plinius)는 소금물을 이용한 양치를 추천하였고, 히포크라테스는 소금과 명반(Alum), 식초를 배합한 혼합액체로 양치를 할 것을 권장하였다. 양치라는 행위는 종교적인 측면과도 관련성이 있는데, 탈무드에서는 유태인들의 식사 중에 고기와 유제품이 섞이면 안된다는 규율을 지키기 위해서 식품의 찌꺼기를 양치질로써 제거하도록 하였다. 1530년 독일에서 발행된 의학서(The Zene Artzney)에서는 치아를 건강히 유지하기 위해서 와인에 몰약(Myrrh) 또는 식초를 섞어서 끓인 뒤에 태운 명반을 섞은 액체로 양치를 할 것을 추천하였다. 근대에 이르러 개발된 대표적인 구강양치액에는 리스테린(Listerine®)이 있다. 이 제품은 1879년에 Joseph Lawrence와 Jordan Wheat

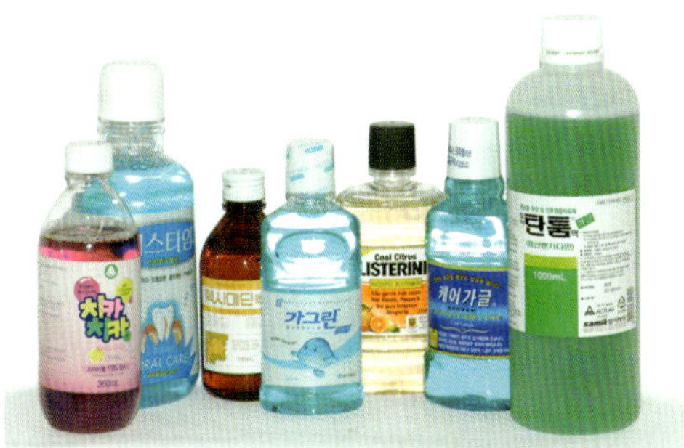

그림 6-1. 시판되고 있는 다양한 구강양치액

Lambert가 4가지 종류의 에센셜 오일(Essential oil)을 배합하여 만든 항균 양치액이다. 이 제품의 이름은 영국에서 최초로 무균 외과수술을 시행한 Joseph Lister경의 이름에서 따온 것이다. 1884년 Lambert는 회사를 설립하여 이 제품을 리스테린이라는 이름으로 판매하기 시작하였고, 이 제품은 1914년 미국에서 최초의 OTC (Over the counter) 제품으로 시판되었다. 최근에 와서는 다양한 조성과 효능을 가진 구강양치액들이 개발되어 판매되고 있다(그림 6-1).

국내에서는 1982년도에 동아제약에서 국내 최초로 가그린®이라는 제품을 출시한 이래로 다양한 종류의 양치액들이 개발 및 판매되고 있다. 국민구강건강실태조사에 따르면 2010년도에는 전 국민의 21.6%, 2012년도에는 17.3%가 일상적으로 구강양치액을 사용하는 것으로 나타났다.

2. 구강양치액의 조성

구강양치액을 구성하고 있는 성분 중 가장 큰 함량을 차지하고 있는 성분은 역시 물(Water)이다. 그 외에 항균 효과를 얻기 위한 항균 성분과 치아우식증 예방을 위한 불소(Fluoride)가 함유되어 있다. 또한 일부 비수용성 성분을 용해시키기 위해서 알코올(Alcohol) 또는 계면활성제(Surfactants)가 포함되어 있으며, 특유의 향을 내기 위한 향료(Flavoring agents) 등이 첨가되어 있다. 이 중 알코올은 용매제로 사용되기도 하고, 상쾌한 느낌을 주기 위해서 사용되는데 제품에 따라서 최대 27% 까지 다양한 농도로 사용되고 있다. 특히 에센셜 오일을 주된 항균 성분으로 포함하는 제품은 알코올 함량이 높은 경향이 있다. 그러나 알코올이 함유된 구강양치액을 장기간 사용하면 구상이 선소해질 수 있고, 6세 미만의 어린이가 잘못하여 과량을 삼켰을 경우에는 위험할 수 있다.

3. 구강양치액의 항균 성분

구강양치액은 사용 목적에 따라서 크게 미용 양치액과 치료용 양치액으로 나눌 수 있다. 미용 양치액은 별다른 항균 성분없이 단순히 향을 이용해서 구취를 일시적으로 감추는 정도의 기능만을 갖고 있다. 그러나 치료용 양치액에는 구취를 유발하는 근본 원인인 구강 내 세균을 억제하기 위해서 다양한 종류의 항균 성분이 사용되고 있다. 이러한 항균 성분은 이온의 성질에 따라서 양이온성 항균 물질, 음이온성 항균 물질, 비이온성 항균 물질, 기타 항균 물질로 분류할 수 있다.

(1) 양이온성 항균 물질

일반적으로 양이온성 항균 물질은 음이온이나 비이온성 항균 물질보다 항균력이 높은 것으로 알려져 있는데, 그 이유는 양이온성 항균 물질들은 음이온의 성질을 갖는 세균의 표면에 쉽게 결합할 수 있기 때문이다. 구강 내에서 양치액으로 널리 활용하는 양이온성 항균 물질은 다음과 같다.

1. bis-biguanide 화합물: chlorhexidine, alexidine
2. 4급 암모니움 화합물: cetylpyridinium chloride, benzethonium chloride, domiphen bromide
3. 중금속류: copper, tin, zinc
4. 식물 추출물: Sanguinaria extract

1) 클로르헥시딘(Chlorhexidine)

일반적으로 구강 내 세균의 표면은 전기적으로는 음성을 띠고 있다. 그러므로 양이온성 항균 물질의 일부는 이러한 세균의 세포벽과 전기적으로 결합하여 세균을 억제하는 효능을 보일 수 있다. 클로르헥시딘은 4개의 클로르페닐 링과 2개의 biguanide가 대칭적으로 연결된 분자구조를 갖고 있는 양이온성 항균 물질이다(그림 6-2). 클로르헥시딘은 구강 내에 존재하는 그람 양성과 음성균 모두를 사멸시킬 수 있는 대표적인 항균 성분이다.

구강양치액에서 주로 사용하는 것은 클로르헥시딘 디글루코네이트(chlorhexidine digluconate)로써, 주된 항균 기전은 세균의 세포막과 세포벽에 결합하여 이를 파괴시키는 것으로 알려져있다.

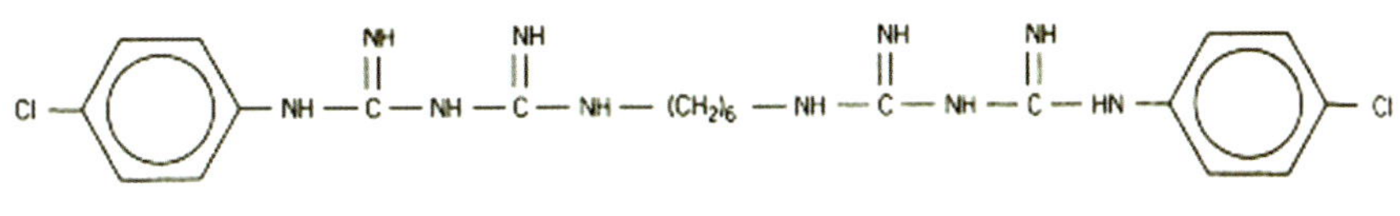

그림 6-2. 클로르헥시딘의 분자구조

클로르헥시딘을 구강양치액으로 사용할 때 가장 큰 장점은 오랜 시간의 잔존효과(Substantivity)이다. 클로르헥시딘은 구강 내 치아 법랑질의 수산화인회석이나 피막, 세균 및 구강점막과도 쉽게 결합하여 12~24시간 동안 서서히 유리됨으로써 지속적인 항균 효과를 보이는 것으로 알려져 있다. 보통 양치액의 형태로 사용되는 농도는 0.20% 또는 0.12%이며, 유럽이나 캐나다에서는 다소 고농도로 사용되기도 한다. 최근에는 클로르헥시딘이 함유된 젤이나 바니쉬가 시판되기도 한다. 한편 클로르헥시딘의 부작용으로는 장기간 사용 시 치아 및 연조직에 착색이 유발되고, 가끔씩 미각 변화 및 치석 생성 증가를 유발할 수 있다.

클로르헥시딘 구강양치액 사용 시, 유의 사항으로는 양이온 제재이므로 치약에 들어있는 대표적인 음이온 계면활성제인 SLS (Sodium lauryl sulfate)와 반응하여 비활성화될 수 있다. 그러므로 환자에게 칫솔질 후에 클로르헥시딘을 사용할 경우는 적어도 30분 정도 후에 양치하도록 교육하는 것이 필요하다.

2) 4급 암모니움 화합물

4급 암모니움 화합물도 전기적으로 양성을 띠고 있기 때문에 세균 및 구강 내 조직과 쉽게 결합할 수 있어서, 세균의 세포막이나 세포질을 파괴시키거나 변형시킬 수 있다. 4급 암모니움 화합물에 해당되는 물질로는 CPC (cetylpyridinium chloride)나 BTC (Benzethonium chloride) 및 Domiphen bromide 등이 있다. 이중 CPC는 국내 양치액에서도 0.05%농도로 널리 사용되고 있다(그림 6-3). 이들 화합물은 클로르헥시딘과 비교할 때 상대적으로 착색과 같은 부작용이 적은 편이지만, 구강 내 잔류 효과는 상대적으로 떨어지는 것으로 알려져 있다. 최근에는 CPC에 다양한 종류의 기타 물질을 혼합해서 항균 효과를 높이기도 한다.

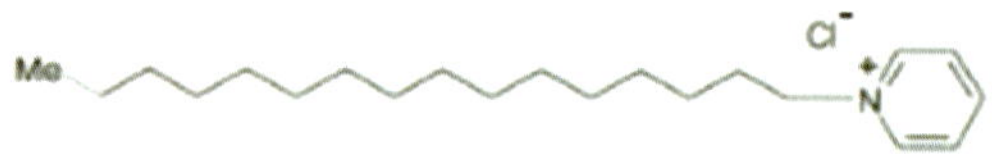

그림 6-3. CPC의 분자구조

3) 중금속류

중금속이 정균작용을 나타낸다는 사실은 오래전부터 알려져 있었다. 1889년 Miller는 금속 이온을 다발성 우식증 (Ramphant caries)을 치료하는 데 이용할 것을 제안하였다. 1940년에 Hanke는 금속 이온이 포함된 양치액이 치면세균막을 감소시킬 수 있음을 보고하였다. 이후 Cu^{2+}, Sn^{2+}, Zn^{2+}등이 치면세균막을 억제하고, 구강질환과 관련된 병원균을 감소시킬 수 있다는 사실을 각종 실험을 통해서 알게 되었다. 특히 이들 중금속은 정전기적 힘에 의해서 치면세균막과 결합하며, 이들의 결합부위는 클로르헥시딘과 유사한 것으로 알려져 있다.

4) 식물 추출물

생귀나리아(Sanguinaria) 추출물은 혈근식물인 Sanguinaria canadensis에서 추출한 알칼로이드 물질이다. 항균 기전은 정확히 알려져 있지는 않지만, 세균의 세포벽과 격벽의 합성 과정을 억제하거나 SH-기를 산화시킴으로써 몇 가지 효소들을 억제하는 것으로 여겨진다. 이 성분이 함유된 국내 치약이나 양치액 제품은 출혈 부위 감소와 치은염 억제 효과가 나타나는 것으로 보고되고 있다.

(2) 음이온성 항균 물질

음이온성 항균 물질 중에서 대표적인 것으로 SLS (Sodium lauryl sulfate)를 들 수 있다. 이 물질은 치약에 계면활성제 성분으로 널리 활용되어 왔다(그림 6-4). 치면세균막의 형성 과정을 살펴보면 먼저 법랑질 표면에 타액에서 유래된 획득피막이 형성되고, 이후 획득피막에 각종 구강세균이 달라붙는다. 이 때 구강 내에 존재하는 Ca^{2+}이 중요한 매개체 역할을 하게 되는데, SLS는 이러한 Ca^{2+}과 경쟁적으로 결합함으로써 치면세균막의 형성을 억제하는 것으로 알려져 있다.

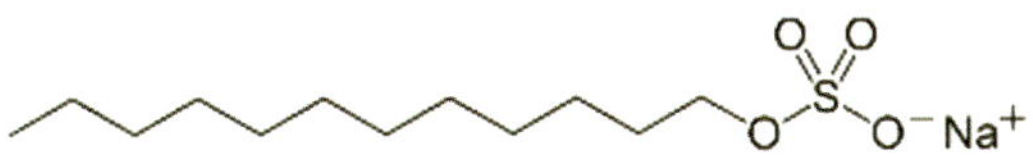

그림 6-4. SLS의 분자구조

(3) 비이온성 항균 물질

1) 리스트린

최초로 무균 외과수술을 시행한 Joseph Lister의 이름에서 유래된 리스트린은 125년이 넘는 긴 역사를 갖는 항균 양치액으로써 페놀구조를 갖는 4종류(Thymol, Menthol, Eucalyptol, Methyl salicylate)의 에센셜 오일(Essential oil)과 21-27% 에탄올로 구성된 화합물이다(그림 6-5).

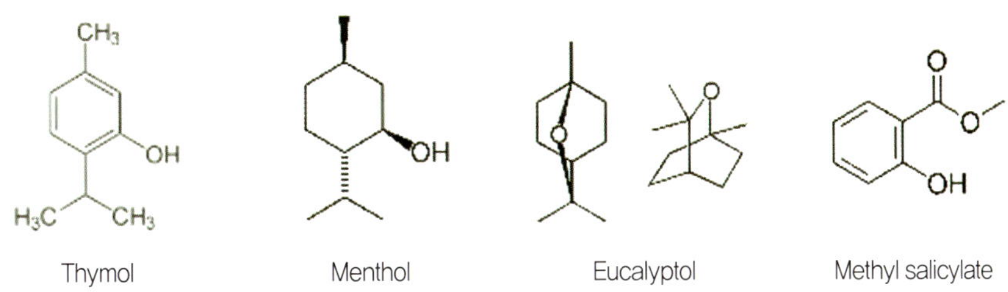

그림 6-5. 리스트린을 구성하고 있는 여러 종류의 방향성 오일

리스트린은 미국치과의사협회가 최초로 공인한 전문 처방 없이 일반적으로 사용할 수 있는 OTC (Over the counter)용 양치액으로써 치면세균막이나 치은염을 억제할 수 있다. 리스트린을 장기간 사용한 임상연구 결과를 살펴보면, 치면세균막의 침착과 치은염의 증상이 34%까지 감소되었다고 보고하고 있다. 주된 작용기전은 방향성 오일 성분의 혼합물이 세균의 세포막을 변화시키는 것이다. 처음 사용할 경우 점막에 강한 자극을 느끼기도 한다. 보통

20 ㎖ 양치액으로 30초 동안, 하루에 2번 양치할 것을 권장하고 있다.

2) 트리클로산

트리클로산은 리스트린 다음으로 구강 영역에서 널리 사용되는 비이온성 항균 물질이다. 이 물질은 비이온성이기 때문에 친수성과 소수성의 성질을 모두 갖고 있다(그림 6-6). 초기에 트리클로산은 탈취제나 비누 성분으로 30년 이상 사용되어왔다. 최근에는 치약이나 구강 양치액에 적용하여 치면세균막이나 치은염 감소를 위해서 활용하고 있다. 대부분의 양이온성 항균 물질과는 달리 트리클로산은 SLS 및 불화나트륨, 일불소인산나트륨과도 호환성이 있으면서 항균 효과를 유지하는 것으로 나타났다. 이러한 트리클로산의 항균 효과는 세균 세포막에 대한 용해 작용에서 기인하는 것으로 알려져 있다.

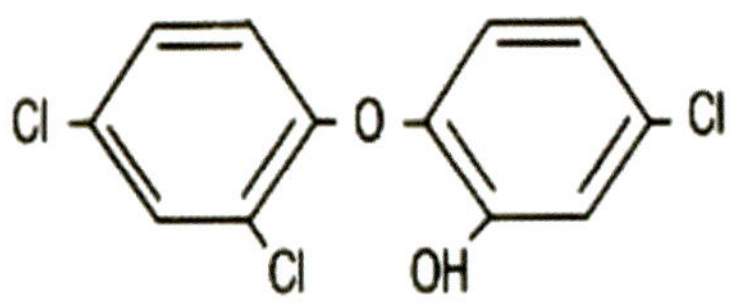

그림 6-6. 트리클로산의 분자구조

(4) 기타 항균 물질

치면세균막을 구성하고 있는 세포외 다당류인 덱스트란과 뮤탄을 분해할 수 있는 효소는 덱스트라네이즈(Dextranase)와 뮤타네이즈(Mutanase)이다. 이들은 치면세균막의 구조를 파괴함으로써 덱스트란과 뮤탄의 부착을 억제하는 기능을 발휘할 수 있다. 그러나 효소는 단백질이기 때문에 열변화에 약하고, 최대 활성을 나타내기 위해서는 최적의 조건을 맞춰야 하는 한계점이 있다.

(5) 불소 함유 구강양치액

불소 양치액은 항균이나 항치은염 효과보다는 치아우식증을 예방하거나 초기 치아우식증의 재광화를 도울 목적으로 사용되고 있다. 일반적으로 상용화된 불소 양치액에는 대략 0.05%의 불화나트륨이 포함되어 있으며, 이는 불소함량으로는 225 ppm정도이다. 미국에서는 처방 없이 사용할 수 있는 불소함유 구강양치액이 약 7종이 있으며, 국내에서도 여러종류의 불소 함유 제품들이 판매되고 있다.

4. 구강양치액의 사용

(1) 일반 사용법

① 구강양치액은 약국이나 편의점에서 직접 구입을 할 수 있는 일반 양치액과 치과치료 후 치과의사의 처방에 의해서 구할 수 있는 전문 양치액으로 나눌 수 있는데, 전문 양치액의 경우 사용 횟수, 구강 내 유지시간, 사용량 등을 지켜야 한다.
② 구강양치액을 사용한 후 최소 30분 정도는 물 등을 마시지 않는 것이 좋다.
③ 알코올이나 불소가 함유된 구강양치액을 6세 미만의 어린아이가 사용할 경우 보호자의 주의가 필요하다.
④ 알코올 함량이 높은 구강양치액을 사용한 직후에는 구강 내에 잔류된 알코올 함량으로 인해서 음주 측정 시 양성 반응이 나올 수 있으나 보통 10분 이후에는 정상 수치로 회복된다.
⑤ 양이온성 구강양치액(예: 클로르헥시딘, CPC)은 칫솔질 후 30분 이후에 사용하는 것이 추천된다. 그 이유는 치약 내 함유된 음이온성 계면활성제 성분이 이들과 반응하여 불활성화될 수 있기 때문이다.

(2) 치과진료 전 구강양치액의 사용

치과 진료 시에 사용하는 고속 핸드피스는 환자의 구강 내에 존재하는 세균들이 미세한 입자인 세균성 에어로졸의 형태로 환자 구강 주위로 퍼져나가게 한다. 이러한 세균성 에어로졸은 환자뿐만 아니라 치료에 임하는 치과의사와 치과위생사의 건강을 위협할 수도 있다. 효과적인 방습법을 사용하지 않을 경우에 30초간 고속의 회전 터빈을 사용했을 때 발생되는 세균성 에어로졸의 양은 대략 환자가 치과의사의 얼굴에 직접 재채기를 하는 것과 비슷하다고 알려져 있다(그림 6-7). Menaker 등(1979)의 연구에 의하면 치과에서 세균성 에어로졸이

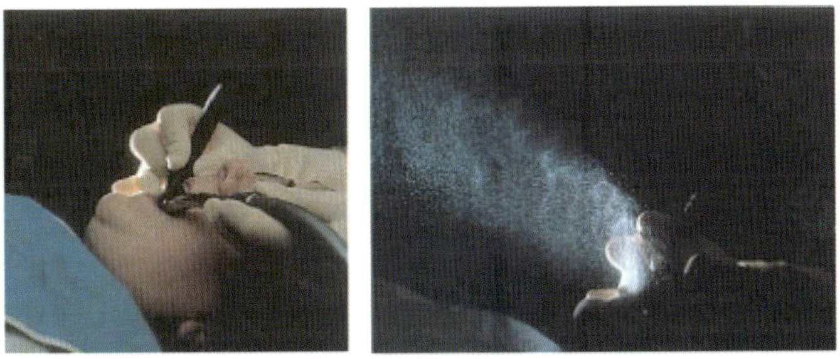

그림 6-7. 치과진료 시 발생하는 에어로졸의 모습

하이스피드 핸드피스 사용 시 발생하는 에어로졸

발 생되는 진료에 앞서서 환자가 구강양치액을 사용하는 것이 도움이 된다고 하였다. Wyler 등(1971)의 연구에 의하면 구강 내 세균의 수는 진료 전에 단순한 물양치만으로도 61%가 감소되고, 칫솔질을 하면 85%까지 감소되며, 구강양치액을 사용하면 97%가 감소된다고 보고 하였다. 그러므로 치과 치료 직전에 구강양치액을 사용하여 이러한 위해 요소들을 감소시키는 것이 바람직하다.

5. 구강양치액에 대한 국제규격

구강관리용품에 대한 국제적인 표준 기준을 제정하는 기관인 ISO TC106 SC7 WG4에서는 구강양치액과 관련된 국제적인 기준을 제정해 왔다. 그 중 구강양치액을 다룬 ISO 16408에서는 구강양치액에 관한 물리적, 화학적 평가방법에 대해 규정하고 있다. 이 규정에서는 양치액을 크게 3종류로 구분하고 있는데, 1형은 바로 사용할 수 있는 액체형 제품이고, 2형은 물에 희석해서 사용할 수 있는 농축액 제품이며, 3형은 혼합 후에 사용할 수 있는 액체이다. 구강양치액을 평가하는 대표적인 기준으로는 pH가 있는데, ISO에서는 구강양치액의 pH는 3.0에서 10.5사이에 존재해야 한다고 규정하고 있다. 특히 pH가 5.5이하인 제품의 경우 치아 표면을 침식시킬 가능성이 있기 때문에 이와 관련된 별도의 침식가능성 평가 시험을 통과해야 한다. 양치액의 침식 능력 평가 법은 2013년 ISO28888에 명시 되었으며, 불소가 함유되지 않은 구강양치액에 대한 침식 가능성의 초기 선별을 위해 제정되었다. 구강양치액은 하나의 용기에 포함하는 불소함량이 0.15%를 넘어서는 안되며, 중금속의 경우 20 mg/kg을 넘어서는 안된다. 구강양치액은 구강 내 치아와 연조직에 직접 접촉하기 때문에 자극을 유발해서는 안되며, 미생물학적인 검사에서 1 g 당 100개 이상의 세균집락이 나타나서는 안된다. 구강양치액은 치약과 마찬가지로 30개월 동안 그 성분이 안정적으로 유지되어야 한다. 이를 위해서 온도 24±3℃, 습도 55±10%에서 30개월간 보관하면서 성분변화를 관찰하거나, 온도 40±2℃, 습도 75±5%에서 3개월간 보관하여 실온에서 30개월간 보관하는 상황을 재연하는 가속실험을 할 수 있다.

참고문헌

[1] Stuart LF. (1997) The history of oral hygiene products: how far have we come in 6000 years? *Periodontol 2000*. 15:7–14.

[2] Axelsson P. (2004) *Preventive materials, methods, and programs*. 1st ed. Quintessence publishing. 151–172.

[3] Wilkins EM. (2009) *Clinical practice of the dental hygienist*. 10th ed. Lippincott Williams & Wilkins. 447–449.

[4] Hennessey TS. (1973) Some antibacterial properties of chlorhexidine. *J Periodontal Res Suppl*. 12:61–67.

[5] Davies A. (1973) The mode of action of chlorhexidine. *J Periodontal Res Suppl*. 12:68–75.

[6] Emilson CG. (1977) Susceptibility of various microorganisms to chlorhexidine. *Scand J Dent Res*. 85(4):255–265.

[7] Emilson CG, Fornell J. (1976) Effect of toothbrushing with chlorhexidine gel on salivary microflora oral hygiene and caries. *Scand J Dent Res*. 84(5):308–319.

[8] Fardal O, Turnbull RS. (1986) A review of the literature on use of chlorhexidine in dentistry. *J Am Dent Assoc*. 112(6):863–869.

[9] Schaeken MJ, van der Hoeven JS, van den Kieboom CW. (1994) Effect of chlorhexidine varnish on Streptococci in dental plaque from occlusal fissures. *Caries Res*. 28(4):262–266.

[10] Menaker L, Weatherford TW 3rd et al. (1979) The effects of Listerine antiseptic on dental plaque. *Ala J Med Sci*. 6(1):71–77.

[11] American Dental Association. (1988) Council on Dental Therapeutics accepts Listerine. *J Am Dent Assoc*. 117(3):515–516.

[12] Bagg J, MacFarlane TW, Poxton IR et al. (1999) *Essentials of microbiology for dental students*. 1st ed. Oxford. 313–319.

[13] Wyler D, Miller RL, Micik RE. (1971) Efficacy of self-administered preoperative oral hygiene procedures in reducing the concentration of bacteria in aerosols generated during dental procedures. *J Dent Res*. 50(2):509.

PART 2

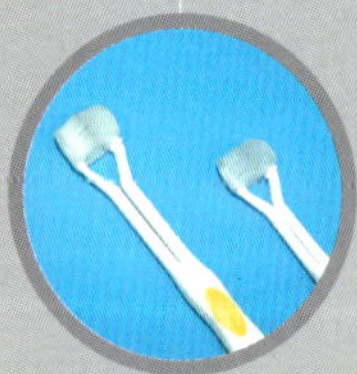

chapter

07 유아의 구강관리 (Oral care for children)

유아의 구강 건강은 주로 부모의 개입과 관련이 있다. 유아는 스스로 자가 구강 관리 능력이 부족하므로 부모는 유아의 구강 건강을 위해 구강 상태에 지속적인 관심을 기울이고 교육을 받을 필요가 있다. 특히 대부분의 구강 질환은 예방이 가능하므로 유아의 구강 상태에 대한 부모의 지속적인 관심은 유아의 구강 건강 상태를 개선하고 동통을 감소시키며 값비싼 치료의 필요성을 감소시킬 수 있다.

1. 발육 시기에 따른 구강 상태와 구강위생관리

신생아는 갓 태어나 출생한 지 4~8주 이내의 어린이며, 영아(嬰兒)는 출생한 지 1년 미만의 어린이를 일컫는다. 또한 유아(幼兒)는 출생한 지 1년 이상 6년 미만인 어린이를 말한다. 발육 시기에 따른 구강 상태와 그에 맞는 구강위생관리 방법은 다음과 같다.

(1) 출생 ~ 6개월

1) 구강 상태

갓 태어난 신생아의 구강은 상악 구개부가 둥글게 움푹 패이고, 뺨 안쪽 부위는 볼록하게 지방상(脂肪床)이라는 것이 있어 젖꼭지를 상악과 혀 사이에 밀착시켜 젖을 빨기 적합하게 되어 있다. 즉 이때는 이가 없는 무치기(無齒期)로서 포유가 주체가 되며, 젖을 빠는 행위는 출생 시 이미 몸에 익힌 반사 작용에 의해 이루어진다(그림 7-1). 점차적으로 포유 시기가 끝나고, 대략 생후 6개월에는 저작을 위한 치아가 맹출한다. 미국소아치과학회는 생후 6개월 이내 또는 첫 치아가 맹출하고 1세 이전에 치과를 방문하도록 권고하고 있다.

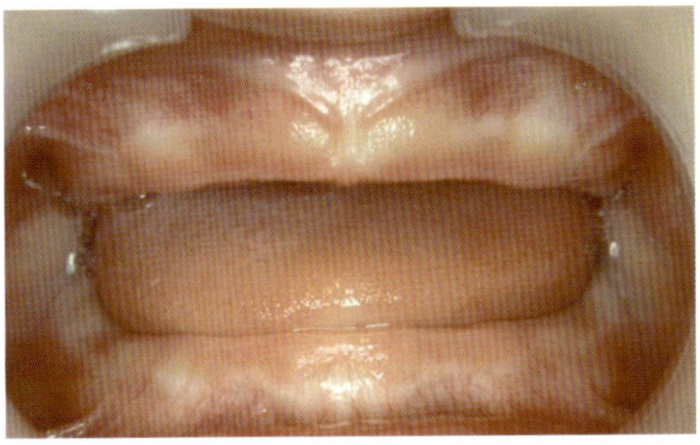

그림 7-1. 무치기의 구강내 모습

2) 구강위생관리

유치 맹출 전, 무치기 시기에는 특별한 구강관리가 필요 없다. 가끔 혀의 표면에 설태가 생기는 경우가 있는데 이것은 자연적인 현상이므로 억지로 제거하려고 노력하지 않아도 된다. 출생 직후부터 젖꼭지의 감각을 받아들여 젖을 빠는 행동에서도 잘 알 수 있듯이 신생아는 감각이나 움직임을 통해 사람이나 사물과 관계하며 발달해 가는데, 특히 자신의 손가락, 옷이나 장난감 등을 입으로 가져가 핥거나 빨면서 노는 과정을 통해 입으로 많은 감각을 받아들인다. 이처럼 입으로 느끼는 다양한 감각 자극은 입 주변의 과민함을 없애거나 포유 반사를 소멸시키는 것과도 연결되어 있어 이유식의 시작이나 칫솔질의 도입을 쉽게 하는 면에서 중요하다. 하루 두 번 정도 구강 내 마사지를 해주는 것이 좋고, 거즈나 실리콘 칫솔을 이용해서 치은을 부드럽게 문질러주면 치아가 맹출할 때 가려움을 줄일 수 있다.

(2) 6개월 ~ 12개월

1) 구강 상태

평균적으로는 생후 6~8개월은 유전치가 맹출하는 시기로 보통 하악 중절치부터 맹출하기 시작한다(그림 7-2). 그러나 예외인 경우도 있으므로 중절치부터 나지 않는다고 해서 염려할 필요는 없다. 이 시기에는 침을 많이 흘리는데, 이것은 이유식의 시작과 치아 맹출 등의 구강 내 다양한 변화가 많이 나타나기 때문이다. 또한 무엇이든지 입으로 가져가 확인하려는 시기여서 이러한 자극으로 인해 타액분비가 촉진되기도 하고, 아직 고인 침을 제대로 삼키는 능력이 부족하여 침이 쉽게 흘러나오기도 한다.

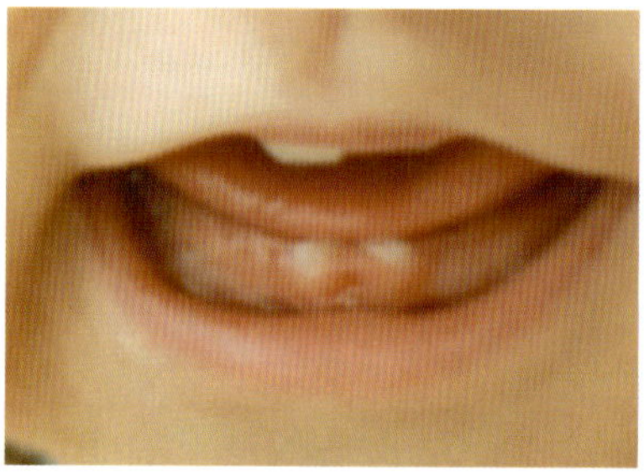

그림 7-2. 생후 6~8개월된 영아의 구강 내 모습

2) 구강위생관리

이 시기에는 치아에 묻은 유즙이나 이유식 이물질 등은 타액에 의해 쉽게 씻겨 내려간다. 그렇지만 모유 또는 이유식을 섭취한 후에는 가급적 끓여서 식힌 물을 마시도록 하고, 거즈로 구강 내 치은과 치아, 치은과 뺨 사이의 순측 전정부위(labial vestibule)를 중심으로 닦아주거나 영아용 칫솔을 이용할 수도 있다. 생후 6개월 이후에는 부모나 형제를 모방하려는 특징이 나타나게 되므로 칫솔이나 칫솔질에 흥미를 이끌어 낼 수 있도록 치아를 닦는 모습을 보여줌으로써 동기 유발을 유도할 수 있다. 영아용 칫솔은 아기가 칫솔을 양손에 잡고 물고 빨 수 있고, 쉽게 잡을 수 있도록 손잡이 부분이 넓게 설계되어있다. 필요에 따라서는 영아용 칫솔 또는 손가락 칫솔을 이용하여 아기의 치아를 닦아줄 수 있다(그림 7-3, 7-4).

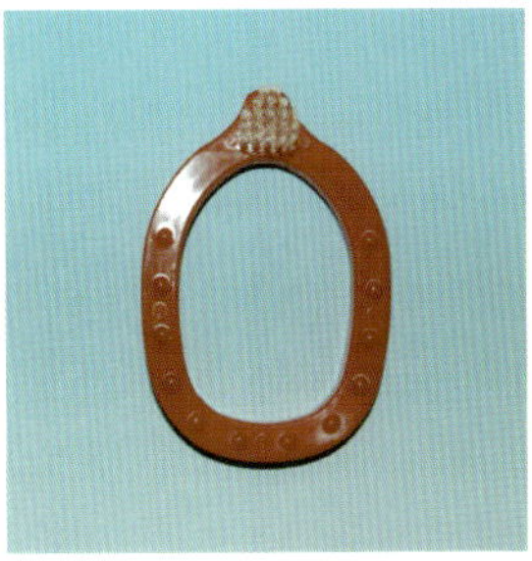

그림 7-3. 영아용 칫솔

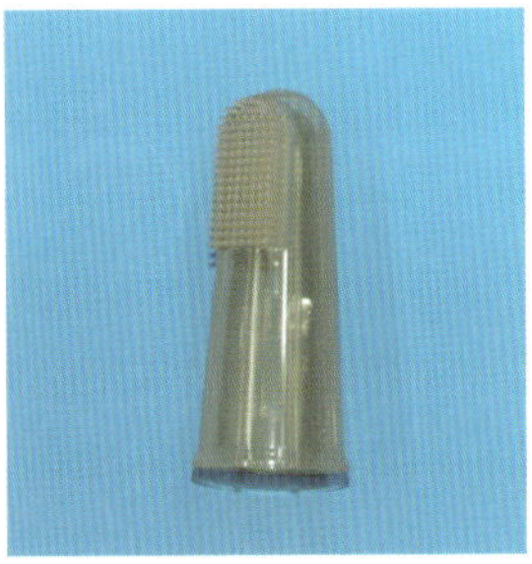

그림 7-4. 손가락 칫솔

그러나 이 시기에 일부 부모들은 유치는 곧 영구치로 교환된다는 생각에 유치관리에 소홀한 경우가 많다. 유치는 영구치가 나올 공간을 지켜주는 역할을 할 뿐만 아니라 원활한 저작과 악골 성장 촉진에도 영향을 미친다.

반면에 유치가 일찍 탈락하면 주변의 치아가 탈락한 치아로 인해 생긴 빈 공간으로 이동하여 영구치가 제자리에 바르게 나는 것을 방해함으로써 결국 치열이 고르지 않게 되고 얼굴 모양까지 변하게 된다. 그러므로 유치가 조기에 탈락하게 되면 치과에 방문하여 일찍 탈락된 치아의 빈 공간을 지켜주는 치아 공간 유지 장치 치료를 받도록 해야 한다(그림 7-5).

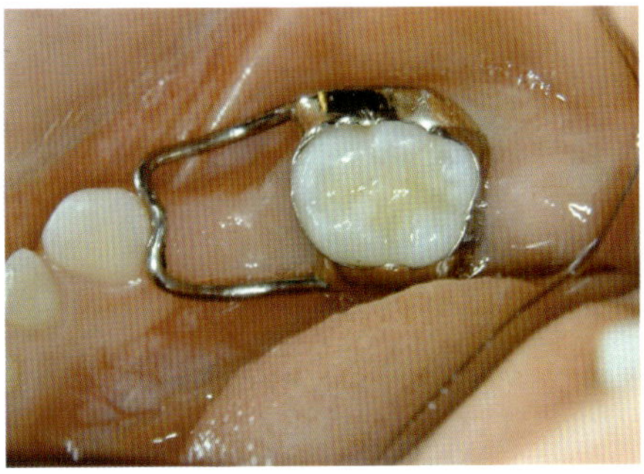

그림 7-5. 치아 공간 유지 장치

치아우식증은 *S. mutans*에 의해 감염되는 세균성 질환인데, *S. mutans*의 집락화(colonization)는 치아가 맹출한 후에 시작된다. 즉 치아가 처음 맹출하는 6개월부터 *S. mutans*의 활동이 가능하다. 본래 아기가 태어났을 때에는 구강 내에 *S. mutans* 균이 존재하지 않으나 구강 내 *S. mutans*가 감염된 보호자가 아기와 입을 맞추거나 아기에게 자신이 씹었던 음식물을 먹이는 행위 또는 아기가 먹던 이유식을 맛보는 등의 행위로 인해 수십만 개의 우식 유발균이 아기에게 전염될 수 있다. 이렇게 부모에게서 아기에게로 우식 유발균이 전염되는 것을 모자감염이라 한다(그림 7-6). 또한 발효성 탄수화물에 자주 또는 장기간 노출될 경우 *S. mutans*에 더욱 잘 감염될 수 있고 치아우식증이 쉽게 발생하여 치아 표면의 파괴가 일어나서 다발성 치아우식증과 농양으로 진행될 수 있다. 따라서 식이 조절 역시 부모가 자녀의 치아 건강을 위해 반드시 관리해 주어야 할 중요한 부분이다. 치아우식증이 생긴 유치를 손상된 상태로 방치하게 되면 기형적인 영구치가 맹출되거나 아예 치아가 맹출되지 않을 수도 있다. 그러므로 아기의 건강한 치아를 위해서 엄마의 구강건강, 습관, 그리고 관심이 무엇보다 중요하다고 할 수 있다.

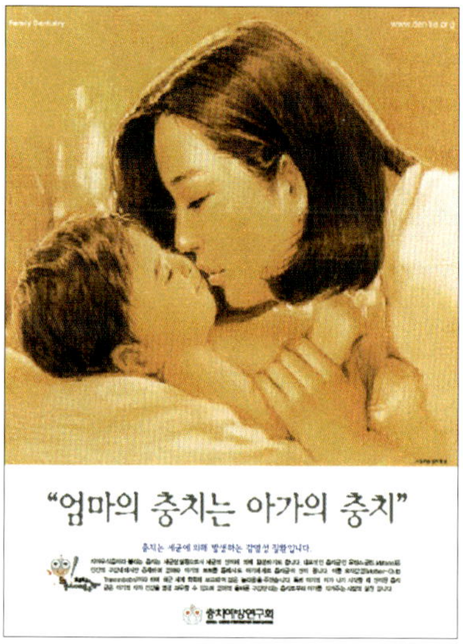
"엄마의 충치는 아가의 충치"
충치는 세균에 의해 발생하는 감염성 질환입니다.

그림 7-6. 모자 감염 포스터

(3) 12개월 ~ 1년 6개월

1) 구강 상태

생후 12개월이 되면 이유식도 완료기에 접어들고 유전치가 갖춰지면서 유구치의 맹출이 시작된다. 과자류를 먹기 시작하거나 감미음료를 마시는 등 섭취할 수 있는 식품의 종류도 늘어나기 때문에 치아우식증 유발균인 *S. mutans*의 정착 환경이 쉽게 조성될 수 있다. 따라서 이 시기부터는 칫솔질을 습관화하는 것이 필요하다.

2) 구강위생관리

칫솔질의 습관화를 위해서는 우선 칫솔질에 흥미를 느낄 수 있도록 하는 것이 중요하다. 이 닦기를 거부하는 아이는 억지로 닦게 하지 말고 주의를 끌만한 것을 이용하여 흥미를 유발시키거나 부모나 형제가 이 닦는 모습을 자연스럽게 보여줌으로써 행동을 유발할 수 있도록 한다. 무엇보다 유아가 칫솔질에 흥미를 느끼고, 칫솔질 습관을 형성하여 지속적인 자가구강건강 관리능력을 갖게 하는 것이 중요하다.

하루 중 저녁식사 후에는 반드시 칫솔질을 습관화시키도록 하여야 한다. 이때 칫솔은 칫솔머리가 둥근 것을 사용하도록 하고, 아직 뱉는 능력이 충분하지 않기 때문에 치약없이 칫솔질을 한다. 손가락을 사용하여 칫솔을 잘 잡고 구강 내로 가져갈 수 있도록 한다. 칫솔질의 기본은 치면세균막을 제거하는 것이다. 유아가 스스로 칫솔질을 할 때는 폰즈법으로 구석구석 닦도록 교육시킨다. 특히 치아우식증이 호발하는 치은연이나 치간부위의 치면세균막 제거와 관리가 중요하다. 그러나 이 시기의 아동들은 본인 스스로 칫솔질을 능숙하게 할 수 없으므로 부모가 1주일에 3~4회 정도는 아이의 칫솔질을 확인하고 다시 닦아주는 것이 좋다. 이때는 부모가 아이의 뒤에서 다리를 모으고 앉거나 책상다리를 하고 무릎 안에 아이의 머리를 두는 자세가 안정적이다. 또는 아이를 왼쪽 다리에 앉히고 머리를 엄마의 왼쪽 팔에 기대게 한 뒤, 왼쪽 손가락으로 아이의 뺨을 당겨 시야를 확보한 후 오른손으로 이를 닦아준다(그림 7-7). 이 자세는 아이의 머리가 안정된 상태에서 부모가 구강 내 치아를 쉽게 볼 수 있고, 입술이나 뺨을 당겨서 닦을 수 있기 때문에 칫솔모 끝이 치아에 정확히 닿았는지 확인할 수 있다. 부모가 아이의 구강 내에서 칫솔질을 해 줄 때는 회전법을 이용하여 칫솔질을 해주도록 하고, 치열이 고르지 못한 경우에는 칫솔을 세워서 각각의 치아를 칫솔모 끝을 이용해서 모두 닦을 수 있도록 한다. 또한 이때 전동칫솔을 활용하면 보다 효과적으로 구강관리를 해줄 수도 있다.

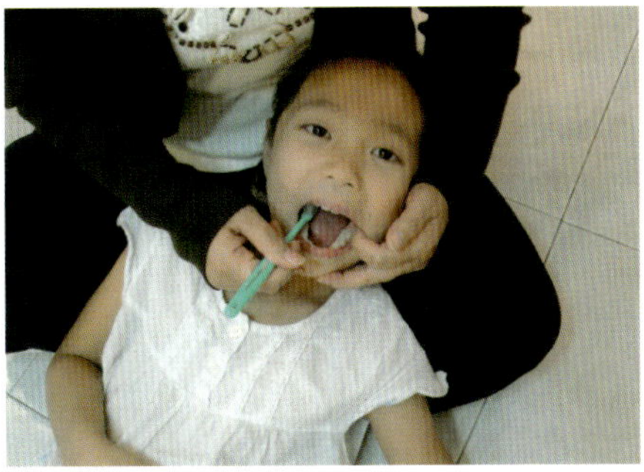
그림 7-7. 보호자가 유아의 치아를 닦아주는 자세

(4) 2세 ~ 6세

1) 구강 상태

생후 2~3세에는 유치의 배열이 완성되고(그림 7-8), 그 이후 치아와 구강이 형태와 기능적인 면에서 다양한 성장과 발육을 하며, 6세에는 첫 영구치(제 1대구치)가 맹출한다.

유치의 치근 하방에는 영구치의 치관이 밀접해 있으며, 유치의 치근은 약간 굽어 영구치의 성장 공간을 제공한다(그림 7-9). 따라서 유치에 치아우식증이 발생하면 유치뿐만 아니라 유치 치근 하방의 영구치에도 영향을 미칠 수 있으므로 즉시 치료하도록 한다.

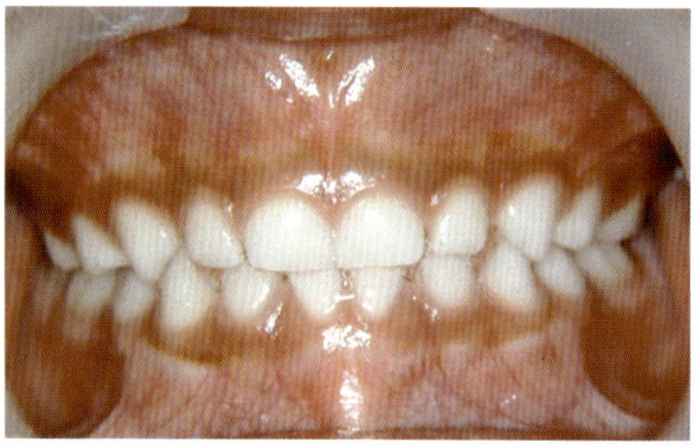

그림 7-8. 완성된 유치열

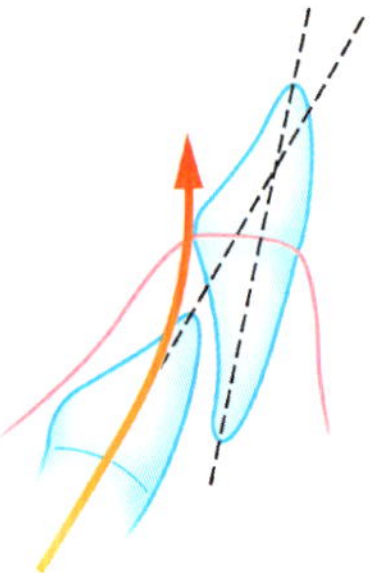

그림 7-9. 유치와 영구치의 각도

2) 구강위생관리

2~4세 유아의 칫솔은 작은 입에 잘 들어갈 수 있도록 칫솔 머리가 작고 둥근 것을 선택하도록 한다. 캐릭터 칫솔을 사용하면 유아의 흥미를 유발하고 놀이를 통해 즐기면서 직접 이를 닦는 습관을 들일 수 있도록 유도하는 데 도움을 준다(그림 7-10). 그러나 2~4세의 유아는 혼자서는 제대로 이를 잘 닦지 못하므로 부모나 보호자가 반드시 다시 닦아주는 것이 좋다. 또한 2세 이상의 유아는 치아우식 예방 효과가 있는 어린이 전용 불소치약의 사용이 추천되며, 이때 부모는 유아가 불소치약을 가능한 삼키지 않도록 지켜보는 것이 좋다.

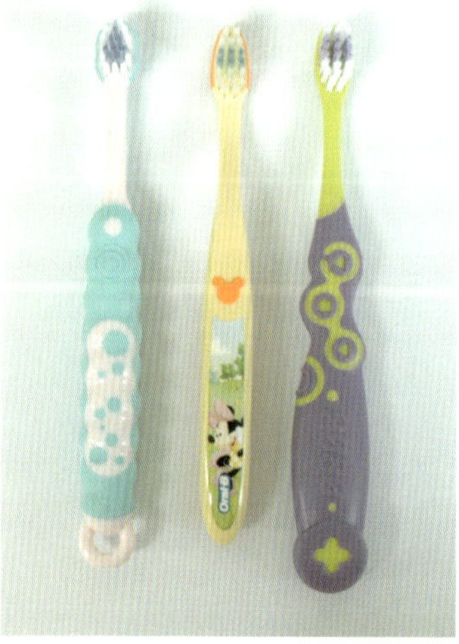

그림 7-10. 유아용 캐릭터 칫솔

유아의 구강관리

5~7세에는 6세 구치(제 1대구치)를 시작으로 일부 유치가 빠지고 영구치가 맹출하는 혼합치열기이다. 구강 내에 맹출한지 얼마되지 않은 치아는 완전하게 광화된 상태가 아니므로 쉽게 치아우식증이 생길 수 있다. 그러므로 이 시기에는 철저한 구강위생관리가 필요하다. 올바른 칫솔질법을 알려주고, 보호자도 세심한 관심을 가져야 한다. 칫솔의 모양은 구치부 깊숙한 곳까지 닿을 수 있도록 칫솔머리가 작고 끝이 좁은 칫솔을 사용하는 것이 좋으며, 칫솔모의 길이가 길고 짧은 것이 섞여있는 칫솔은 교환기 치아를 닦는 데 효율적이다(그림 7-11). 5~7세의 어린이는 부모의 도움 없이도 혼자 이를 닦을 수 있지만 칫솔질이 능숙하지 않아 완전하게 잘 닦기는 어렵다. 그러므로 아이가 이를 닦은 다음에는 잘 닦았는지 보호자가 확인하고 1주일에 2~3회는 부모가 세심하게 닦아주도록 한다(그림 7-12).

2세 이상의 유아는 구강위생관리를 위해 칫솔질뿐만 아니라 치간 관리용품을 함께 사용하는 것이 필요하다. 그리고 치아우식의 예방을 위해서 불소 또는 자일리톨 등의 항우식물질을 이용하고 치면열구전색 및 치과 정기검진을 받는 것도 도움이 된다.

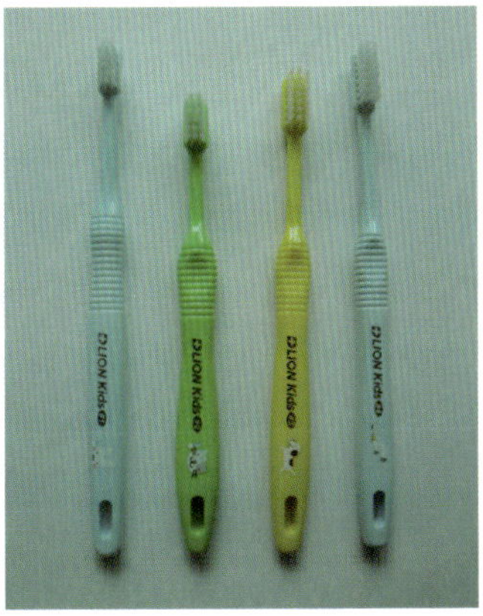

그림 7-11. 다양한 크기의 유아용 칫솔

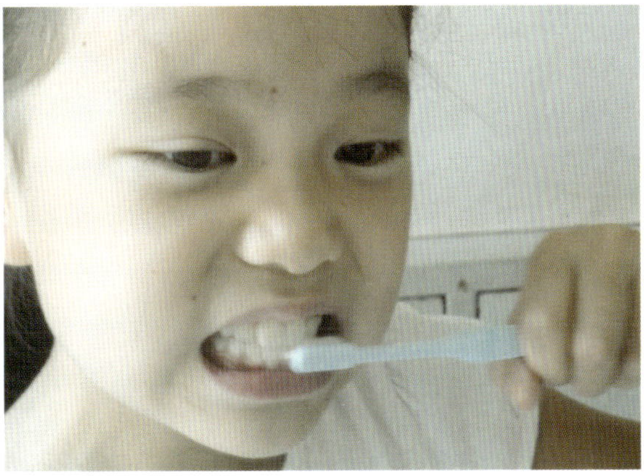

그림 7-12. 유아의 칫솔질 모습

2. 구강관리용품 및 항우식 제재

(1) 치약의 선택

유아의 치약은 불소가 함유된 것을 우선적으로 고르도록 한다. 그런데 3세 이전에는 과량의 불소치약을 반복적으로 삼킬 경우 영구치에 치아불소증이 발생할 수 있기 때문에 사용하는 치약의 양을 완두콩 크기(pea-size)로 짜서 사용하도록 한다. 한편 아이들이 좀 더 쉽게 칫솔질에 친숙해지도록 자신이 좋아하는 색이나 향을 선택하도록 하는 것도 좋은 방법이 될 수 있다.

(2) 치실 및 치간칫솔의 사용

치간부의 치면세균막 관리는 칫솔질만으로는 부족하다. 유치는 치간이 넓으므로 치간칫솔을 이용하여 관리해주면 좋다. 부모가 직접 치간관리를 해주거나 6세~7세 아동은 치간칫솔의 사용법을 설명해주면 충분히 따라할 수 있으므로 정확한 설명으로 구강관리를 잘 실천할 수 있도록 한다. 또한 치간부 공간이 좁을 때에는 치실 사용법을 교육하여 치간부의 음식물 잔사를 제거할 수 있도록 도와준다. 치실은 치간이 넓은 전치부 보다는 치간이 좁은 구치부를 중심으로 사용하도록 하며, 특히 제 2유구치와 제 1대구치 사이는 반드시 부모가 치실질을 해주는 것이 필요하다.

(3) 구강양치액

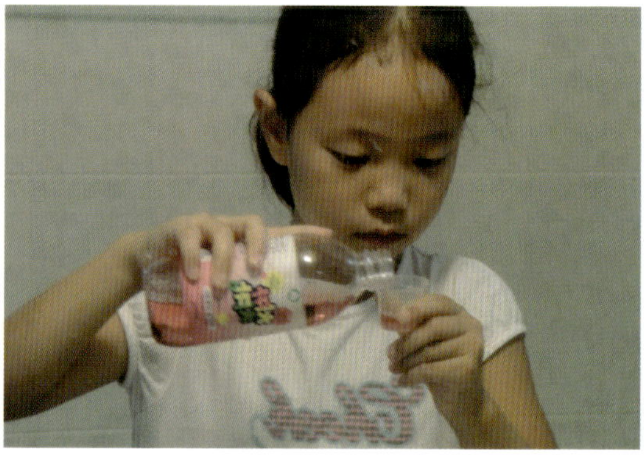

그림 7-13. 불소용액 양치

유아의 치아우식 예방에 가장 중요하는 것은 치아에 남아있는 음식물 찌꺼기와 치면세균막을 제거하는 것이다. 이에 가장 효과적이며 기본적인 방법은 물리적으로 음식물과 치면세균막을 제거하는 칫솔질이며, 구강양치액은 화학적인 치면세균막 관리 방법으로 부가적으로 도움을 줄 수는 있으나 칫솔질을 대신할 수는 없다. 유아는 자극이 약한 구강양치액을 사용하는 것이 바람직하며 불소가 함유된 제품이 추천된다(그림 7-13).

(4) 불소의 이용

불소는 치아의 재광화를 촉진시킬 뿐만 아니라 불화인회석을 만들어 치아 표면의 산에 대한 저항성을 높여준다. 또한 항균 작용이 있어 우식 유발균의 활동을 억제하는 것으로도 알려져 있다. 따라서 아직 광화가 불완전한 영구치가 새로 맹출했을 때, 치과에서 치아 표면에 고농도의 불소를 도포해주면 치아우식의 예방에 효과적이다.

(5) 형광진단 장비를 이용한 어린이 치면세균막 관리

치아우식증 예방 및 구강관리에 있어서 치면세균막을제거하는 것이 가장 중요하다. 그러나 어린이는 칫솔질이 능숙하지 않아 치면세균막을 완전히 잘 닦기가 어렵다. 그러므로 아이가 칫솔질을 한 후에는 치면세균막이 잘 제거되었는지 보호자가 반드시 확인해 주고 잘 닦이지 않은 부위를 직접 칫솔질을 해주어 치면세균막이 남아있지 않도록 세심하게 관리해 줄 필요가 있다. 그러나 맨눈으로 치면세균막을 관찰 하기란 쉽지 않다. 이에 보조적인 수단으로 치면세균막을 붉은 형광으로 관찰하는 것이 가능한 형광진단장비의 일종인 큐스캔(Qscan)(그림 7-14)을 이용할 수 있다.

큐스캔은 인체에 무해한 가시광선과 특수 필터를 이용하여 치면세균막으로부터 발현되는 자가 형광 반응을 정량화 할 수 있는 QLF (Quantitative light-induced fluorescence) 기술을 적용한 장비 중 하나로서 일반인이 가정에서 손쉽게 사용할 수 있다는 장점이 있다. 치면세균막 내에 존재하는 세균들이 가지고 있는 특정 대사산물인 포피린을 붉은 형광으로 탐지함으로써 해당 장비를 이용하여 관찰하였을 때 구강 내 존재하는 치면세균막과 치석을 별도의 염색과정 없이 붉은 형광으로 관찰하는 것이 가능하다 (그림 7-15). 이러한 장비를 이용하여 칫솔질로 제거되지 않은 치면세균막을 발견하고 제거함으로써 효과적으로 구강관리를 할 수 있다(그림 7-16).

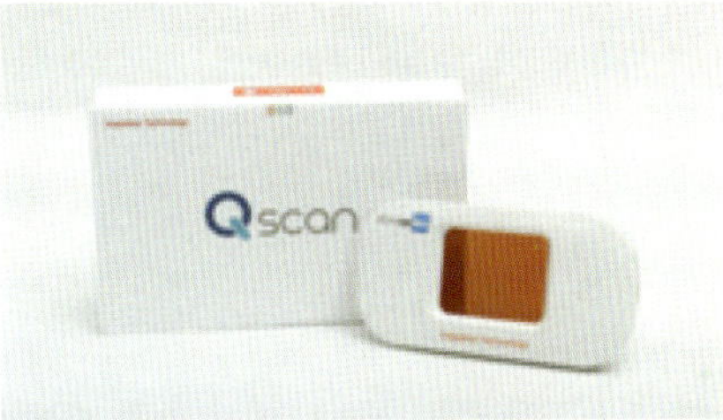

그림 7-14. 큐스캔(Qscan)

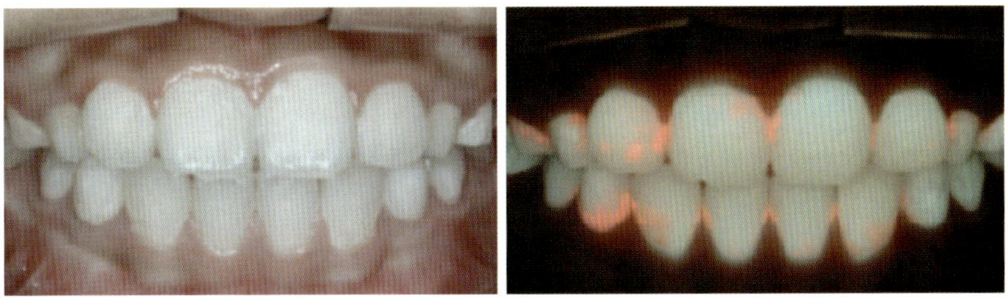

그림 7-15. 형광진단장비를 이용한 치면세균막 확인

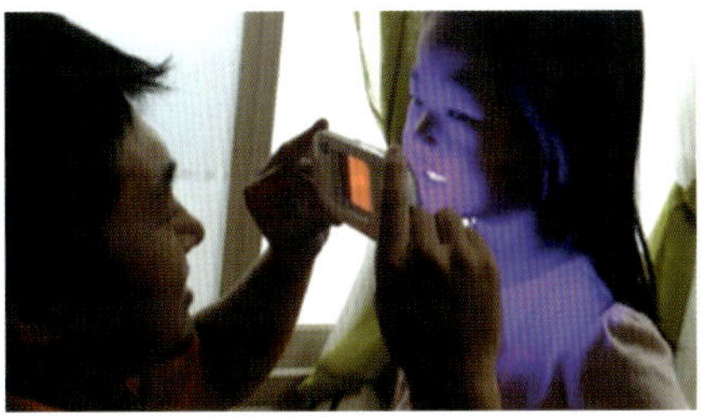

그림 7-16. 보호자가 치면세균막을 확인 하는 모습

3. 유아에게 발생할 수 있는 구강 질환

(1) 유아기 우식증(early childhood caries, ECC)

유아기 우식증은 6세 미만의 유아에게 발생하는 모든 치아우식증을 말하며, 수유와 관련되어 생애 초기에 상악 전치부에 심하게 나타나는 우식증을 중증 유아기 우식증(severe early childhood caries, S-ECC)이라 한다(그림 7-17). 과거에는 중증 유아기 우식증을 영·유아에게 장기간 우유병으로 우유를 수유 때 발생하는 질병이라고 하여 우유병 우식증(nursing bottle caries)이라고 부 하였다. 그러나 수유의 빈도, 기간, Mutans streptococci의 감염 등 여러 요인이 관여하고, 모유를 먹은 경우에도 발생되기 때문에 유아기 우식증이라는 좀 더 포괄적 용어로 바뀌었다. 특히 타액의 분비량이 감소하는 수면 시에는 타액에 의한 정화가 어려워 이때 수유를 하면서 잠이 드는 것이 수유로 인한 유아기 우식증과 큰 관련이 있다고 알려져 있다.

다발성 우식증(rampant caries)은 상악 유전치에서 시작하여 일반적으로 우식이 이환되지 않는 하악 전치까지 우식이 광범위하고 빠르게 진행되는 양상의 치아우식증이다. 빈번한 설탕 섭취, 타액 분비량의 감소, Mutans streptococci의 증가, 불량한 구강위생관리 등이 원인이다. 치관부가 빠르게 파괴되며 치수까지 우식의 진행이 쉬워 통증이 심하고 광범위하게 우식이 진행되기 때문에 치료비용도 많이 발생한다.

이러한 우식증의 예방을 위해서는 1차적으로 야간 수유는 10개월까지 끝내고 컵을 이용하는 습관을 들이는 것이 중요하다. 또한 유아가 잠들기 전에 부모가 거즈를 이용하여 유아의 구강 내를 닦아주거나, 아이가 칫솔의 감촉에 익숙해진다면 치약 없이 칫솔로만 치아를 닦아주는 것도 좋다.

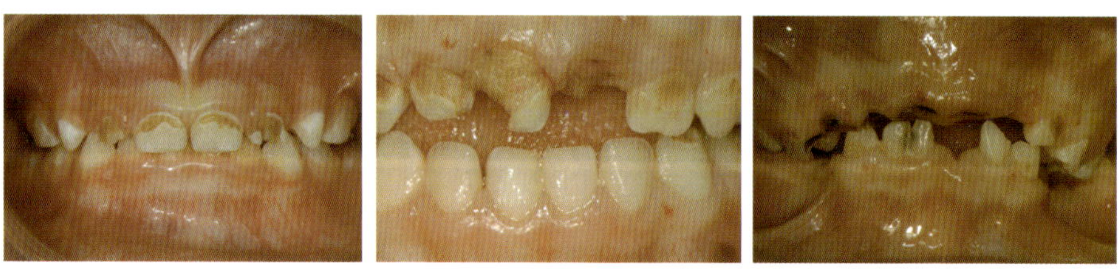

그림 7-17. 유아기 우식증 (오른쪽으로 갈수록 진행된 상태)

4. 식이조절

흔히 맛의 기호는 반복적인 경험에 의해서 만들어진다고 하지만 유아는 본능적으로 단맛에 대한 선호가 강하다고 알려져 있다. 따라서 이 시기에는 당도가 높은 음식을 섭취하기 쉽고, 반복해서 섭취하면 고당도의 음식을 좋아하게 된다. 이것은 치아우식증의 발생 위험을 증가시킬 뿐만 아니라 열량 과잉으로 인해 비만의 원인이 되기도 한다. 그러므로 설탕의 섭취를 줄이거나 자일리톨, 솔비톨 등의 대체 당이나 대체 감미료를 사용하는 것이 좋다.

(1) 설탕 함유 간식 섭취

치아우식증의 발생은 설탕의 섭취와 큰 관련이 있는데, 설탕의 섭취량 보다는 설탕의 치아 점착 정도와 노출 시간에 따라 영향이 크다. 특히 치아에 잘 달라붙는 끈적끈적한 설탕 함유 식품들은 치아우식증을 매우 잘 유발시키는 것으로 알려져 있다. 그러므로 유아에게 제공하는 간식은 설탕이 첨가된 음식보다는 야채나 과일 위주의 간식을 규칙적인 시간에 섭취하도록 유도하는 것이 좋으며, 간식 섭취 후에는 반드시 칫솔질을 하도록 해야 한다.

(2) 설탕 함유 껌

어린이들이 즐겨 씹는 설탕 함유 껌은 껌에 포함된 단맛이 없어질 때까지 최저 7~8분이 걸리는데, 그 사이 치아는 서서히 흘러나오는 설탕에 노출된 상태로 방치된다. 치아우식이 설탕에 노출된 시간과 관련이 높다는 점을 생각해보면 껌을 씹는 것에 대한 주의가 필요하다. 더구나 유아는 껌의 단맛이 없어지면 바로 새로운 껌을 씹는 경우가 많으므로 각별히 신경을 써야 한다. 최근에는 우식 유발균을 억제하고 타액의 분비를 촉진하는 자일리톨, CPP(casein phosphopeptide), 후노란 등이 함유된 껌이 시판되고 있으므로 설탕 함유 껌 대신에 이들을 이용하는 것이 바람직하다.

(3) 자일리톨(Xylitol)

자일리톨은 설탕과 비슷한 단맛을 내는 감미료로써 청량감을 주는 천연 5탄당 알코올이다. 채소나 야채에 함유되어 있으며, 상업적으로는 자작나무나 떡갈나무 등에서 얻어지는 자일란, 헤미셀룰로즈 등을 주원료로 하여 생산되고 있다.

자일리톨은 뮤탄스 균이 자일리톨을 섭취해도 산을 생성해내지 못하고, 결국 우식 원인균인 뮤탄스 균의 성장과 대사가 억제되는 무익 회로(futile cycle)를 통해 치아우식 예방 기능을 한다. 자일리톨은 불소와 함께 사용하면 치아우식 예방 효과가 더욱 크다.

(4) 유산균, 이온 음료

일반적으로 탄산음료는 치아에 해롭다고 여겨지지만, 과일 쥬스나 유산균 음료, 이온 음료는 치아 건강에 해롭지 않다고 생각하는 경향이 있다. 그러나 이들 음료 내에도 단백질, 칼슘 등의 영양소는 거의 없고 단맛을 내기 위한 설탕이 다량 첨가되어 있다. 또한 대부분의 과즙음료나 이온 음료의 pH는 치아 법랑질을 용해시킬 수 있는 임계 pH인 5.5 이하이다. 그러므로 이러한 음료를 유아가 과량 섭취하지 않도록 지도하는 것이 필요하다.

TIP

탄산 음료의 치아 부식 위험

치아는 인체 내에서 가장 단단한 석회화 조직이지만 산(acid)의 공격에는 취약하다. 산과 같은 화학 물질의 공격에 의해서 치아표면이 녹는 질환을 치아 부식증(dental erosion)이라고 한다. 치아 법랑질의 경우 pH가 5.5 이하의 산성 물질이 접촉하면 부식이 일어나기 시작한다.

대표적인 치아 부식증 유발 식품으로는 청량음료가 있다. 이 중 탄산음료인 콜라나 사이다는 2.4~2.9의 매우 낮은 pH를 갖고 있어서 치아를 쉽게 부식시킬 수 있다. 흔히 일반인이 중성이라고 오해하고 있는 스포츠음료의 경우도 3.1~3.9의 낮은 pH를 갖고 있다. 또한 건강 음료인 과즙음료나 야쿠르트 역시 산성음료에 해당된다. 특히 야쿠르트의 경우 치면세균막에 잔류되는 효과와 높은 당도 때문에 오랫동안 치면세균막의 pH를 낮은 상태로 유지시키는 것으로 알려져 있다. 또한 이들 청량음료에 많이 함유되어 있는 구연산(citric acid)은 치아의 칼슘 성분과 반응성이 높아서 치아를 쉽게 부식시킬 수 있다. 그러므로 이러한 청량음료를 섭취한 직후에는 가급적 물로 양치를 하는 것이 바람직하고, 무엇보다도 청량음료의 섭취 빈도를 줄이는 것이 가장 좋은 방법이다.

출처: 연세치대 예방치과학교실 실험 결과

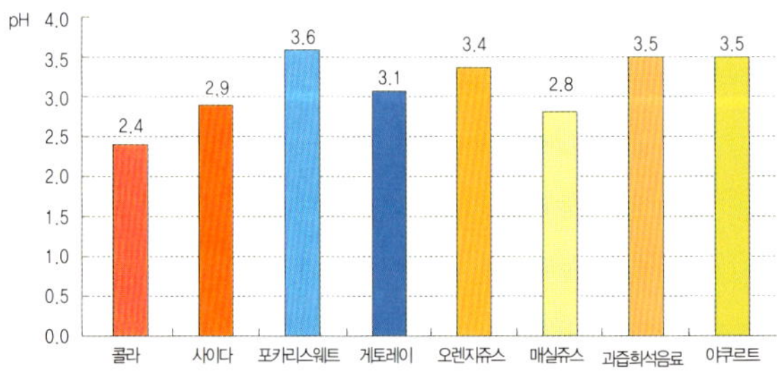

각종 시판 기호성 음료의 pH

탄산수는 치아에 어떤 영향을 미칠까?

탄산 음료 섭취에 의한 치아 부식 위험뿐만 아니라 최근에는 탄산수에 의한 치아 부식위험 또한 주목 받고 있다. 식품의약품안전처의 통계조사 결과에 따르면, 2009년 이후로 국내 제조 탄산수 제품들의 생산량 및 매출액이 지속적으로 증가하고 있는 경향을 보이고 있다. 그러나 최근 발표 된 연구에 따르면 국내에서 판매되고 있는 대부분의 탄산수들은 이 치아 법랑질의 침식이 시작 될 수 있는 임계 pH (pH 5.5) 이하로 평가됨으로써 비록 콜라와 사이다에 비해서 상대적으로 낮았지만, 치아를 침식시킬 가능성이 있음을 확인하였다. 따라서 탄산수 섭취로 인한 치아 침식의 발생을 예방하기 위해서는 소비자들의 제품 선택과 제조사의 제품 개발의 기준에 있어 구강건강의 유지 및 관리가 주요한 요소가 되어야 할 것이다.

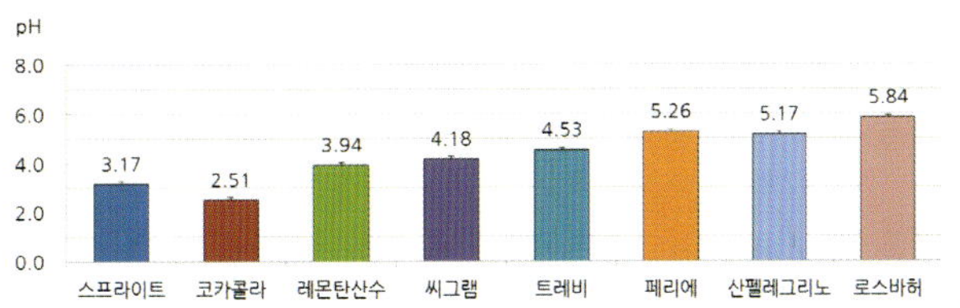

참고문헌

[1] 영유아 보육법 법률 제 8851호 제 2조.

[2] 오응서, 홍삼표, 남용옥 역. (2000) *훼밀리 구강백과.* 1판. 기다리출판사. 122-152.

[3] 김영숙, 김영진, 박광균 외. (2003) *치과영양학.* 1판. 대한나래출판사. 209-222.

[4] 타우라 가즈히코. (2003) *충치를 위한 불소의 활용.* 1판. 대한나래출판사. 21-34.

[5] 이마이 스스무. (2001) *앞서가는 충치예방.* 1판. 대한나래출판사. 8-10.

[6] 김소영. (2007) *육아 및 건강상식.* 1판. 학지사. 12-18

[7] 보건복지가족부. (2007) *영유아 건강관리.* 1판. 1-5.

[8] 보건복지가족부. (2007) *영유아 보건관리 수첩.*

[9] 충치예방연구회. (2007) *자일리톨과 모자감염.* 1판. 충치예방연구회. 31-39.

[10] 김백일. (2011) *QLF의 원리와 임상적 활용.* 대한치과의사협회지. 4(8):443-450

[11] 김상겸, 박석우, 강시묵 외. (2015) *국내 시판 중인 일부 탄산수의 치아 침식 가능성 평가.* 대한예방치과구강보건학회지. 39(4):273-279.

c h a p t e r 08

성인의 구강관리 (Oral care for adults)

성인의 구강은 일생동안 기능을 해오면서 치아우식증이나 치주질환이 발생할 수 있다. 한편 성인은 바쁜 일상생활 때문에 구강건강관리에 소홀하기 쉬운 연령층이기도 하다. 이번 장에서는 성인에게 발생할 수 있는 구강 질환과 그에 해당하는 관리방법을 살펴보고, 치과치료를 받고 난 후 구강관리용품의 선정 및 사용 방법을 알아보고자 한다.

1. 상아질 지각과민증

상아질에는 치수에서 상아법랑경계까지 이어져 있는 눈에는 보이지 않는 여러 가느다란 상아세관(dentinal tubule)이 있고 이 관은 유동성 액체로 채워져 있다. 상아세관 안으로는 상아모세포 돌기가 긴밀히게 분포하고 이것은 치수강의 신경섬유들과 연결되어 있어, 백악질이나 법랑질이 소실되어 상아질이 노출되면 온도 변화, 화학적 자극, 기구와의 접촉, 삼투압 등의 자극으로 인해 지각과민 증상이 나타나게 된다(그림 8-1).

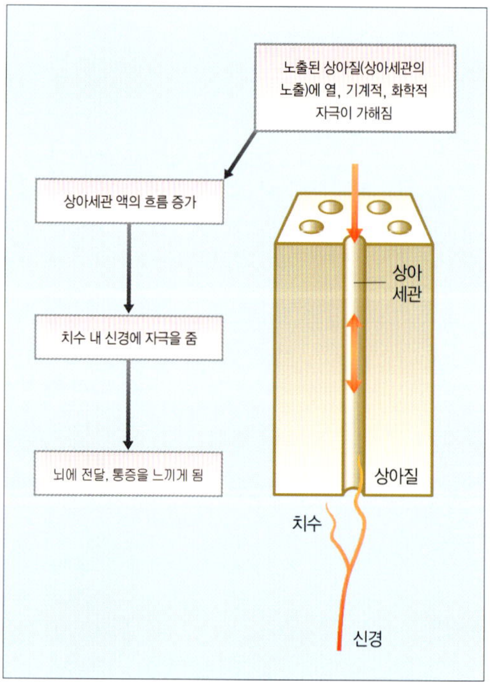

그림 8-1. 상아질 지각과민증의 기전(인용 : [4])

상아질의 노출은 잘못된 칫솔질에 의한 마모, 치주질환으로 인한 치은퇴축, 식이성 부식, 파절, 치아의 맞물림으로 인한 교모 또는 미백 치료 등에 의해 발생할 수 있다. 특히 미백제를 적용한 후에 과민반응이 나타나는 경우에는 보통 그 증상이 수 분 혹은 수 시간 안에 소실되지만, 수 일간 계속되는 경우도 있다.

(1) 상아질 지각과민증에 추천되는 구강관리용품과 관리법

1) 칫솔

상아질 지각과민증은 치아의 상아질이 노출되어 나타나는 증상이므로 치아에 자극을 최소로 하는 것이 중요하다. 백악질과 상아질은 칫솔질에 의해 법랑질 보다 쉽게 마모되어 시린 증상을 더욱 악화시킬 수 있기 때문에 부드러운 강모의 칫솔을 사용하여 마모되는 것을 예방해야 한다. 치주질환으로 인해 치근이 노출된 경우에는 칫솔모 끝이 둥글게 처리된 부드러운 칫솔을 이용하는 것이 좋다.

2) 치약

치아에 마모가 있거나 치주질환 및 치아 파절로 인해 노출된 치근면에 마모도가 높은 치약을 사용하면 그 부위가 더욱 심하게 마모될 수 있다. 따라서 이러한 경우에는 마모도가 낮은 치약을 선택하거나 마모제가 들어있지 않은 액상 치약을 선택하도록 한다. 가장 대표적인 상아질 지각과민증의 자가관리법으로는 과민 증상에 대한 완화 성분이 첨가된 전용 치약을 사용하는 것이다. 지각과민완화용 치약을 매일 사용하거나 불소가 함유된 치약과 지각과민완화제를 혼합하여 사용할 수도 있다.

3) 칫솔질 방법

치경부의 치아 마모로 인해 시린 증상이 유발되는 대표적인 원인은 잘못된 칫솔질 방법이다(그림 8-2). 따라서 더 이상의 치경부 마모가 일어나지 않도록 올바른 칫솔질을 하는 것이 중요하다. 회전법 또는 변형바스법을 이용하면 치아의 마모가 더 이상 진행되는 것을 막을 수 있다. 치주질환으로 인한 치근 노출이 있는 경우에는 바스법이나 변형 바스법을 사용하여 치주질환의 진행을 예방할 수 있다.

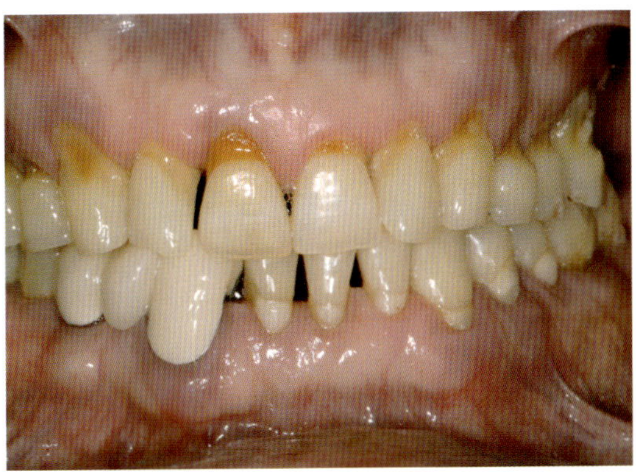

그림 8-2. 치경부 마모증

4) 치실

치주질환으로 인해 노출된 치근면 상아질은 시린 증상이 나타나며, 치아우식증에 쉽게 노출될 우려가 있다. 따라서 칫솔질뿐만 아니라 치실을 사용하여 치간부 치면세균막을 제거함으로써 치아우식증이나 치주질환의 진행을 막을 수 있다.

5) 전문가 관리

전문가용 지각과민 완화 성분으로는 불화나트륨(sodium fluoride), 수산화칼슘(calcium hydroxide), 염화스트론튬(strontium chloride), 질산칼륨(potassium nitrate), 구연산나트륨(sodium citrate) 등이 사용되고 있다. Duraphat™, Gluma™ Comfort Bond Plus Desensitizer는 앞서 말한 지각과민 완화제가 첨가된 전문가용 제품이다. 특히 Duraphat™ 은 불소 바니쉬 제품으로 노출된 상아세관 입구의 크기를 줄여줌으로써 지각과민을 완화시킨다. 한편 2% 불화나트륨 용액은 이온 도포법으로 전문가가 도포해 줄 수 있다. 이러한 전문가 관리는 짧은 시간 동안 지각과민 증상을 상당히 감소시켜주는 효과가 있다.

6) 식이

발효가 잘 되는 탄수화물, 신과일 또는 향을 내는 조미료들은 지각과민 증상을 유발시킬 수 있으므로 주의하는 것이 좋다.

2. 치주질환

치과의 양대 구강병 중의 하나인 치주질환은 성인층에서 호발한다. 치주질환은 치은염과 치주염으로 나뉘며, 초기 단계로 치은염이 구강 내에 먼저 나타난다. 치은염의 증상은 치은이 붉게 붓고, 칫솔질을 하거나 사과 등의 단단한 음식을 씹을 때 출혈이 쉽게 일어나는 것이 특징이다. 염증 부위가 치은에만 국한되고, 치은연상이나 치은연하의 치면세균막과 치석을 제거하면 정상으로 회복이 가능하다. 하지만 지속적으로 관리가 되지 않고 방치하면 치주염으로 진행되면서 치조골 흡수와 함께 치근이 노출되어 과민성 치아가 될 수 있고, 심한 경우에는 치아를 발거해야 하는 상황에 이르게 된다(그림 8-3).

치주질환의 원인에는 국소적 또는 전신적 요인이 있다. 국소적 원인에는 치면세균막, 치석, 치아보철물에 의한 자극, 구호흡, 치아배열의 이상, 약제에 의한 자극 등이 있고, 전신적 원인에는 영양장애, 임신, 당뇨병, 내분비 장애 등이 있다. 그러나 치주질환에서 가장 중요한 원인은 치면세균막이므로 치주질환의 예방과 치료 후 관리 및 유지를 위해서는 치면세균막 관리에 관한 구강보건교육이 반드시 필요하다. 치주질환자는 자가관리 시 치간 부위의 치면세균막까지 잘 제거하지 못하는 경우가 많으므로 통상적인 칫솔질 방법뿐만 아니라 치간부 치면세균막 관리법에 관한 교육을 병행해야 한다.

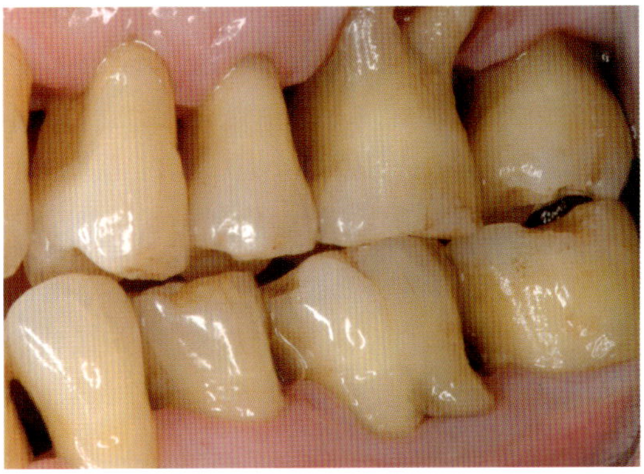

그림 8-3. 치주질환으로 인한 치근 노출

(1) 치주질환에 추천되는 구강관리용품과 관리법

1) 칫솔

칫솔모의 끝이 둥글고 강모는 부드러우며, 강모다발의 열 수가 한 줄 또는 두 줄의 칫솔을 이용하면 효과적으로 치은열구 내 치면세균막을 제거할 수 있다.

2) 치간칫솔

치은이 퇴축되어 치간부가 넓어진 부위 또는 치근 이개부의 치면세균막은 치간칫솔을 이용하면 효과적으로 제거할 수 있다. 치간칫솔을 사용하기에 앞서 적절한 크기와 모양의 치간칫솔을 선정하도록 한다(그림 8-4).

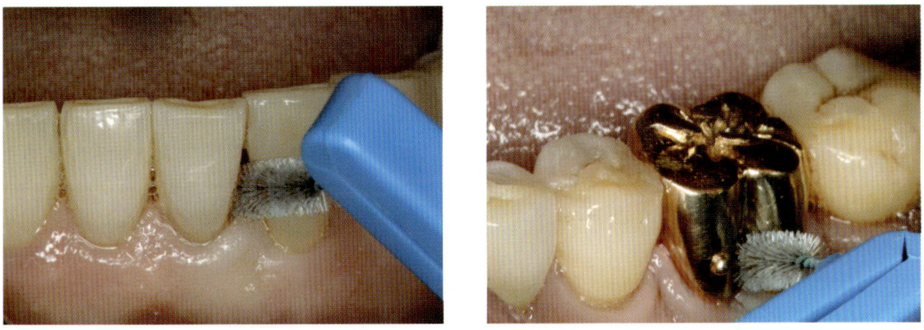

그림 8-4. 치간부와 치근이개부에 치간 칫솔의 적용 모습

3) 고무치간자극기(Rubber-tip)

치간 공극이 넓은 부위 또는 치근 이개부에 사용한다. 치면세균막과 음식물 잔사를 제거하고 치은을 마사지함으로써, 염증과 치은 비대가 완화되고, 치은 조직의 각화를 촉진하는 효과가 있다(그림 8-5). 사용방법은 고무 tip을 치아에 45° 또는 90° 방향으로 치아 사이에 삽입하여 작은 원운동과 함께 바깥에서 안쪽 방향으로 왕복운동을 해주며 맛사지한다(그림 8-6). 그러나 건강한 치주조직과 치간 부위가 조밀한 경우에는 사용할 필요가 없으며, 불필요하게 많이 사용하면 오히려 치은에 위해를 줄 수 있으므로 주의하도록 한다.

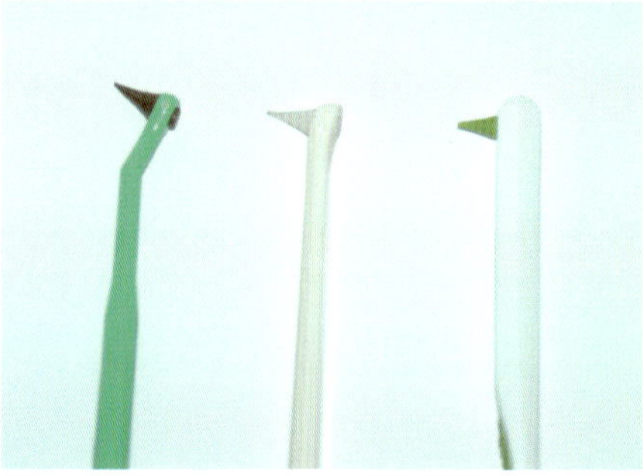

그림 8-5. 여러 종류의 고무치간자극기

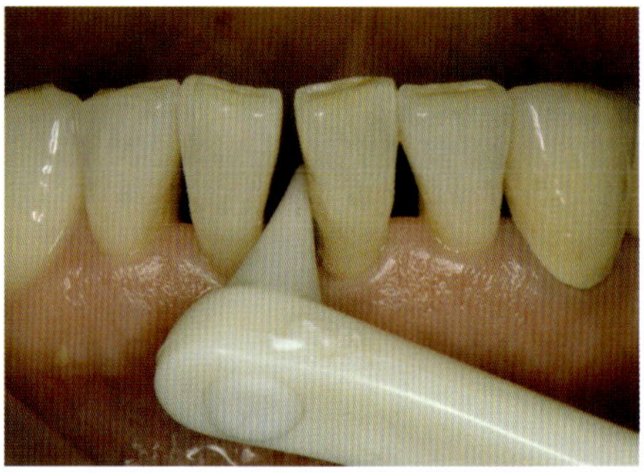

그림 8-6. 치간부가 넓은 부위에 고무치간자극기의 적용

4) 구강양치액

구강양치액은 화학적인 작용을 통해 물리적으로 도달이 힘든 부위의 치면세균막을 감소시킨다. 치료용 구강양치액에서 대표적인 항균 성분으로는 클로르헥시딘(chlorhexidine)이 있다. 클로르헥시딘은 전문가의 처방이 필요하며 장기간 사용 시 치아 착색이 유발될 수 있다.

불소양치액을 이용하면 치주질환으로 인해 노출된 치근면의 지각과민 증상이나 치아우식증의 발생을 줄일 수 있다. 특히 불화나트륨 용액이나 불화아민(amine fluoride) 용액은 법랑질 보다 치근에 더욱 효과가 뛰어나므로 치근면 우식증 예방을 위해 사용하는 것이 권장된다.

3. 치주수술 후 관리

치주질환을 초기에 치료하지 않으면 치은의 발적, 부종, 출혈이 생길 뿐만 아니라 구취가 발생하며, 치주조직의 파괴와 치조골 소실이 일어나 치아 동요도가 증가한다. 이렇게 치주질환이 진행되면 치주수술을 통해 치주낭 내 존재하는 치면세균막이나 치석, 염증 조직 등을 제거하여 더이상 치주질환이 진행되지 않도록 해야한다. 치주수술은 치주낭 깊이 감소와 만성 성인성 치주염 조절에 효과적이지만, 지속적으로 그 효과를 유지하기 위해서는 치주수술 후 치면세균막을 조절하는 것이 중요하며, 이것은 치주수술의 장기적인 성공 여부를 결정하는 중요한 요소이다(그림 8-7).

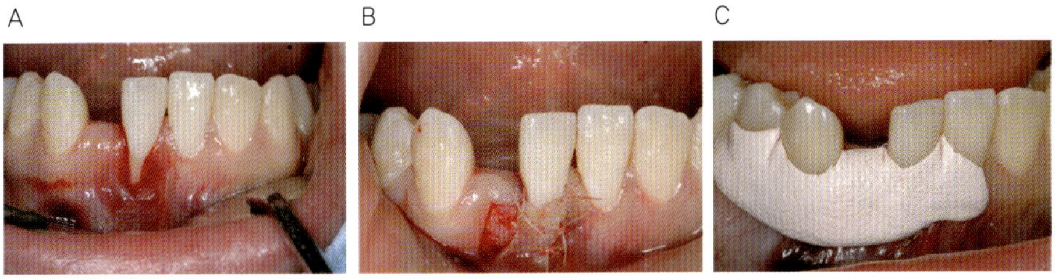

그림 8-7. 치주수술과정(A : 치주수술 전, B : 치주수술 후 봉합, C : 봉합 후 치주팩)

(1) 치주수술 후 추천되는 구강관리용품과 관리법

1) 칫솔

칫솔모의 끝이 둥글고 강모는 부드러우며, 강모다발의 열 수가 한 줄 또는 두 줄인 칫솔을 사용하여 치은열구 내 치면세균막을 제거하고, 노출된 치근면에 자극이 가해지는 것을 막도록 한다.

2) 치실과 치간칫솔

치실은 치간부와 치간유두 하방의 치면세균막을 제거하는 데 효과적이며 성공적인 치주수술을 위해서 없어서는 안 될 중요한 구강관리용품이다. 치주수술로 치간유두가 퇴축되어 치간부 공간이 넓어진 경우에는 원추형 치간칫솔의 사용이 추천된다.

3) 첨단칫솔

치주수술 후에는 부어있던 치은이 가라앉으면 치근이 노출되므로, 일반적인 칫솔만으로는 관리가 쉽지 않다. 첨단칫솔은 칫솔모가 끝에 작게 달려 있어 노출된 치근을 효과적으로 닦아

줄 수 있다(그림 8-8). 그 뿐만 아니라 칫솔의 접근이 어려운 최후방 구치 원심면 및 고립치아와 총생(crowding) 부위의 세정에도 효과적으로 이용할 수 있다(그림 8-9).

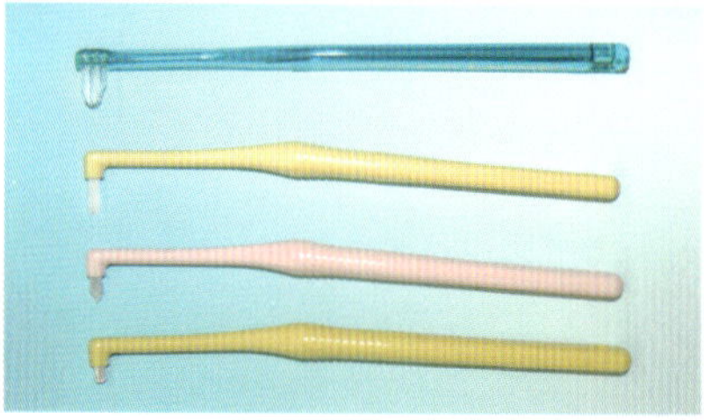

그림 8-8. 여러 종류의 첨단 칫솔

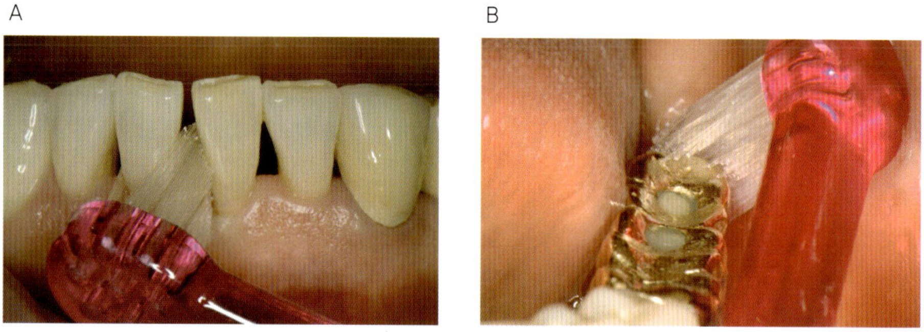

그림 8-9. 첨단칫솔의 적용(A. 노출된 치근에 적용, B. 최후방 구치의 원심면에 적용)

4) 구강양치액

구강양치액은 치주수술 후 치은열구를 세척하고 국소도포하거나 구강을 세정하기 위한 목적으로 일정기간 사용하게 된다. 특히 치주수술 직후에 치은 보호를 위해 치주팩을 붙인 경우에는 그 부위에 칫솔질을 할 수 없기 때문에 구강양치액을 사용하는 것이 좋다. 치주수술 후 추천되는 대표적인 구강양치액으로는 클로르헥시딘이 있다.

5) 생리식염수

치주수술 후 조직을 부드럽게 하고 혈액순환을 원활하게 하여 치유를 증진시킬 목적으로 미지근하게 하여 사용한다. 주로 식후, 칫솔질 후, 잠자리에 들기 전에 용액을 입안에 가득히 넣고 치아와 치아사이에 들어가도록 볼에 힘을 주어 세척한다.

6) 치약

치주수술 후 치은퇴축이 있는 경우에는 치경부와 치근을 보호하기 위해서 마모도가 낮은 치약 사용을 권장한다.

7) 불소함유 제품

치근 노출 부위에는 불소가 함유된 치약이나 구강양치액을 사용하면 치근우식증과 지각과민을 예방할 수 있다.

4. 임플란트

치아우식증이나 치주질환으로 인해 치아를 발거하게 되면 인공치아를 만들어 넣거나 임플란트를 식립함으로써 씹는 기능과 발음 및 모양을 개선시킬 수 있다. 고정성 인공치아(bridge)의 경우 상실치아 부위에 인공치아를 대체해 넣기 위해 양쪽의 자연치아를 삭제해야 한다는 단점이 있어 최근에는 인접치아를 건드리지 않고 직접 치조골에 인공치아를 매식하는 임플란트를 선호한다. 그러나 임플란트는 자연치아에서 쿠션 역할을 하는 치주인대가 존재하지 않아 구강 미생물에 의해서 쉽게 임플란트 주위염이 진행될 수 있기 때문에 구강위생관리가 더욱 중요하다. 또한 과풍융된 보철물의 하방이나 좁은 치간 공극 부위에는 물리적인 구강관리용품의 접근이 어렵기 때문에 이 부위에 치면세균막이 침착되어 임플란트 주위염이 야기될 가능성이 크다. 즉, 임플란트 상부 구조에 침착된 치면세균막의 물리적 제거는 임플란트 유지관리의 필수요소이다.

임플란트를 식립한 직후에는 주위 조직에 변화가 더욱 잘 일어나기 때문에 임플란트 식립 후 2년동안 초기에는 6개월 간격으로, 그 이후에는 12개월 간격으로 치과에 방문하여 임플란트 주위 조직의 건강 상태에 대해 검진을 받아야 한다. 환자가 스스로 구강위생관리를 할 수 있고 임플란트 주위 골 소실의 증거가 없으면 검사의 빈도를 줄일 수 있다.

(1) 임플란트에 추천되는 구강관리용품과 관리법

1) 칫솔

임플란트 주위 치은과 티타늄 성분의 임플란트 고정체(implant fixture) 표면의 손상을 막기 위해 칫솔모가 매끄럽고 부드러우며 끝이 둥근 칫솔을 선택한다. 적절한 치면세균막 제거를 위해서 임플란트와 치은 사이에는 두 줄 모 칫솔이나 칫솔머리가 작은 칫솔이 추천되며, 보철물 사이에는 칫솔머리가 작은 요철형(^^^^^) 칫솔이 유용하다(그림 8-10). 칫솔질은 수술 후 봉합실을 제거한 후부터 조심스럽게 시작한다. 임플란트와 치은 사이에는 변형 바스법이 권장되며, 임플란트의 인공보철치아의 기저부는 챠터스법으로 닦으면 효과적이다.

2) 치실

치실고리를 이용한 치실 또는 Superfloss™는 자연치아 뿐만 아니라 임플란트 고정체의 간격이 좁은 경우 보철물 부위의 치면세균막을 효과적으로 조절할 수 있게 해준다. 또한 필요

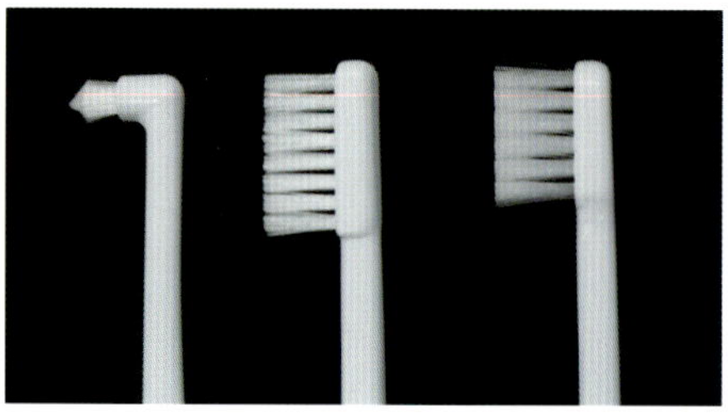

그림 8-10. 임플란트 전용 칫솔

에 따라서는 양치액을 임플란트 주변에 전달해주는 역할을 할 수도 있다. 임플란트를 이용한 의치 또는 임플란트를 이용한 고정성 인공치아 장착 환자는 치실고리나 Superfloss™의 단단한 부위를 임플란트의 협측에서 설측으로 삽입하여 임플란트와 치은 주변 부위의 치면세균막을 제거할 수 있다. 특히 임플란트를 이용한 고정성 인공치아의 경우에는 인공치 하방의 치면세균막을 효과적으로 제거할 수 있다. 치실과 Superfloss™는 하루에 적어도 한번은 사용하도록 한다(그림 8-11).

3) 첨단칫솔

부드러운 나일론 모의 첨단칫솔은 임플란트 주위 조직에 손상을 주지 않으면서 치면세균막과 음식물 잔사를 제거할 수 있다(그림 8-12). 협측과 설측에서 도달이 가능하며, 하루에 두 번 내지 세 번은 이용하도록 하며, 필요에 따라서는 0.12% 클로르헥시딘을 묻혀서 사용함으로써 구강 내 약물 전달 효과를 기대할 수도 있다.

첨단 칫솔 사용법

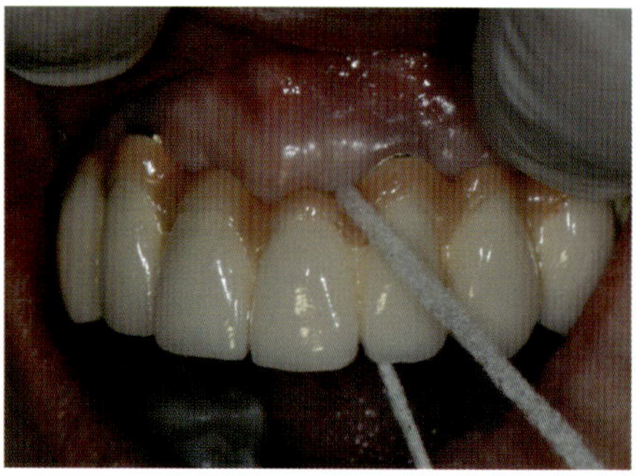

그림 8-11. 임플란트를 이용한 의치 하방에 Superfloss™를 적용한 모습

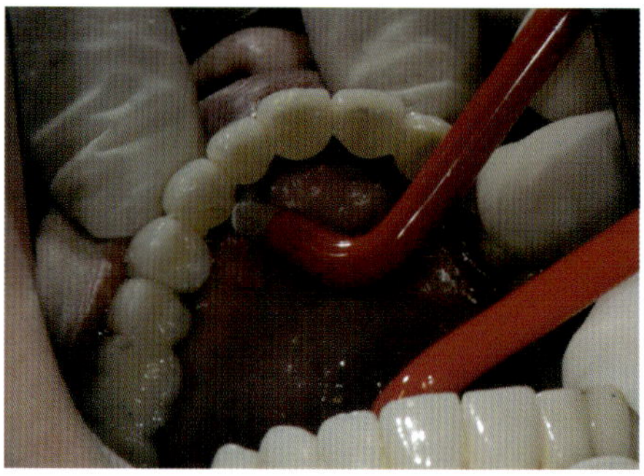

그림 8-12. 임플란트를 이용한 의치 하방에 첨단칫솔을 적용한 모습

4) 치간칫솔

임플란트용 치간칫솔은 임플란트 고정체 표면의 손상을 방지하기 위해서 치간칫솔의 와이어 부분이 금속으로 된 일반적인 제품과는 달리 나일론으로 코팅되어있거나 플라스틱으로 제조되어 있다. 치간칫솔은 충분한 치간 공극이 존재하고 치실을 사용하지 못할 때 권장된다. 치간칫솔을 치간부의 협측면 또는 설측면으로 삽입하여 임플란트 주위 조직을 청결히 관리할 수 있으며, 필요에 따라서는 클로르헥시딘 양치액을 묻혀 사용할 수 있다(그림 8-13). 치간칫솔은 하루에 적어도 한번은 이용하도록 한다.

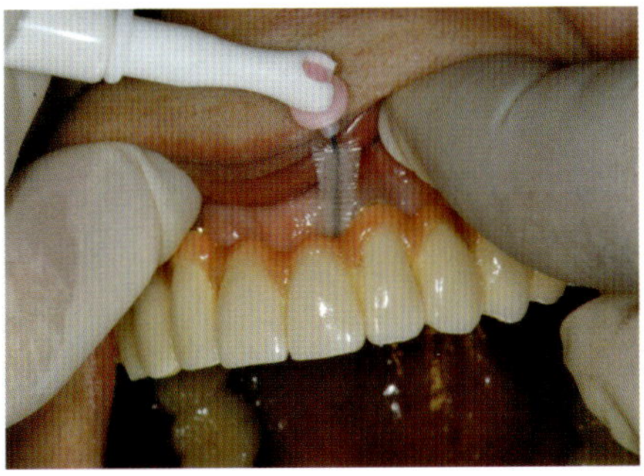

그림 8-13. 임플란트를 이용한 의치 하방에 치간칫솔을 적용한 모습

5) 치약

마모도가 강한 치약은 임플란트 고정체에 손상을 줄 가능성이 있으므로 마모도가 약한 치약을 선택하도록 한다.

6) 구강양치액

물리적인 치면세균막 조절이 어려운 경우 항균 성분이 함유된 구강양치액을 이용하여 치면세균막 관리를 도울 수 있다. 특히 클로르헥시딘을 포함하는 구강양치액으로 하루에 두 번 30초간 양치를 하면 치은염과 치은 출혈 감소에 효과적이다. 이러한 양치법은 임플란트 고정체 연결 수술을 한 후 5~7일간 시행하면 효과적이다. 또한 칫솔이나 치간칫솔을 0.12% chlorhexidine gluconate에 담궈서 사용할 수 있는데 이러한 과정을 6개월 지속하였을 때 임플란트 주위 박테리아를 54%에서 97%이상 제거할 수 있다.

7) 불소함유 제품 사용

자연치아의 우식 예방을 목적으로 불소치약이나 구강양치액과 같은 불소함유 제품을 사용할 수 있다. 그러나 인공 수복물이 많은 임플란트 환자의 경우 산성의 불소처치는 피하는 것이 좋다. 그 이유는 도재와 복합레진 수복물이 산성 불소의 반복 적용으로 표면이 부식되어

거칠어질 수 있기 때문이다. 그러므로 임플란트 장착자는 불화나트륨과 같은 중성의 불소의 사용을 추천한다.

8) 물사출기(Water pik)

물사출기(Water pik)는 고압의 지속적이거나 간헐적인 물사출로 치간부의 음식물 잔사나 약하게 부착된 치면세균막을 씻어내는 기구이다(그림 8-14). 일상적인 칫솔질과 병행하여 치간부 세정을 위해 사용하면 치은염이나 초기치주염이 개선되기도 하나 칫솔질 없이 물사출기만 사용하면 효과가 없다. 사용법은 tip을 치아장축에 직각으로 위치시키고 협(순)면에서 설면쪽으로 물을 분사하면 된다(그림 8-15). 임플란트에서는 의치와 치은 사이 또는 임플란트 고정체 주위 치은의 음식물 잔사 제거를 위해 사용할 수 있다. 단, 음식물 잔사 제거의 목적으로 사용할 때에는 물사출기의 동력을 가장 낮게 조정하거나 물사출기 tip이 치은연하 조직과 임플란트 고정체로 직접 향하지 않게 한다.

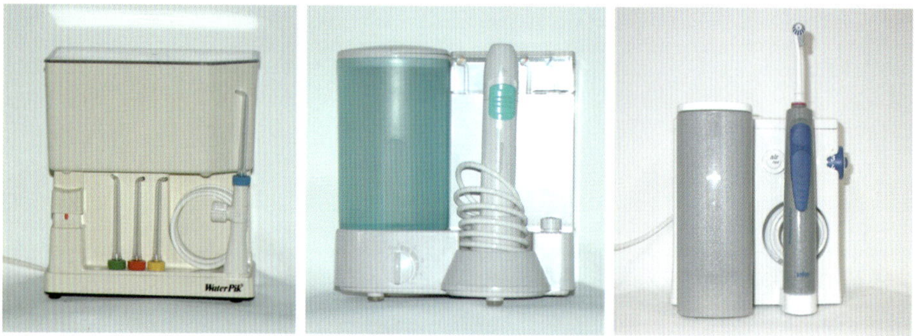

그림 8-14. 시판되는 여러 종류의 물사출기

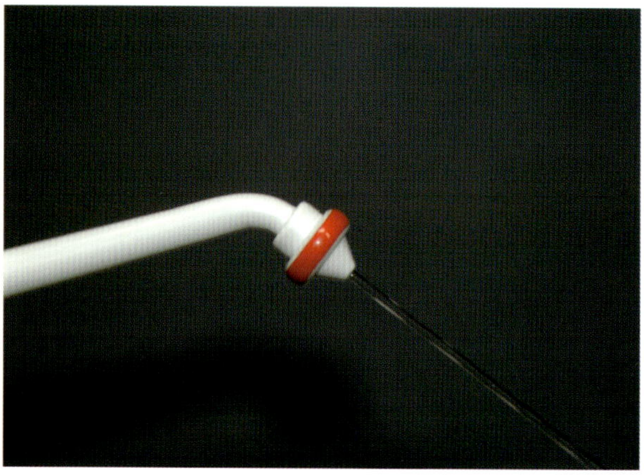

그림 8-15. 물사출기에서 물이 분사되는 모습

9)오랄팩(Oral Pack)

치주 질환자의 구강관리 또는 치주 및 임플란트 수술 후 구강 내에서 클로르헥시딘 양치액의 항균 효과는 이미 많은 연구들을 통해서 입증되어 왔지만 장기간 사용에 따른 착색, 미각의 변화 등의 부작용 또한 보고되고 있다. 이러한 부작용을 최소화하면서 치주염 부위 또는 임플란트 주위염의 유해 세균을 줄이기 위한 방법으로 클로르헥시딘 겔을 활용할 수 있다. 국내에서 유통되고 있는 클로르헥시딘 구강양치액의 경우는 chlorhexidine digluconate가 0.12% 함유되어 있다. 그런데 새롭게 개발된 클로르헥시딘 겔의 경우 이보다 약 8배 높은 농도인 1%의 chlorhexidine gluconate 를 함유하고 있다(상품명: CH오랄겔(CHoral-gel)). 클로르헥시딘 겔을 치주 질환자 또는 임플란트 수술 환자에서 활용하는 방법은 염증이 있는 치아 주변에 직접 시린지 또는 면봉으로 도포하는 방법 및 칫솔에 소량을 묻혀서 칫솔질을 시행하는 방법 이외에 개인용 맞춤형 트레이에 짜 넣고서 구강 내 물리는 오랄팩 방법을 이용하는 등 다양한 방법으로 적용할 수 있다. 오랄팩(Oral Pack)이란 기존에 치아 미백치료를 위해서 환자의 치아 모형을 이용해서 진공 성형기(Vacuum Former)를 이용하여 만드는 맞춤형 트레이 적용방법을 활용하여 다양한 항균 치료, 재광화 치료 및 시린이 치료에 적용하는 적극적인 화학도포법이다(그림 8-16).

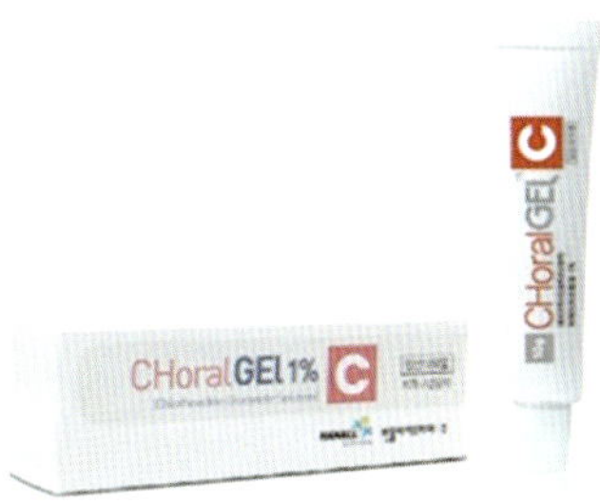

(A) CH오랄겔

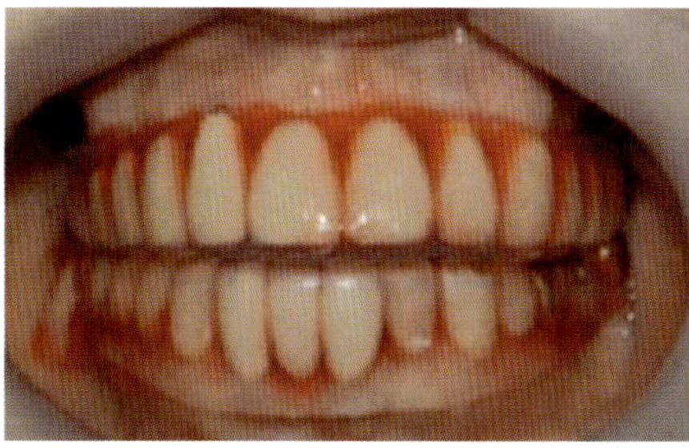

(B) 오랄팩의 사용

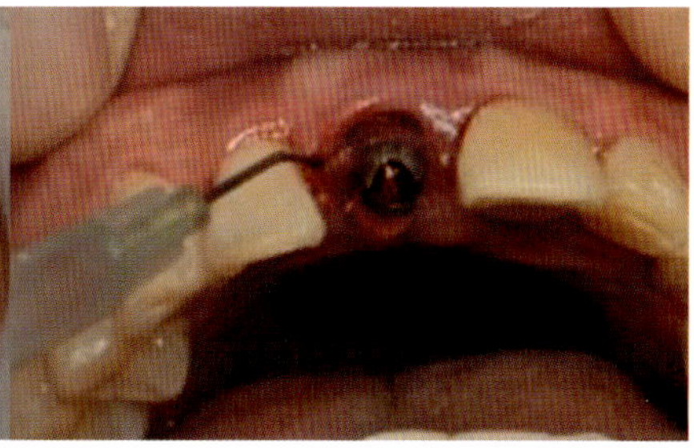

(C) 임플란트 수술 후 CH오랄겔의 국소적 도포

그림 8-16. 오랄팩(Oral Pack) 및 CH오랄겔 (CHoralgel)의 사용

5. 교정치료

최근 많은 환자들이 건강한 치아뿐만 아니라 아름답고 고른 치열에 대한 관심이 증가하고 있다. 그 결과 교정치료의 수요도 증가하고 있다. 교정치료 환자는 구강 내에 치아이동을 위한 많은 보조 장치를 부착하기 때문에 구강 내에 치면세균막과 음식물 잔사가 쉽게 저류되어 구강위생관리의 어려움이 크다. 특히 교정환자는 사춘기 직전의 아동(10~12세)이나 10대가 많은데 이 시기에는 사춘기성 치은염의 발생이 높아 더욱 주의가 필요하다. 그러므로 교정치료 전에 치아우식증 및 치주질환 예방에 대한 교육과 동기부여가 이루어져야 하며, 교정치료 중에는 스스로 적극적인 구강위생관리를 해야한다는 점을 인식해야한다.

(1) 교정치료 환자에게 추천되는 구강관리용품과 관리법

1) 칫솔

대부분의 교정용 칫솔은 가운데 칫솔모가 더 짧아 횡단면으로 보았을 때 칫솔모가 V자 모양을 띤다. 교정용 칫솔을 사용하면 좀 더 쉽게 브라켓 부위의 치면세균막을 제거할 수 있지만 반드시 교정용 칫솔만을 사용해야 하는 것은 아니며, 일반 칫솔이나 3면 칫솔(triple-headed toothbrush)을 이용할 수도 있다.

칫솔질 방법

① 교정장치 부위: 교정칫솔의 V자 부위의 짧은 모는 브라켓에 위치시키고, 가장자리의 부드러운 모는 브라켓 날개쪽 치아면에 위치시켜 전후 왕복운동으로 닦아낸다(그림 8-17).

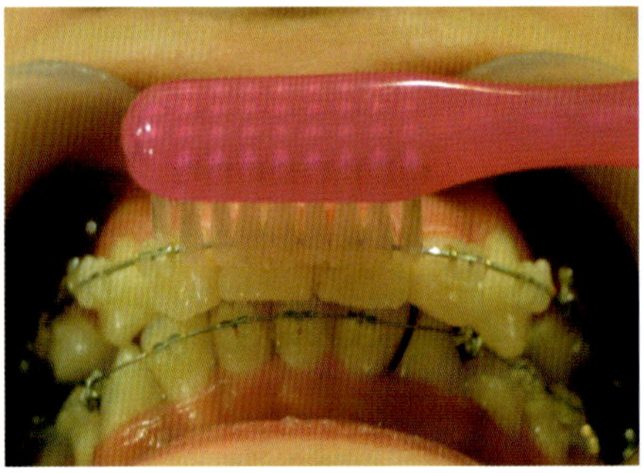

그림 8-17. 교정장치 부위의 칫솔질

② 교정장치와 치아 사이: 교정장치를 중심으로 교정장치의 윗부분과 아랫부분의 치아를 모두 닦아 주어야 한다. 교정장치 윗부분은 모 끝을 아래쪽으로 향하게 하고 교정장치

주위에서 스틸만 법으로 진동을 주고, 교정장치 아랫부분은 모 끝을 위쪽으로 향하게 하고 교정장치 주위에서 스틸만 법으로 진동을 준다(그림 8-18). 이때 씹는 면 쪽의 치아 부위까지 앞의 진동 동작과 연속으로 쓸어내려 닦아 준다.

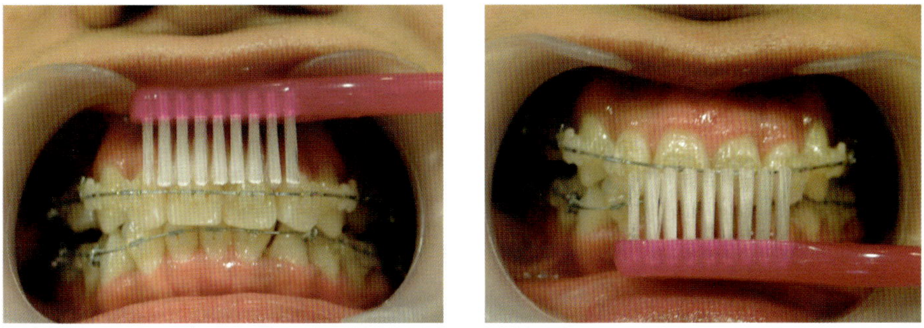

그림 8-18. 교정장치와 치아 사이의 칫솔질

③ 기타 부위: 치은연 부위는 바스법으로 닦고, 교합면은 전후 짧은 왕복운동의 횡마법으로 닦는다. 그리고 설측면은 일반적인 변형 바스법으로 닦도록 한다(그림 8-19).

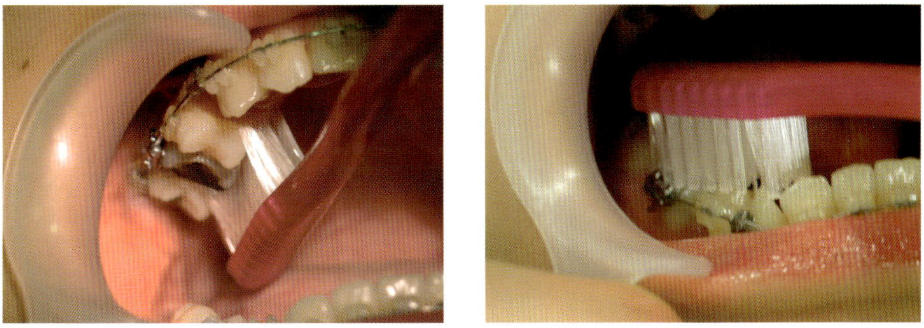

그림 8-19. 치은연 부위와 교합면의 칫솔질

교정환자가 일반칫솔을 이용하여 칫솔질을 할 때 횡마법과 변형 바스법을 여러번 반복하면 교정용 칫솔을 사용할 때와 비슷한 효과를 얻을 수 있다. 최근 새로 개발된 3면 칫솔은 칫솔 머리의 가운데에는 교합면을 닦기 위한 짧고 단단한 칫솔모가 식립되어 있고 다른 2면에는 45° 각도로 길고 부드러운 칫솔모가 위치하여 협설면의 치아면을 동시에 닦을 수 있다(그림 8-20). 교정용 브라켓 장착 환자가 이 칫솔을 이용하여 치아를 닦을 경우 칫솔모가 독특하게 경사져 있기 때문에 브라켓과 치은연 부위를 특별한 기술이나 노력 없이 횡마법으로 닦을 수 있다.

A B C

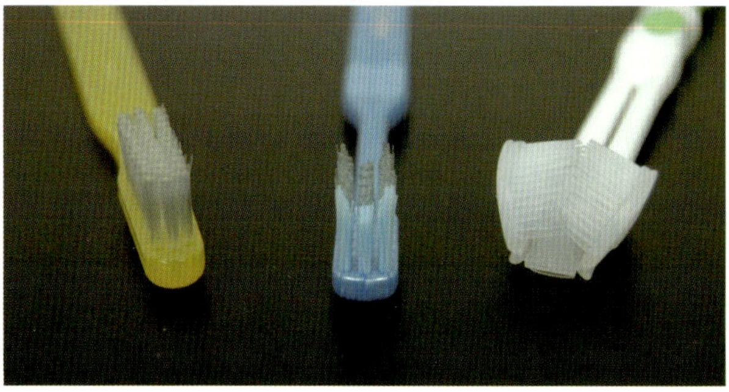

그림 8-20. 칫솔의 모양 A. 일반 칫솔, B. 교정용 칫솔, C. 3면 칫솔

교정환자의 칫솔질 방법

2) 치실고리 또는 Superfloss™

고정성 교정치료 환자는 교합면으로부터 치실의 삽입이 어렵기 때문에 치실고리를 이용해야 하며, 치간부가 약간 넓은 경우에는 Superfloss™ 를 사용할 수 있다. 모든 치간부를 관리해야하지만 특히 구치부 밴드 하방의 치은연 부위는 치면세균막 조절이 잘 되지 않는 취약한 부위이므로 주의해서 관리 하도록 한다.

3) 치간칫솔

치간 공극이 큰 경우에는 치간부 치면세균막 관리를 위해 치간칫솔을 이용할 수 있으며, 브라켓 주변의 치면세균막과 음식물 잔사 제거를 위해 이용할 수도 있다(그림 8-21).

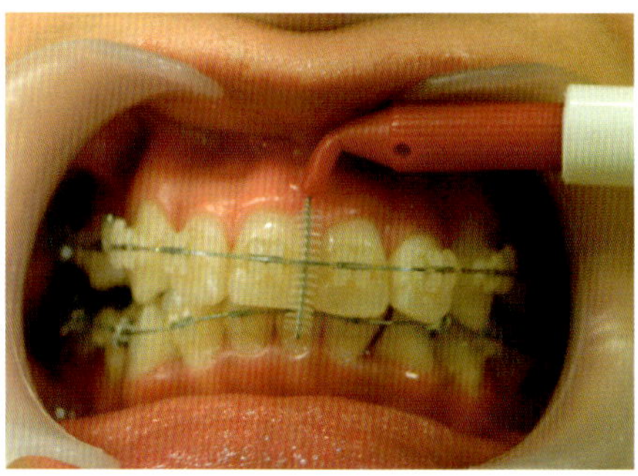

그림 8-21. 교정장치 부위에 치간칫솔의 적용

교정환자의 칫간칫솔 사용법

4) 첨단칫솔

브라켓 주변의 치면세균막을 효과적으로 제거할 수 있을 뿐만 아니라 치간공극이 넓은 부위와 일반 칫솔의 접근이 어려운 부위의 치면세균막 관리를 위해 이용될 수 있다(그림 8-22).

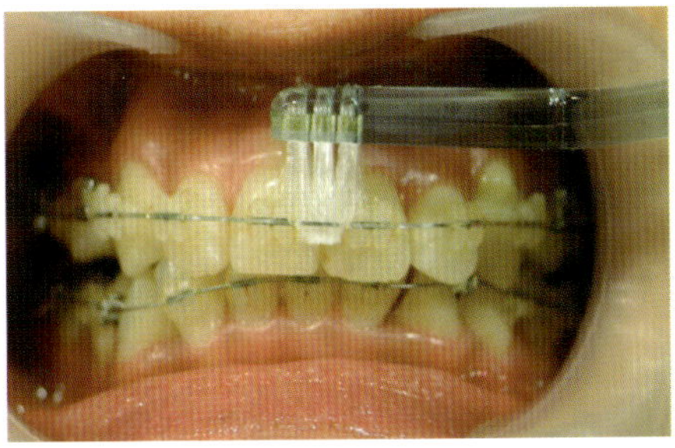

그림 8-22. 교정장치 부위에 첨단칫솔의 적용

5) 전동칫솔

수동 칫솔질법에 대한 여러 차례 교육에도 불구하고 환자가 잘 숙지하지 못하거나 구강위생관리가 불량한 환자는 전동칫솔을 사용하는 것을 추천한다.

6) 물사출기

물사출기의 팁 부위를 치간부 또는 브라켓과 치아 접촉 부위 가장자리에 치아 장축과 직각이 되도록 위치시켜 작동하도록 하고 치은 열구 안으로 직접 분사하지 않도록 한다. 또한 낮은 수압에서 작동 하도록 한다. 물 뿐만 아니라 구강양치액이나 기타 항미생물제재도 분사액으로 사용이 가능하다.

7) 불소함유 제품

고정성 교정치료 환자는 치아우식증 예방을 위해 적극적으로 불소를 사용하는 것이 필요하다. 구강 내에서 장기간 지속적으로 불소이온을 방출할 수 있도록 글래스 아이오노머 시멘트(glass ionomer cement)를 이용하여 밴드 또는 브라켓을 접착하기도 한다. 저농도의 불소를 지속적으로 공급하기 위해서 가정에서는 매일 식사 후 불소치약을 이용하여 2~3회 칫솔질을 하거나 칫솔질을 한 후에 불소가 함유된 구강양치액을 이용하여 양치를 하는 방법을 이용할 수 있다. 전문가용 치료법으로는 초기 우식 부위에 불소바니쉬를 사용할 수 있다.

8) 구강양치액

물리적인 치면세균막 관리는 가장 기본적인 구강위생 관리 방법이지만 교정 환자의 경우는 치아에 부착된 복잡한 교정 장치로 인하여 효과적인 칫솔질이 어렵고 치면세균막의 축적이 증가할 수 있다. 이로 인해 정상 구강 미생물의 균형이 깨지고 치아우식증 및 치주 질환의 문제가 발생하게 된다. 스스로 물리적인 치면세균막 조절이 힘든 교정환자에게는 화학적 치태제거법인 구강양치액을 사용하도록 하는 것이 효과적일 수 있다. 그러나 환자는 화학적인 치태조절법이 물리적인 치태조절법을 완전히 대체할 수 없다는 사실을 반드시 인지하고 있어야 한다.

TIP

구취의 원인과 예방

구취란 구강이나 비강을 통해 나오는 악취 또는 입에서 나는 불쾌한 냄새로 정의할 수 있다. 구취가 심한 사람은 주변 사람에게 불쾌감을 주기 때문에 사회생활에 많은 지장을 받지만, 정작 본인은 자신의 냄새를 잘 모르고 있어 오랫동안 방치되기도 한다. 구취의 90%가 구강 내 원인으로 치석이나 니코틴 침착, 음식물 부착으로 인한 잇몸의 만성 염증(풍치)과 충치에서 기인한다. 입안은 타액이 있고 체온을 유지하고 있어 음식물이 쉽게 부패하기 쉽고, 세균이 번식 하기 좋은 장소이기 때문이다. 구취의 완화를 위하여 치과에 내원하여 구취를 유발하는 구강 내 원인 질환을 치료하는 방법도 있지만, 일상생활에서의 규칙적인 칫솔질, 설태제거, 치실, 치간칫솔 등의 구강 위생용품의 사용이 구취를 예방하는데 중요하다.

참고문헌

[1] Wilkins EM.(2009) *Clinical practice of the dental hygienist.* 10th ed. Lippincott Williams & Wilkins. 411-419.

[2] Darby ML, Walsh MM. (2003) *Dental hygiene: Theory and practice.* 2nd ed. Saunders. 352-355.

[3] 예방치학연구회.(2007) *현대예방치학.* 1판. 군자출판사. 112-127.

[4] Orchardson R, Gillam DG. (2006) Managing dentin hypersensitivity. *J Am Dent Assoc.* 137(7):990-998.

[4] 김종관. (2003) *치과진료 매뉴얼.* 대한나래출판사.

[5] 양규호, 차봉근. (1994) *교정 환자의 개인별 구강 위생 관리.* 지성출판사.

[6] Sowinski J, Ayad F, Petrone M et al. (2001) Comparative investigations of the desensitising efficacy of a new dentifrice. *J Clin Periodontol.* 28:1032-1036.

[7] Yates RJ, Newcombe RG, Addy M. (2004) Dentine hypersensitivity: a randomised, doubleblind placebo-controlled study of the efficacy of a fluoride-sensitive teeth mouthrinse. *J Clin Periodontol.* 31:885-889.

[8] Cronin MJ, Dembling WZ, Cugini M et al. (2005) A 30-day clinical comparison of a novel interdental cleaning device and dental floss in the reduction of plaque and gingivitis. *J Clin Dent.* 16(2):33-37.

[9] Quirynen M, Soers C, Desnyder M et al. (2005) A 0.05% cetyl pyridinium chloride/0.05% chlorhexidine mouth rinse during maintenance phase after initial periodontal therapy. *J Clin Periodontol.* 32:390-400.

[10] Ciancio SG, Lauciello F, Shibly O et al. (1995) The effect of an antiseptic mouthrinse on implant maintenance: plaque and peri-implant gingival tissues. *J Periodontol.* 66(11):962-965.

[11] 예방치학연구회.(2007) *현대예방치학.* 1판. 군자출판사. 345-355.

c h a p t e r

09

노인의 구강관리 (Oral care for the elderly)

오늘날 생활수준의 향상과 의료기술의 발달로 인간의 평균 수명이 길어져 노인의 인구가 점차 증가하고 있다. 이와 더불어 노인의 구강관리와 구강질병예방에 관한 관심도 늘어나고 있다. 그 이유는 노인이 전신적으로 건강한 상태를 유지하기 위해서는 적절한 영양섭취가 필수적인데 이를 위해서는 소화의 첫 단계인 구강이 정상적인 기능을 발휘할 수 있어야 하기 때문이다. 노인 개개인의 구강관리는 단순히 법적 연령이 아닌 생물학적 신체 연령과 관련된 육체적인 면, 정신적 건강과 경제적 능력을 고려하여 진행되어야 한다.

1. 노인의 구강과 구강질환

연령증가에 따라 신체가 노화되는 것과 마찬가지로 구강상태도 변화한다. 그러나 노화에 따른 변화는 만성질환에 의한 결과와 반드시 구별되어야 한다. 2006년 국민구강건강실태조사에 따르면 65~74세 노인의 잔존 영구치 수가 17.24개였고, 75세 이상에서는 11.09개로 연령이 증가하면서 치아 상실도 증가하는 양상을 보였다. 그러나 이것은 연령의 증가 때문이 아니라, 치아상실의 주된 원인인 치아우식증과 지수질환의 만성적인 축적에 의한 결과이다. 그러므로 연령증가와 함께 구강에 일어나는 변화에 대해 아는 것은 노인의 건강한 구강을 유지하기 위해 매우 중요하다.

(1) 치아의 변화

일반적으로 노인의 치아는 평생동안 사용해오면서 각종 착색 유발 음식에 노출되어 외인성 및 내인성 착색이 발생할 수 있다. 또한 2차 상아질의 침착으로 인하여 치아자체의 색깔이 원래보다 어두워지는 경향이 있다. 또한 오랜 기간의 치아우식증, 수복물, 이갈이 등의 자극에 대한 반응으로 치수강과 치근관이 좁아지고 석회화 물질이 점차적으로 침착되는 현상이 나타날 수 있다.

노인들은 흔히 치아가 시린 지각과민 증상을 호소하는데 이러한 원인으로는 치아를 장기간 사용하면서 일어나는 치아마모증(abrasion), 치아교모증(attrition), 치아부식증(erosion), 굴곡파절(abfraction) 등이 있을 수 있다. 치아마모증은 노화의 결과이기 보다 주로 과거에 잘못된 칫솔질 습관이 있었거나 뻣뻣한 칫솔과, 마모도가 강한 치약을 사용함으로써 나타나며, 특히 치경부 협면과 치근부에 발생한다. 이러한 문제 때문에 최근에는 마모도가 낮은 치약이 많이 시판되고 있다. 그러나 치약뿐만 아니라 칫솔을 가로방향으로 강하게 움직이는 잘못된 칫솔질 방법에 의해서도 치아마모증이 발생할 수 있으므로 주의해야 한다. 치아교모증은 지속적인 음식물의 저작과 이갈이 등의 상하악 치아의 교합 마찰로 인해 일어나며, 점차 치아의 교합면이 편평해지면서 상아질이 노출되기도 한다. 일반적으로 구치부 교합면은 연간 30 ㎛의 교모가 일어나는 것으로 알려져 있다. 치아부식증은 산성 음식물 또는 음료 등에 치아가 노출되어 발생된다. 굴곡파절은 법랑질의 미세한 파절이 있는 상태에서 저작 활동을 하면서 측방이나 편측 치아 이동에 의해 응력(stress)이 발생하는 치경부에 쐐기 모양으로 치아가 패이는 현상이다. 이와 같은 이유로 치아가 시린 증상을 호소하는 경우에는 문제의 원인을 먼저 파악하고 해결하는 것이 중요하다.

치아우식증은 노인에게도 많이 발생할 수 있다. 노인의 치아우식증 발생의 원인에는 만성질환으로 인한 약물복용 시 발생하는 타액분비 감소, 치아상실과 같은 구강 상태의 변화로 저작이 어려워 음식물 선택이 변하는 경우, 잦은 군것질과 불규칙한 식사, 건강상태의 악화로 구강위생관리 능력이 저하되는 경우 등 여러 요인들이 복합적으로 작용하게 된다. 특히 치근우식증은 노인에서 호발하는 치아우식증의 형태로써 치주질환 등에 의해 치은이 퇴축되어 치근이 노출되면서 발생한다(그림 9-1, 9-2). 노출된 치근면과 치경부에 잘 맞지 않는 보철물은 개인구강위생관리를 더욱 어렵게 만들고, 구강건조증이 있거나 발효성 탄수화물을 자주 섭취하게 되면 치근우식증이 더욱 쉽게 일어날 수 있다.

치관 및 치근우식증을 예방할 수 있는 방법은 (1) 개인구강위생관리를 통한 치면세균막의 제거 (2) 당분이 함유된 음식의 섭취 줄이기 (3) 치약이나 구강양치액 등의 불소 제재 사용 등이 있다. 만약 전신질환이나 노화로 인해 개인구강위생관리가 어려운 경우에는 전동칫솔을 사용하거나 손잡이의 크기나 두께 등을 변형한 칫솔 및 구강관리용품을 이용하도록 하고 더욱 심한 경우에는 가족의 도움을 받는 것이 바람직하다.

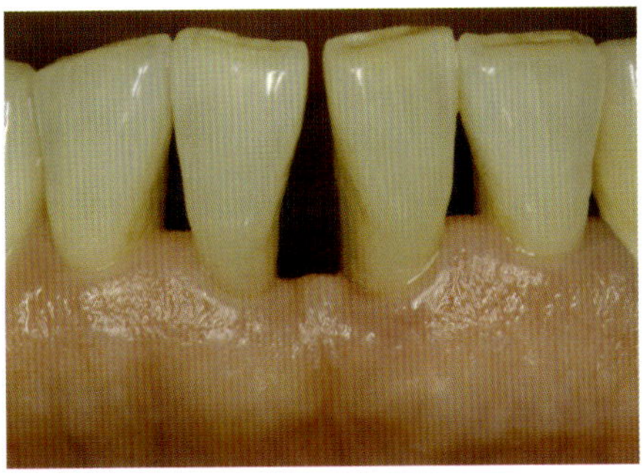

그림 9-1. 치근 노출

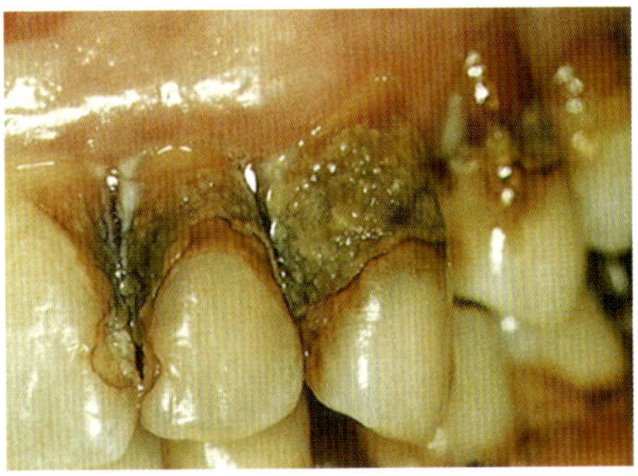

그림 9-2. 치근우식증

(2) 치주조직의 변화

치주조직은 수년간에 걸친 환자의 건강수준과 질환상태를 반영한다. 나이가 증가함에 따라 전반적인 신진대사와 골의 치유력이 감소하고 치조골의 다공성이 증가하며, 골다공증이 증가할 수 있다. 치조골의 상태는 보철물 사용과 저작에 영향을 미칠 수 있다. 연령증가와 함께 백악질도 두꺼워지는데 한 연구에 따르면 백악질의 두께가 20세의 경우는 평균 0.095 mm인 반면 60세에는 0.215 mm로 두 배 이상 두꺼워진다고 하였다.

치주질환은 개인의 질병에 대한 감수성이나 구강 내 부위에 따라 차이가 있다고 알려져 있다. 치주질환에 대해 높은 질병 감수성을 가진 노인의 경우 이미 상당수의 치아를 상실했을 가능성이 높지만, 자연치아를 잘 유지하고 있는 노인은 치주질환에 대한 질병 감수성이 낮다고 판단할 수 있다.

(3) 구강점막의 변화

연령 증가에 의한 구강점막의 변화는 정상적인 노인에서는 특별히 나타나지 않는다. 그러나 전신질환이 있는 노인이 계속적으로 약물을 복용할 경우에는 구강점막이나 결합조직의 혈관 감소 및 상피 위축 등이 나타날 수 있다. 비타민 B2(리보플라빈)가 부족하거나 캔디다감염이 일어나면 입술의 탄력이 떨어지고, 구강점막이 건조해지며, 입술과 구각부위에 염증이 발생할 수 있다. 한편 잘 맞지 않는 의치를 사용하거나 의치 관리가 부적절할 경우에는 의치성 구내염(그림 9-3), 캔디다증(그림 9-4), 의치로 인한 섬유성 증식 등이 생기기도 한다. 만성 위축성 캔디다증은 잘 맞지 않는 보철물과 만성자극, 수면 시 의치장착 등으로 인해 박테리아와 곰팡이가 증식하면서 발생하며, 의치를 사용하고 있는 노인의 약 65%에서 발견될 정도로 흔히 나타난다. 구강암은 평균 60세에 진단되는 비율이 높고, 남성이 여성보다 발생률이 높으며 전체 암의 약 2.5%에 해당된다.

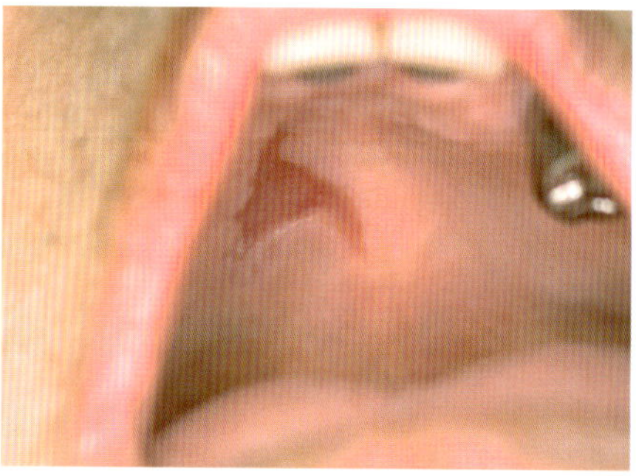

그림 9-3. 의치성 구내염

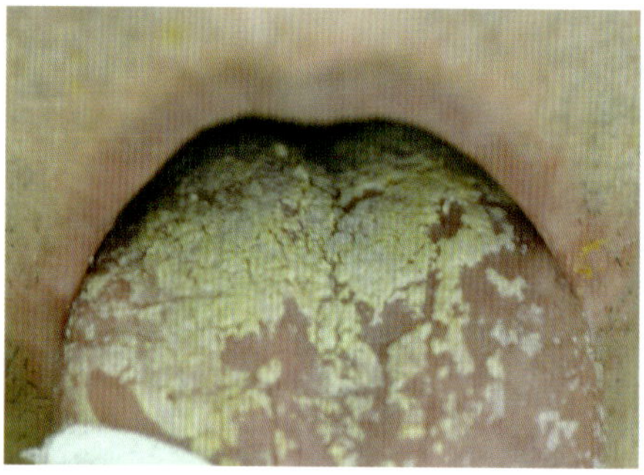

그림 9-4. 캔디다증

(4) 혀의 변화

보통 노인들은 나이가 들면서부터 음식 맛을 예전처럼 못 느낀다는 말씀을 하시곤 하는데 이는 생리학적으로 가능한 일이다. 먼저 나이가 들면서 맛을 감지하는 혀의 미뢰 숫자나 민감성이 떨어지고, 냄새를 맡는 후각 역시 감소하기 때문에 맛에 대한 느낌이 떨어지게 된다. 그 결과 특정 음식의 섭취를 꺼리게 되어 철분 결핍성 빈혈이 발생할 수도 있다. 이런 경우 위축성 설염이 발생할 수 있는데 그 증상은 혀가 벗겨진 것처럼 보이면서 반짝거리며, 작열감이 느껴지기도 한다(그림 9-5A). 또한 무치악 상태로 장기간 방치될 경우는 혀의 크기가 정상보다 훨씬 커지는 현상이 발생하기도 한다.

(5) 타액선의 변화

타액은 구강 점막에 윤활제 역할을 하고 말을 하거나 음식물을 삼키는데 도움을 주며, 치아의 재광화에 필요한 무기질의 공급원으로써 치아우식증의 예방에도 중요한 기능을 한다. 따라서 구강 내 타액 유출량이 감소하면 미각이 변화하고 치면세균막의 형성과 치아우식증이 호발하며, 구강 점막이 건조해져 감염의 가능성이 높아진다. 무치악자의 경우에는 의치의 유지력이 떨어지고 이로 인한 음식물 저작이나 발음장애가 초래되어 의사소통에도 큰 장애를 겪을 수 있다. 타액의 감소는 정상적인 노화의 과정이 아니며 질병, 약물, 방사선 치료, 종양, 영양 결핍, 호르몬 변화, AIDS, 빈혈, 다뇨증 등에 의한 일시적 또는 영구적 증상이다.

노인은 노화와 전신질환 등에 의해 다양한 약물을 동시에 복용하는 경우가 많다. 이렇게 두 가지 이상의 약물을 동시에 복용할 경우, 약물의 상호작용으로 인해 생리학적 변화가 일어나므로 심장, 간, 신장 등에 부작용을 초래할 수 있다. 약물의 상호작용이 일어날 가능성은 두 가지 약물을 함께 복용할 경우 약 6%에 불과하지만, 다섯 가지를 함께 복용할 경우 약 50%, 여덟 가지를 함께 복용할 경우에는 무려 100%까지 높아지는 것으로 알려져있다. 또한 여러 가지 약물을 복합적으로 사용하면 전신적인 부작용뿐만 아니라 구강에도 비정상적인 변화가 나타날 수 있다. 약물을 복용하면서 구강 내에 흔히 나타날 수 있는 변화는 구강건조증이며 이는 고혈압 치료제, 정신질환 치료제, 우울증 치료제, 근 이완제, 항히스타민제와 같은 약물의 복용에 기인한다.

만약 특별한 원인이 없는데도 불구하고 타액 분비가 감소했다면 타액선 질환을 의심해 볼 필요가 있다. 쇼그렌 증후군은 일종의 자가 면역성 질환으로 폐경 이후의 여성에서 흔히 발견된다. 이때 구강점막은 매우 건조하고 타액은 끈적끈적하며, 혀의 유두가 많이 위축되어 혀의 표면이 부드러워지고 작은 균열이 생긴다(그림 9-5B). 이렇게 타액 분비율이 낮은 증상이 있는 경우에는 치과에서 처방받은 인공 타액이나 윤활제를 사용하거나, 수분을 자주 섭취하여 구강 내 필요한 타액을 보충해 주어야 한다(그림 9-6). 또한 타액 분비를 유도하기 위해 무설탕 사탕이나 껌 또는 소량의 음식을 자주 섭취하는 방법 등을 이용할 수도 있다.

약물로 인한 구강건조증은 약물을 처방한 내과의사와 상담하여 부작용이 적은 다른 약물로 대체하는 것을 고려하도록 한다. 그리고 치과에 자주 내원하여 치아우식증의 진행 상태를 정기적으로 검진 받아야 하며, 불소를 적절히 이용하고 올바른 칫솔질을 비롯한 자가 구강위생 관리법을 교육받고 실천해야 한다.

A B

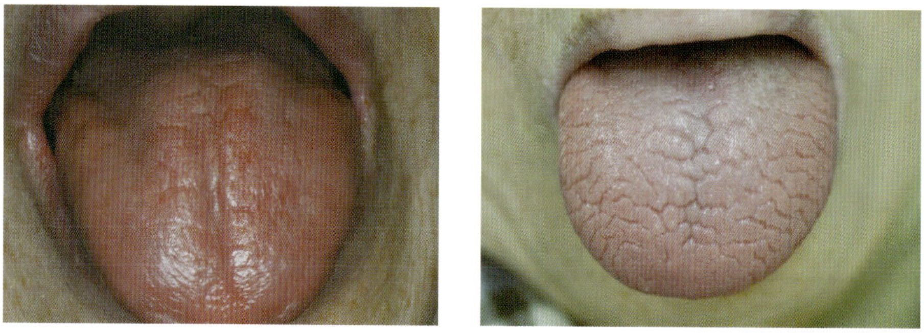

그림 9-5. 쇼그렌 증후군 A. 위축성 설염, B. 균열설

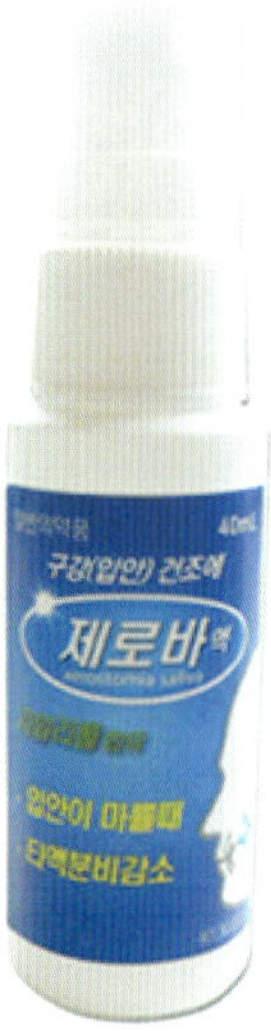

그림 9-6. 국내에서 시판되는 인공타액

TIP

노인의 구강 건강 증진에 좋은 입체조

노인에서 구강 기능의 저하는 구취, 폐렴, 영양부족, 음식물 오연 등 전신적으로 영향을 미칠 뿐만 아니라 선행 된 연구에 따르면 구강 건강과 삶의 질은 비례한다. 따라서 노인의 구강 기능을 향상시키고 삶의 질을 높이기 위한 노력이 요구된다. 구강 건강을 증진하기에 좋은 입체조는 다음과 같다.

입체조 방법

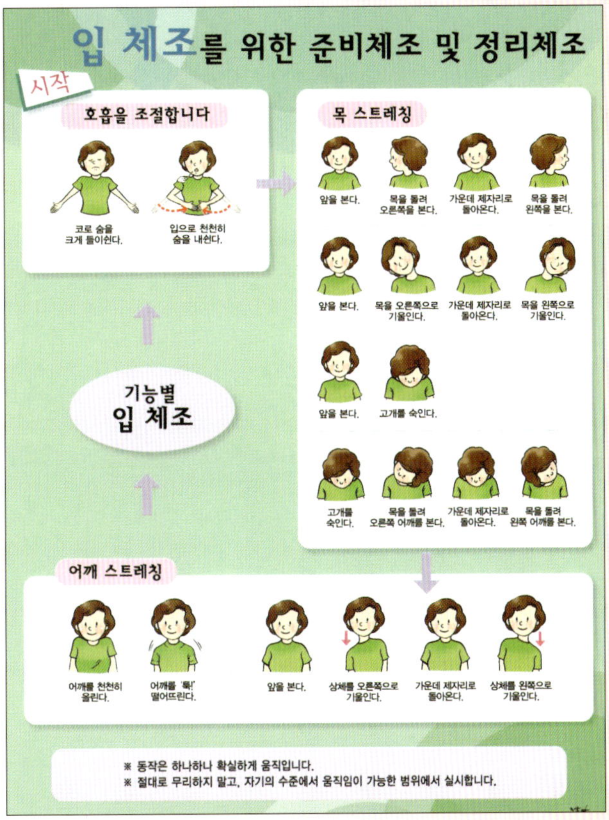

〈포스터 이미지 제공: 청우〉 * 무단 전재 및 복제를 금합니다.

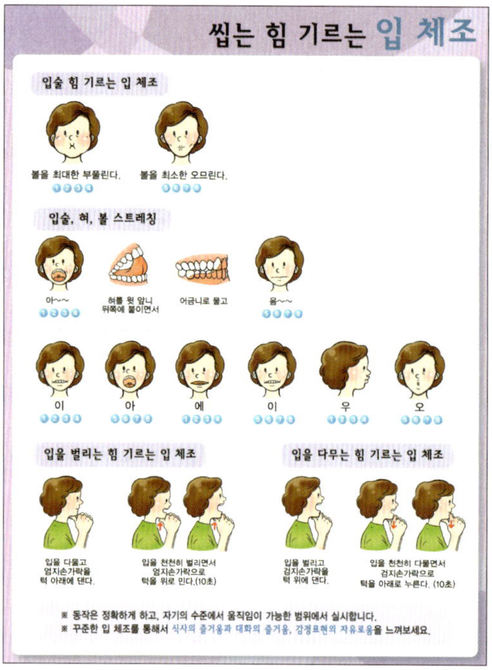
씹는 힘 기르는 입 체조
입술 힘 기르는 입 체조
볼을 최대한 부풀린다.
볼을 최소한 오므린다.
입술, 혀, 볼 스트레칭
아~~
혀를 윗 앞니 뒤쪽에 붙이면서
어금니로 물고
음~~
이
아
에
이
우
오
입을 벌리는 힘 기르는 입 체조
입을 다물고 엄지손가락을 턱 아래에 댄다.
입을 천천히 벌리면서 엄지손가락으로 턱을 위로 민다.(10초)
입을 다무는 힘 기르는 입 체조
입을 벌리고 검지손가락을 턱 위에 댄다.
입을 천천히 다물면서 검지손가락으로 턱을 아래로 누른다. (10초)
※ 동작은 정확하게 하고, 자기의 수준에서 움직임이 가능한 범위에서 실시합니다.
※ 꾸준한 입 체조를 통해서 식사의 즐거움과 대화의 즐거움, 감정표현의 자유로움을 느껴보세요.

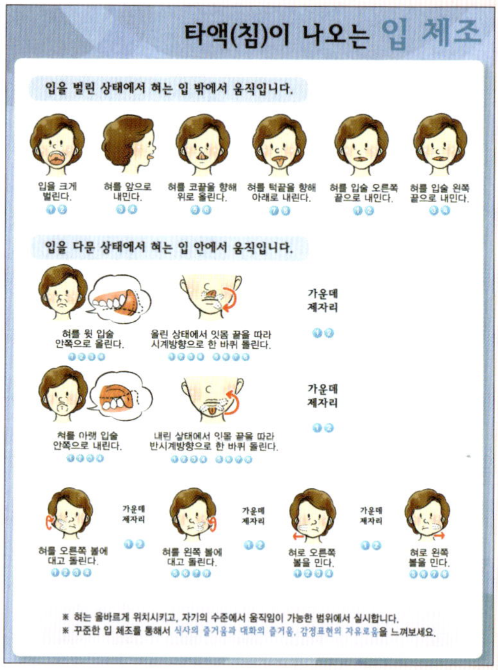

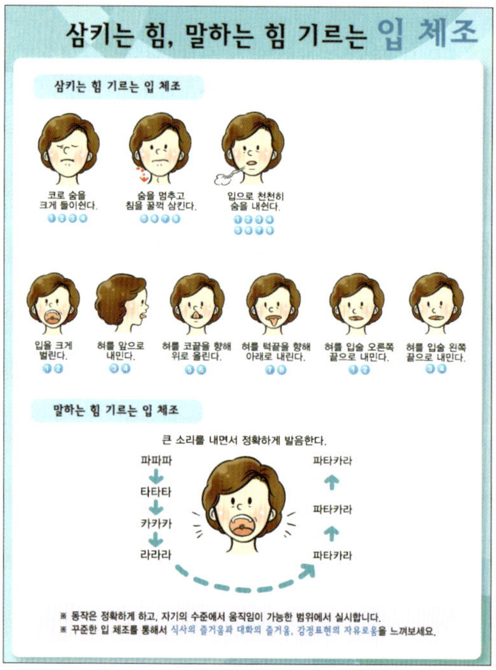

〈포스터 이미지 제공: 청우〉 * 무단 전재 및 복제를 금합니다.

2. 노인의 구강위생관리

치아는 먹기, 말하기 및 얼굴의 외관을 형성하는데 크게 관여하지만, 건강한 사람은 그 중요성을 잘 인식하지 못한다. 따라서 치아를 상실하게 되면 음식을 씹거나 정확하게 발음하기 어렵고, 안면근육과 조직이 노화되면서 얼굴 외관에도 뚜렷한 변화가 나타난다. 치아상실의 원인으로는 치아우식증, 치주질환, 정기적인 구강검진 및 개인구강위생관리 소홀 등을 들 수 있다.

노인은 연령이 증가하면서 신체 및 정신적 상태가 함께 변화하기 때문에 이에 걸맞는 개인구강위생관리가 필요하다. 손을 움직이는 것이 가능하고 시력이 양호하다면 스스로 구강을 관리하는 것이 가능하겠지만, 이보다는 상당수의 노인들이 구강위생관리에 대한 필요성을 인지하지 못하는 것이 더 큰 문제이다. 또한 만성질환과 내원이 어려운 신체적 장애, 재정적 문제 등의 이유로 정기적인 구강검진을 소홀히 하는 경우도 많다.

(1) 노인의 구강보건교육

노인은 신체적으로 장애가 있는 경우를 제외하고는 스스로 구강위생관리를 할 수 있는 능력이 있기 때문에 노인을 위한 구강보건교육이 필수적이다. 특히 노인의 경우 구강 내 바이오필름이 흡인성 폐렴이나 심혈관질환 발병과 관련성이 높으므로 철저한 구강관리는 중요하다(그림 9-7).

구강보건교육이 효과적으로 이루어지기 위해서는 무엇보다 동기부여가 중요하므로 교육에 앞서 본인의 구강상태에 대해 올바르게 인식하는 것이 필요하다. 대부분의 노인은 본인의 구강상태를 잘 모르는 경우가 많으므로 정상적인 노화현상과 병적 상태 등에 대해 자세히 설명해주어야 한다. 그리고 치면세균막을 효과적으로 제거할 수 있는 방법을 설명하면서 교육자와 함께 여러 번 반복하여 익숙해지도록 한다. 노인의 구강 상태는 개인마다 많은 차이가 있으므로 본인에게 적합한 목표를 세우는 것이 중요하다. 또한 교육을 일회성으로 할 경우에는 쉽게 잊어버릴 수 있기 때문에 반복 교육을 위해 여러차례 내원하게 하여 익숙해 지도록 한다.

혼자 힘으로 칫솔질이 힘든 경우에는 전동칫솔이나 변형된 칫솔을 사용하거나 보호자의 도움이 필요할 수도 있다. 불소치약은 노인에게 호발하는 치근우식증 예방에 도움이 된다. 한편 상아세관 노출로 인해 지각과민증이 있는 경우에는 지각과민 완화 성분이 함유된 치약을 사용하면 좋다. 무엇보다 노인의 구강보건교육에 있어서는 정기적으로 치과에 방문하여 전문가에 의한 구강위생관리를 받도록 하고, 본인의 구강상태에 적합한 개인구강위생관리방법을 교육하여 스스로 구강위생관리를 하는데 익숙하게 하는 것이 중요하다.

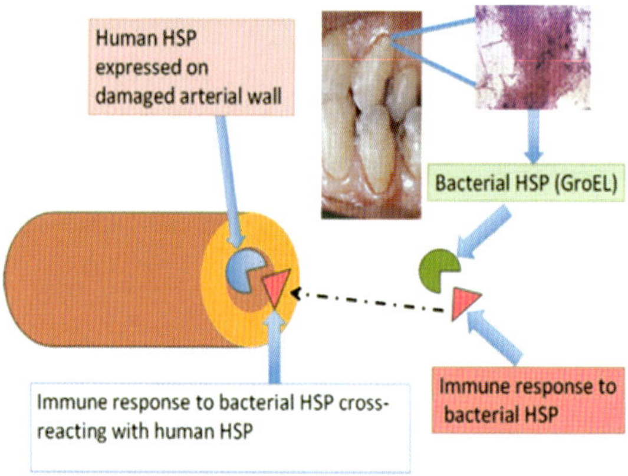

*HSP: Heat-Shock Proteins(열충격 단백질)
그림 9-7. 치주질환과 전신질환 (인용:[20])

(2) 인공 보철물 장착 시 고려사항

노인이 치아를 상실하게 되면 결손 치아의 기능적 · 심미적 역할을 보충하기 위해 인공 보철물 시술을 받게 된다. 인공 보철물에는 고정성 · 가철성 의치, 임플란트가 있다. 특히, 자연치아를 사용하다가 완전 또는 부분 의치를 사용하는 것은 노인의 구강에서 일어나는 큰 변화 중 하나이다. 일반적으로 인공치아를 통해 기능적 · 심미적으로 자연치아 만큼의 만족감을 얻기란 매우 어려운 일이다. 인공 보철물에 대한 노인들의 기대수준은 보철치료를 성공적으로 이끌기 어렵게 만드는 장애요인이 되기도 한다. 인공 보철물을 장착한 후에도 정기적인 치과 방문과 올바른 구강위생관리가 인공 보철물의 성공적 사용뿐만 아니라 총 사용 가능 기간 결정에 중요한 요인이 된다. 따라서 특별히 의치에 결함이 없더라도 6개월~1년에 한번씩 정기적으로 구강과 의치 상태를 검사받는 것이 좋다.

(3) 의치의 장착 및 사용 시 고려사항

의치에 대한 환자의 태도와 인식은 환자가 의치에 성공적으로 적응하는데 많은 영향을 준다. 치아 상실, 연령 증가에 따른 두려움과 불안, 자신감 상실, 인공치아에 대한 거부반응 및 비현실적 기대감 등은 모두 의치 장착의 장애요인이 된다. 또한, 의치 제작과 장착 과정에서 잔류 골융기와 치조골의 흡수, 구강점막 조직의 재편성, 악안면 조직의 변화 등은 의치 장착에 또 다른 장애요인으로 작용하기도 한다.

일반적으로 치아를 발거하면 처음 1년간은 과량의 치조골 흡수가 일어나고 그 이후에도 계속적으로 흡수가 진행된다. 특히 일부 노인은 골 흡수 속도가 더 빠르게 진행되며 시간이 지남에 따라 심해지고, 골 대사장애. 폐경 후 골다공증, 칼슘 부족 등이 동반되면 골 흡수가 더욱 가속화된다. 무치악 환자는 위턱보다 아래턱에서 4배 정도 많은 치조골 흡수가 일어나는 것으로 알려져 있으며, 치조골의 불규칙한 흡수는 보철물의 유지력과 안정성을 떨어뜨리는 주요 원인이 되기도 한다.

치아를 상실하여 의치를 장착하게 되면 생물학적 · 기능적 치열을 얻을 수 있지만 외관의 변화, 발음과 저작의 어려움이 발생할 수 있으므로 본인의 태도와 노력 정도에 따라 성공적으로 적응하는지 여부가 결정된다. 우선, 보철 치료를 받은 환자는 보철물이 자연치아를 대신하는 데에는 한계가 있다는 사실을 이해하고 받아들여야 한다.

치아가 상실되면 그에 따라 치조골이 흡수되는 등 치주조직의 변화가 나타나면서 얼굴과 입술 모양에 변화가 있을 수 있으며, 의치를 장착하면서 발음이 부정확해진다. 발음을 교정하는 방법으로는 거울 앞에서 큰 소리로 말하는 연습을 하는 것이 도움이 된다.

또한 의치 사용시 저작 능력이 자연치아에 비해 20% 정도로 감소하는데, 그 원인은 치주조직의 지지력과 안정성 감소, 고유 감각의 상실 때문이다. 따라서 단단한 음식이나 껌 등의 섭취를 자제하고, 앞니로 음식물을 자르는 일 등은 피하는 것이 좋으며, 가능하면 음식을 작게 잘라먹거나 부드럽게 조리하여 섭취하고 양측 저작을 습관화해야 한다.

이렇게 의치를 사용하면 저작 능력을 향상시키고 보철물의 사용기간도 연장시킬 수 있다. 그러나 무엇보다도 현재 자신의 구강 상태를 긍정적으로 생각하고 적응하려는 노력이 가장 중요하다.

육체적 · 정신적으로 건강하지 못한 경우에는 의치 하방의 점막이 약해질 수 있다. 특히, 스트레스, 긴장, 약물복용과 심혈관질환, 고혈압, 알러지, 당뇨, 빈혈, 폐경기의 골다공증 등은 구강점막 조직을 약하게 만드는 원인이다. 또한 노인에게 흔히 일어나는 구강건조증도 의치의 유지와 기능에 매우 불리하게 작용한다.

(4) 의치장착 환자의 구강위생관리 및 영양 관리

가철성 국소의치와 총의치를 장착한 경우에는 주기적인 내원을 통해 의치의 사용법과 관리방법 그리고 구강위생관리에 관한 교육을 받아야 한다. 가철성 의치를 장착한 환자는 의치의 치면세균막 관리뿐만 아니라 구강조직의 검사를 위해 적어도 일년에 한 번은 치과내원을 해야 한다. 개인구강위생관리가 소홀하면 의치에 치면세균막이나 착색 물질, 치석 등이 침착되며, 의치 하방의 점막이 빨갛게 붓고 통증 등을 동반하는 의치성 구내염이 발생하거나, 만성 캔디다증 감염 등이 일어날 수 있다. 그러므로 가철성 의치 관리법에 대해 숙지하고 매일 자가관리도 철저히 하도록 해야한다.

가철성 국소의치의 수명은 잔존하는 자연치아의 상태에 영향을 받고, 반대로 자연치아의 건강은 국소의치의 청결도에 영향을 받는다. 그러므로 가철성 국소의치를 장착한 환자는 잔존 치아의 치아우식증과 치주염 예방, 의치의 치면세균막 관리와 위생을 위해 매 식사 후와 취침 전에 구강과 의치관리를 해야한다. 만약 칫솔질이 불가능한 경우에는 식사 후 즉시 세척을 하도록 한다. 구강은 물로 헹구고 의치는 흐르는 물에 헹군다. 의치를 닦을 때 너무 꽉 잡으면 클래스프 또는 바(bar)가 파절되거가 변형될 수 있고, 떨어뜨리면 파손의 위험이 있으므로 주의해야 한다. 또한 의치를 닦을 때 마모제가 함유되어 있는 치약을 사용하면 의치의 표면이 마모될 수 있으므로, 의치 전용 세제나 일반 주방용 세제를 이용하도록 하며 일반칫솔이나 전동칫솔을 사용하기 보다는 클래스프 안쪽을 닦기 위해 특별히 고안된 2~3인치 길이의 좁고 경사진 원통형의 솔이 추천된다(그림 9-8). 자연치아는 지속적으로 치면세균막을 조절하고 불소치약을 사용하여 칫솔질하며, 정제된 설탕의 섭취를 조절하여 치아우식 발생을 줄 이고 정기적으로 병원에 내원함으로써 전문가 구강위생관리 및 불소도포를 받는 것이 바람직하다.

가철성 총의치를 세척할 때에는 의치를 구강에서 제거하여 먼저 흐르는 물에 음식물 잔사를 제거하고, 한 쪽 손에는 의치용 칫솔을 다른 손에는 총의치를 견고하게 잡되 깨질 위험이 있으니 너무 센 힘으로 잡지 않도록 한다(그림 9-9). 만약 일반 칫솔을 사용하여 의치를 세척할 경우에는 칫솔모 끝이 둥근 부드러운 나일론 칫솔을 사용하여 과도한 압력을 주지 않고 닦도록 한다. 미지근한 물과 비연마성의 세척제를 사용하여 의치의 모든 면을 닦고, 구강 점막과 맞닿는 인상면을 닦을 때에는 주의를 기울이도록 한다. 의치 하방의 점막은 의치를 구강에서 제거할 때마다 온수나 약한 소금물을 이용하여 세척하고 혀를 이용해 무치악 부분을

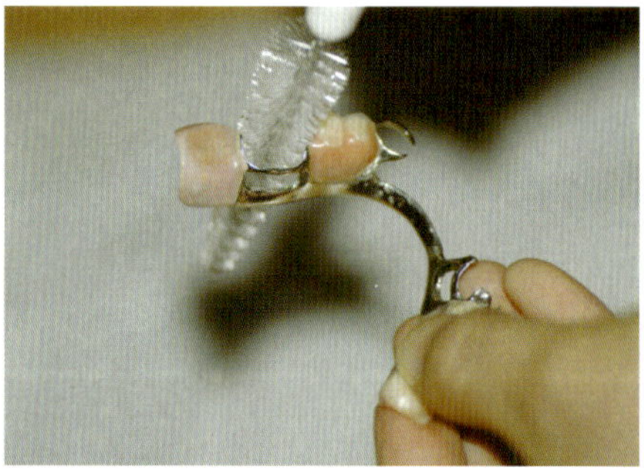

그림 9-8. 가철성 국소의치의 클래스프 안쪽의 세척을 위해 고안된 '원통형 칫솔'

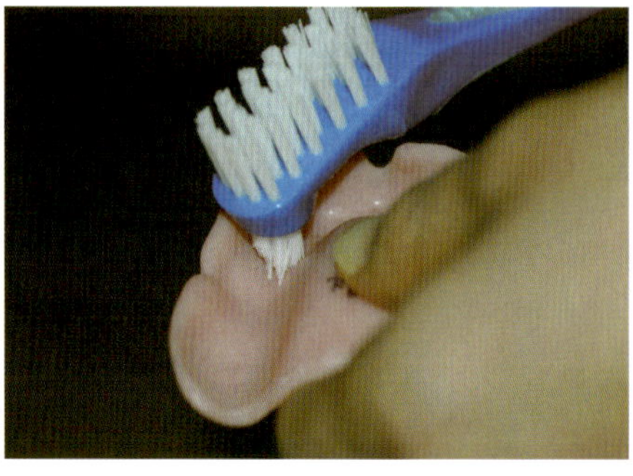

그림 9-9. 의치용 칫솔로 총의치를 닦는 모습

문지르면서 세척한다. 적어도 하루에 한 번은 칫솔모 끝이 둥글고 부드러운 칫솔로 후방에서 전방 쪽으로 직선 동작으로 치조융기(ridges)와 구강전정(vestibule) 부위를 가볍게 닦아주고, 동시에 혀도 닦도록 한다. 혈액순환을 촉진시키고 외상에 대한 저항을 높이기 위해서 엄지와 검지손가락을 이용하여 잇몸에 압력을 주었다 풀었다를 반복하고, 구개부는 엄지 손가락으로 문지르며 마사지한다.

구강위생관리의 목적 뿐만 아니라 골 흡수량과 흡수속도를 최소화하기 위해 밤에는 의치를 반드시 빼두어야 한다. 낮동안 음식물을 씹는 스트레스로 인해 의치 하방의 치조골과 점막이 변화할 수 있기 때문이다. 따라서 적어도 24시간 중 수면시간만은 의치를 빼고 잠자리에 들도록 하며, 구강에서 제거한 의치는 손상과 건조를 막기 위해 물에 담가 둔다.

칼슘이 풍부한 식사는 노인의 치조골 흡수량이나 흡수속도를 줄이는 데 도움이 된다. 의치를 장착하고 저작력이 감소한 것에 대해 실망하고 스트레스를 받아 먹는 것이 즐겁지 않고 귀찮은 일이 되면 영양 상태가 나빠지게 되므로 항상 긍정적으로 생각하고 영양소를 골고루 섭취할 수 있도록 한다. 익힌 야채와 잘게 다진 육류, 부드러운 과일 등은 의치를 장착한 환자가 저작하는데 부담이 없고 풍부한 영양소를 제공한다.

(5) 자가관리가 어려운 노인의 구강관리

노인의 구강관리를 위해서는 노년기에 주로 발생하는 전신질환에 대해 이해하고 신체 및 구강기능의 저하를 고려하는 것이 필요하다. 특히 구강기능의 저하는 저작능력 감소, 섭식연하장애, 기침반사의 저하 등으로 나타나 결과적으로 노인의 영양결핍이나 탈수의 원인이 될 뿐만 아니라 잘못된 연하로 인해 폐렴이나 기관지염 등 호흡기 감염의 원인이 되기도 하여 노인에게서 많이 관심을 기울여야 하는 부분이다. 특히 폐렴은 80세 이상의 고령자에게 있어 4위에 속할 만큼 발병률이 높으며 노인의 폐렴은 재발을 반복하고 치료하기 어려워 심부전의 합병증을 일으키기 쉽다.

흡인성 폐렴 또는 오연성 폐렴은 뇌혈관질환이나 치매 등으로 장기요양보호가 필요한 노인에게 흔히 발생한다. 그 이유는 일반적으로 기도에 이물질이 들어갈 경우 기침이나 사례 등의 방어기제가 발생해야 하는데 노인의 경우에는 기침반사 저하 등에 의해 이물질이나 산성의 위 내용물이 포함된 토물이 기도로 들어가는 경우가 발생하기 때문이다.

흡인성 폐렴을 예방하는 방법 가운데 가장 중요한 것은 구강위생관리이다. 노인은 손과 팔의 사용이 자유롭지 못하고 인지능력이 저하되거나 연하가 곤란한 경우가 많으므로 구강위생관리를 시행하고자 할 때에는 먼저 노인이 할 수 있는 신체능력의 범위를 파악해야 한다. 그리고 스스로 앉을 수 없을 때에는 기도로 흡인되지 않도록 옆으로 눕혀서 칫솔질을 시행하지만 흡인의 위험이 있으므로 의식 상태를 확인하면서 진행한다. 노인이 앉을 수 있을 때에는 침대의 상체부분을 세워 기대앉을 수 있도록 한다. 그리고 구강위생관리를 시작하기 전에 구강 외 주위근육을 마사지하면서 입의 움직임을 관찰하고 침샘을 자극하는 것이 좋다.

자가관리가 어려운 노인의 구강관리를 할 때에는 칫솔뿐만 아니라 점막을 관리하기 위한 부드러운 구강관리용품이 필요하다.

스폰지 브러쉬(foam swab, 그림 9-10)는 끝부분이 스폰지 형태로 되어 있는 막대 모양의 솔에 물(또는 항균성 약제)을 묻히고 여분의 수분을 제거한 뒤 구강 내 점막과 입천장, 혀 등을 부드럽게 닦는다. 그러나 끈적끈적하게 부착된 세균막을 제거하거나 치아부위를 닦을 때에는 칫솔을 사용하는 것이 더욱 효과적이다. 그리고 뱉는 능력이 부족한 경우에는 흡인을 위한 도구를 함께 이용하는 것이 추천된다.

입으로 식사를 하는 것이 어렵거나 복용 중인 약물에 의해 타액의 분비량이 감소한 노인의 경우에는 구강건조증이 있을 수 있으므로 타액분비 촉진을 위해 구강기능훈련이나 마사지를 병행하는 것이 좋고, 구강위생관리 후 보습제를 스폰지 브러쉬나 손가락을 이용해 구강점막에 도포한다.

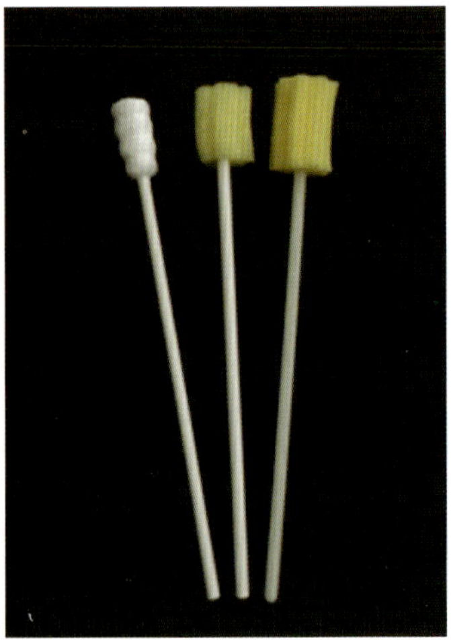

그림 9-10. 스폰지 브러쉬(foam swab)

(6) 형광진단장비를 이용한 노인 환자의 치면세균막 관리

건강한 구강관리를 위해서 적절한 치면세균막 관리는 필수적이나 노인은 신체기능 및 정서적 건강상태의 변화로 인해 관절 사용에 제한을 받으며 가동 관절 범위가 축소되어, 독립적으로 해오던 개인위생을 수행하는 능력이 감소하기에 이를 유지하는데 일반인에 비해 수많은 노력 및 도움이 필요하다. 특히 와상환자와 같이 손의 움직임이 자유롭지 못한 노인의 경우 스스로 구강위생을 관리하기 어렵기 때문에 보호자나 전문가의 도움이 필요하다. 그러나 노인은 근육 기능의 저하로 장시간 입을 벌리고 있기 어려울 뿐만 아니라 구강 내 치면세균막을 맨눈으로 관찰 하기란 어렵다. 이에 보조적인 수단으로 인체에 무해한 가시광선을 이용한 형광진단장비의 일종인 큐스캔(Qscan)과 큐레이뷰(Qrayview)(그림 9-11)를 구강위생관

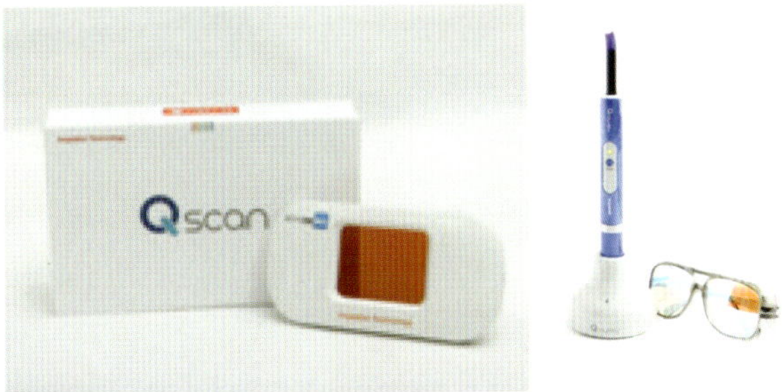

그림 9-11 형광진단장비 좌: 큐스캔(Qscan), 우: 큐레이뷰(Qrayview)

리에서 이용할 수 있다.

큐스캔은 인체에 무해한 가시광선과 특수 필터를 이용하여 치면세균막으로부터 발현되는 자가 형광 반응을 정량화 할 수 있는 QLF (Quantitative light-induced fluorescence) 기술을 적용한 장비 중 하나로서 일반인이 가정에서 손쉽게 사용할 수 있다는 장점이 있다. 같은 원리를 이용한 큐레이뷰는 핸드타입의 전문가용 QLF 장비로서 푸른색의 가시광선을 치면에 조사 시 치면세균막 내에 존재하는 세균들이 가지고 있는 특정 대사산물인 포피린을 붉은 형광으로 탐지함으로써 해당 장비를 이용하여 관찰하였을 때 구강 내 존재하는 치면세균막과 치석을 별도의 염색과정 없이 붉은 형광으로 관찰하는 것이 가능하다 (그림 7-15). 이러한 장비를 이용하여 칫솔질로 제거되지 않은 치면세균막을 발견하고 제거함으로써 효과적으로 구강관리를 할 수 있다(그림 9-12).

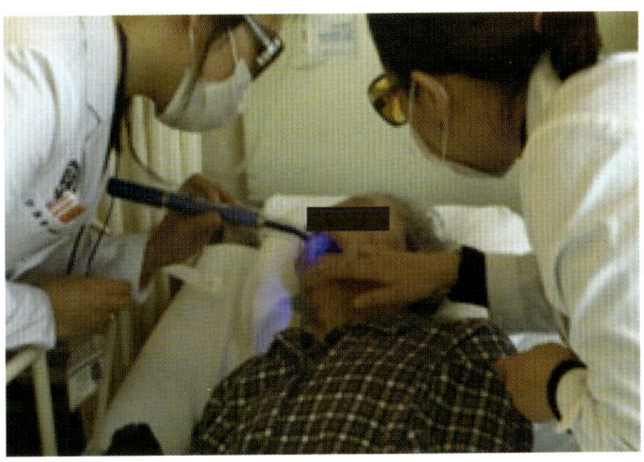

그림 9-12 형광진단장비를 이용한 구강위생관리

TIP

효과적인 의치 관리법

① 의치를 닦을 때에는 의치 전용 세제나 일반 주방용 세제를 이용하여 닦는다.
② 의치를 닦을 때는 바닥에 수건을 깔고 닦으면 의치를 떨어뜨렸을 때 손상을 막을 수 있다.
③ 취침 시에는 의치를 구강 내에서 제거하고 자야 한다.
④ 의치를 보관할 때에는 보관통에 상온의 물을 부어 담가둔다.

의치 관리법

의치 세정제

의치 세정제 또는 용해제를 제조사의 지시대로 미지근한 물에 희석시킨 뒤, 의치를 담궈놓으면 화학적 작용을 통해 착색과 침착물을 제거할 수 있다. 이러한 방법은 칫솔을 다루는 능력에 한계가 있는 환자에게 유용하며, 용액이 의치의 구석구석까지 퍼져 깨끗하게 세척될 수 있다는 장점이 있다. 제조사의 지시대로 일정 시간 의치를 담궈놓은 뒤 칫솔질을 통해 치면세균막을 제거하도록 한다. 국내 시판중인 의치 세정제는 부록에 소개되어 있다.

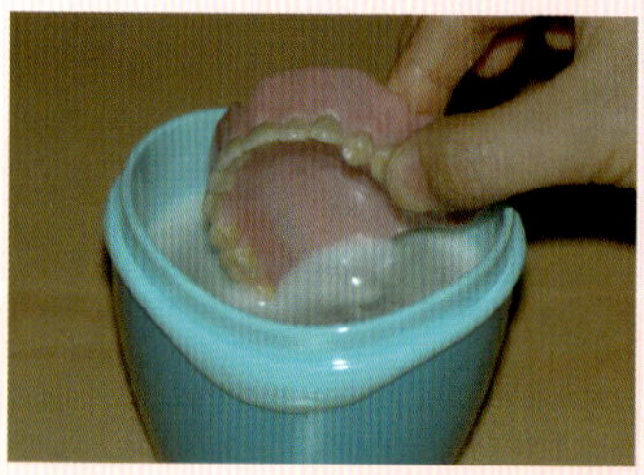

의치 세정제를 이용한 의치관리

참고문헌

[1] Darby ML, Walsh MM. (2003) Dental hygiene: Theory and practice.2nd ed. Saunders. 960-988.

[2] Daniel SJ, Harfst SA, Wilder R. (2002) Mosby's Dental Hygiene: Concepts, Cases, and Competencies. 1st ed. Mosby. 186-189.

[3] Wilkins EM. (2005) Clinical practice of the dental hygienist. 9th ed. Lippincott Williams & Wilkins. 825-849

[4] Zander HA. Hurzeler B. (1958). Continuous cementum apposition. Dent Res. 37(6):1035-1044.

[5] von Wowern N, Klausen B, Kollerup G. (1994) Osteoporosis: a risk factor in periodontal disease. J Periodontol. 65(12):1134-1138.

[6] Wactawski-Wende J, Grossi SG, Trevisan M et al. (1996) The role of osteopenia in oral bone loss and periodontal disease. J Periodontol.67(10 Suppl):1076-1084.

[7] Saunders MJ. (1997) Nutrition and oral health in the elderly. Dent Clin North Am. 41(4):681-698.

[8] Kamen P. (1997) Periodontal care. Dent Clin North Am. 41(4):751-762.

[9] Johnson TE, Shuman SK, Ofstehage JC. (1997) Fitting the pieces together: treatment planning in the geriatric dental patient. Dent Clin of North Am 41(4):945

[10] Paunovich ED, Sadowsky JM, Carter P. (1997) The most frequently prescribed medications in the elderly and their impact on dental treatment. Dent Clin North Am. 41(4):699-726.

[11] Ettinger RL. (1997) The unique oral health needs of an aging population. Dent Clin North Am.41(4):633-649.

[12] Erickson L. (1997) Oral health promotion and prevention for older adults. Dent Clin North Am.41(4):727-750.

[13] Shay K. Root caries in the older patient: significance, prevention, and treatment. Dent Clin North Am. 41(4):763-793.

[14] 정문규. 노인치과질환자의 치료계획과 수복방법.(1995) 95 한국노년학회 특별세미나. 17-27.

[15] 조은별. (2009) 구강기능향상운동이 노인의 구강기능과 삶의 질에 미치는 영향 [박사학위논문]. 충남대학교 대학원

[16] 이선미, 조은별, 황윤숙 외. (2011) 구강기능향상을 위한 프로그램시행 전•후 구강기능의 변화. 한국치위생과학회. 11(6):497~503

[17] Douglas M Anderson. (2002) Mosby's medical, nursing & allied health dictionary (6th edition). St. Louis: Mosby.

[18] 통계청. 2010 연령별 사망원인 통계. (2010) 통계청.
[19] 강부월, 김남희, 박정란 외. (2012) 노인치위생학. 1판. 군자출판사. 24-57.
[20] MP Cullinan, PJ Ford, GJ Seymour. (2009) Aust Dent J. Periodontal disease and systemic health: current status. 4(1): S62-S69

chapter 10

장애인의 구강관리 (Oral care for the handicapped)

최근 삶의 질 향상과 함께 구강건강에 대한 관심 역시 크게 증가하고 있다. 그러나 장애인의 경우 전신적인 장애 자체에 관심이 집중되므로 구강건강이 소홀히 취급되기 쉽고, 치과 접근도가 낮으며, 여러가지 제도적인 한계로 인해 구강건강상태가 불량한 경우가 많다. 이번 장에서는 장애의 개념을 살펴보고, 장애인의 구강상태와 각각의 장애 유형에 맞는 구강위생관리법을 살펴보고자 한다.

1. 장애의 개념

일반적으로 장애(disability)란 급성 또는 만성의 건강상태 악화로 인해 운동기능, 감각기능 및 지적기능에 영향을 미침으로써 행동이 저하되는 것을 의미한다. 이러한 장애의 개념은 시대에 따라 변화 · 발전해왔으며, 국가나 사회 · 문화 · 경제 · 정치적 상황에 따라서 다양하다.

1980년 세계보건기구 (World Health Organization)가 제시한 ICIDH (International Classification of Impairments, Disabilities and Handicaps)는 장애를 손상(impairments)으로 인한 불능 (disabilities), 불능으로 인한 사회적 장애 (handicaps)의 인과관계로써, 국제사회에서의 장애에 대한 보편적인 정의와 기준을 제시하고 있다. 이후 1997년에는 장애에 대해 좀 더 생태학적 관점의 접근을 시도한 ICIDH-2 (국제 장애 분류 개정안)가 발표되었다. ICIDH-2에서는 한 개인이 접하게 되는 장애를 손상(impairments), 활동(activity), 참여(participation)의 3가지 축으로 설명하였다. 이중 손상과 활동은 개인적 모델의 개념으로 설명하였고, 참여는 사회적 모델로써 환경의 개념을 반영하고 있다.

이를 근간으로 2001년에는 ICF (International Classification of Functioning, disability and health)가 세계적으로 통용될 수 있는 새로운 장애의 개념으로 승인되었다. ICF에서는 개인적 모델과 사회적 모델을 통합하고자 하였으며, 장애를 가지고 있는 사람들뿐만 아니라 모든 사람의 건강과 관련된 요소들을 설명하고 있다. 즉 ICF는 신체 기능 및 구조(body functions/body structures), 활동(activities), 참여(participation)라는 세 가지 측면으로 이루어지며 이전의 기준보다는 좀 더 포괄적인 개념이다. 장애의 기준은 '질병의 결과'에서 비롯된 상태 구분이라기보다 '건강의 구성요소'의 상태 구분에 의해 이루어지고, 구체적으로는 신체기능의 손상, 활동의 제한, 참여의 제약 등 다양한 형태를 포괄하는 개념으로 정의되었다.

한편 우리나라에서 장애인이란 '장애인 복지법'의 정의를 따르고 있다. 즉 장애인은 "신체적 · 정신적 장애로 인하여 장기간에 걸쳐 일상생활 또는 사회생활에 상당한 제약을 받는 자(제2조 1항)"로 정의된다. 장애인 복지법이 제정되었던 1989년에는 지체장애, 시각장애, 청각장애, 언어장애, 정신지체장애의 다섯 가지 장애 유형만이 법적 장애로 인정되었다. 그러나 1999년의 1단계 장애 범주 확대를 통해 뇌병변장애, 정신장애, 발달장애(자폐), 신장장애, 심장장애가 추가되었으며, 2003년의 2단계 장애 범주 확대에서는 호흡기장애, 간질환장애, 장루 및 요루장애, 중증 간질장애, 안면기형 등의 장애가 추가 및 확대되었다.

2. 장애인의 구강 질환

일반적으로 장애인은 장애와 관련된 질환의 치료나 재활 운동에는 많은 관심을 보이지만 상대적으로 구강 질환의 치료와 구강위생관리에 대해서는 매우 낮은 인식 수준을 갖고 있는 것이 현실이다. 더구나 장애에 따라 선천적으로 상악의 발육부전, 고구개, 협구개, 개구부전, V-하악, 구상설, 거대설, 절치의 기형, 왜소치, 부정교합 등이 나타나 구강위생관리가 더욱 어려운 구강 내 환경이 조성될 뿐만 아니라 장애로 인한 신체적 제약으로 인해 구강위생관리가 더욱 힘들어진다(그림 10-1). 한국구강보건의료연구원의 2002년도 '장애인 구강보건정책개발을 위한 기초연구'와 2003년도 '장애인의 구강관리실태와 치과의사의 장애인 치과진료실태에 관한 조사연구'에 의하면 장애인의 구강위생 상태는 특정 장애인이 비장애인에 비해 불량한 것으로 나타났으며, 우식경험치아수와 발거치아수는 장애인이 비장애인에 비해 높은 것으로 나타났다. 또한 다수의 해외 연구 결과 치주질환은 장애인이 비장애인에 비해 유병률이 매우 높은 것으로 나타났다. 따라서 일반적으로 장애인은 비장애인 보다 구강위생상태가 불량할 뿐만 아니라 구강질환의 이환율이 높아 보다 철저한 구강위생관리가 필요하며, 예방 진료가 더욱 권장되고 확대되어야 한다.

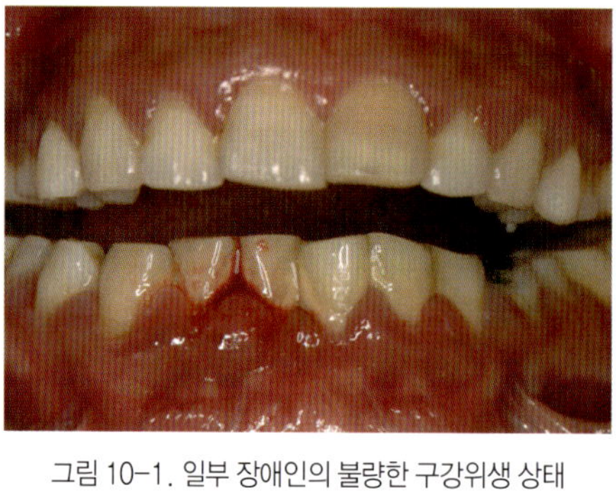

그림 10-1. 일부 장애인의 불량한 구강위생 상태

3. 장애 유형별 구강 상태와 구강위생관리

장애의 특성에 따라 발생할 수 있는 구강질환이 다르기 때문에 각 개인의 구강관리용품의 처방과 교육을 위해서는 장애의 유형에 대한 고려가 필요하다. 또한 이러한 고려가 이루어져야 각각의 상황에 맞는 효율적인 구강관리 교육과 실행이 가능하다. 각각의 장애의 유형과 구강 내 상황, 그리고 그에 맞는 구강위생관리 방법은 다음과 같다.

(1) 뇌성마비(cerebral palsy)

장애인 분류법에 따라 뇌성마비 장애인은 뇌병변 장애에 속한다. 여기에서 뇌병변 장애란 뇌성마비, 외상성 뇌손상, 뇌졸중 등 뇌의 기질적 병변으로 인한 신체적, 정신적 장애가 생겨 보행 또는 일상생활 동작에 현저하게 제한을 받는 자를 말한다. 특히 뇌성마비의 원인은 출생 전과 출생 시, 출생 후의 세 가지 경우로 구분하여 설명할 수 있다. 임신 중 모계감염(풍진), 심각한 영양결핍, 산소 결핍, 산모의 당뇨성 내분비계의 불균형, 흡연, 알콜 중독, 마약이나 약물의 오남용 등이 출생 전 발생 원인이 될 수 있다. 출생 시 원인은 분만 당시 태아가 적합한 위치에 있지 않거나 태아에게 산소 공급이 중단된 경우에 발생할 수 있다. 출생 후에 뇌성마비가 나타나는 원인으로는 교통사고와 척추나 뇌손상과 관련된 사고가 가장 많고, 기타 박테리아나 바이러스의 감염으로 인한 뇌막염 또는 뇌염, 납중독 등이 있다. 이러한 뇌손상으로 인해 뇌성마비 장애인의 운동 활성이 다양하게 나타나며, 그 형태는 경련성(spasticity), 무정위 운동증(athetosis), 운동 실조증(ataxia), 경직(rigidity), 진전(tremor), 무기력증(flaccidity)으로 분류된다. 전반적인 신체 운동적 특징은 근육의 협응이 어렵고 비정상적인 운동패턴의 영향을 받으며 특정 근육이 마비 또는 위축되거나 신체 일부를 상실하기도 하며, 이러한 경우에는 이동에 어려움이 생기게 된다. 또한 몸의 균형감각 상실, 비정상적인 걸음걸이, 자세 이상, 경련성 발작 등이 나타나는 경우가 많다. 사회 정서적 특징으로는 신체적으로 남에게 의존하게 됨으로써 '학습된 무기력'이라 불리는 수동적 양상이 나타나기도 한다.

장애 판정은 마비의 정도 및 범위, 불수의 운동의 유무 등에 따른 팔 다리의 기능 저하로 인한 앉기, 서기, 걷기 등 능력과 일상생활 수행능력을 기초로 판정한다. 그러나 신체능력에만 결함이 있는 경우에는 비장애인과 마찬가지의 정상적인 인지능력을 갖고있다. 만약 정신지체의 중복 장애가 있는 경우는 인지능력이 떨어지므로 상황에 맞는 구강위생관리를 실시하여야 한다.

1) 뇌성마비 장애인의 구강 내 특징

뇌성마비 장애인은 근 기능 장애로 인해 저작과 연하곤란 등이 나타나며, 가정에서 구강위생관리를 하거나 치과에서 치료 시 입을 벌리기가 매우 어렵다. 구호흡, 혀 내밀기, 잘못된 연

하방법과 같은 악습관은 부정교합을 야기하는데, 주로 상악 치열궁이 좁고 위턱이 튀어나와 보이는 독특한 양상을 보이며, 이러한 양상은 비장애인 보다 약 2배 더 많이 발생한다. 뇌성마비 장애인에서 비장애인보다 우식 이환율과 치주질환 발생이 높은 이유는 근육 운동 장애 때문에 저작과 연하운동이 어려워 탄수화물 성분이 많고 부드럽고 삼키기 쉬운 음식을 많이 섭취하게 되기 때문이다. 따라서 가정과 학교에서 올바른 식습관을 지속적으로 유지할 수 있도록 하여야 한다. 특히 뇌성마비 장애인에서 치주질환은 비장애인보다 약 3배 정도 발생률이 높은데, 그 원인은 발작성 장애가 있는 경우 페니토인 계열의 항 경련제를 복용하면서 치은이 비대해져 치면세균막 제거가 어려워지기 때문이다.

페니토인 계열 약물의 장기 복용으로 나타나는 치은비대는 치간유두나 유리치은에 자주 발생하며, 점점 증식하여 치관의 일부를 덮기도 한다(그림 10-2). 선천적으로 뇌성마비를 가지고 태어난 아이에게는 법랑질 저형성증이 나타날 수 있는데, 이런 경우 치질이 약한데다 뇌성마비 장애로 인해 근육수축이 부적절하게 일어나 자주 넘어지기 때문에 치아가 깨지거나 부러지기 쉬워 이에 알맞은 적절한 수복치료가 필요하다(그림 10-3). 또한 무의식적으로 이갈이를 함으로써 교모와 악관절 장애의 발생률이 높고, 기타 치아 이상, 치아맹출 이상 및 치아의 외상과 구토반사 등도 나타난다.

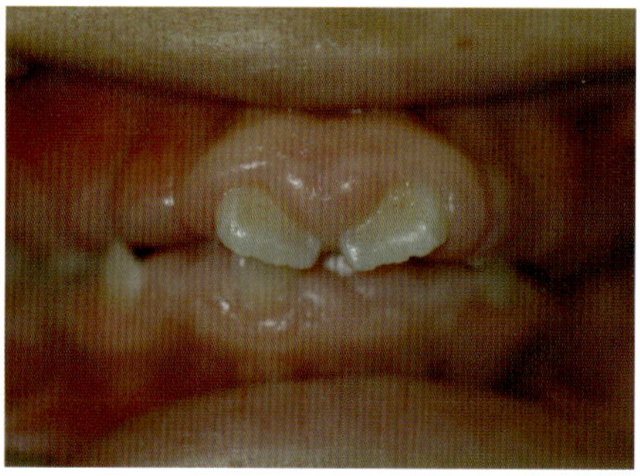

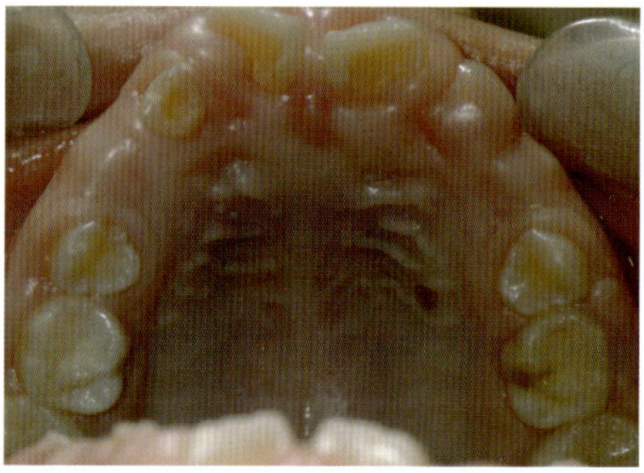

그림 10-2. 약물 복용으로 인한 치은 비대

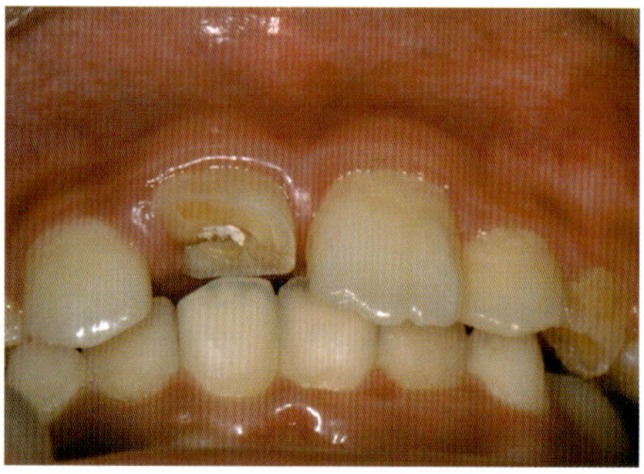

그림 10-3. 외상성 손상으로 인한 치수노출

2) 뇌성마비 장애인의 구강관리

대부분의 뇌성마비 아동은 출생하여 성장하는 동안에 젖을 빨거나 식사를 하는 데 어려움을 갖게 된다. 비장애 아동은 생후 수개월 동안 빨고 삼키는 반사작용이 일어나고 생후 약 6개월이 되어 앉기 시작하면 음식물을 입술로 받아 삼킬 수 있다. 그러나 뇌성마비가 있는 경우에는 이러한 반사작용이 부족하여 입을 열었다 다물었다 하면서 빠는 행동이 잘 되지 않아 저작운동이 어려울 뿐만 아니라 혀를 앞으로 미는 행동 때문에 음식물을 많이 흘리게 된다. 또한 컵에 입을 정확하게 위치시키는 것이 힘들기 때문에 물을 마시거나 양치하는 것이 매우 어렵다.

뇌성마비 장애인이 양치질을 할 때에 주로 나타나는 문제점은 몸의 조절이 잘 안되어 서 있는 자세가 바르지 못하고, 손으로 칫솔을 쥐기 힘들어서 치아에 칫솔을 적합시키는 것이 어려우며, 눈과 손의 협응이 좋지 않아 정상적인 칫솔질이 어렵다는 점이다. 또한 손을 입으로 가져가도 머리가 반대로 돌아가고 다른 쪽 팔이 펴지게 되는 비대칭성 목긴장 반사(asymmetrical tonic neck reflex)로 인해 칫솔질 동작에 많은 어려움을 갖게 된다. 무정위 운동형 뇌성마비 장애인은 칫솔을 잡는 힘도 약하여 손을 잘 쓸 수 없고, 경련형 사지마비 장애인은 손이 꼭 쥐어져 있고 양쪽 팔이 몸통 옆이나 가슴에 눌려 있으며 엄지손가락이 손바닥 쪽으로 말려 들어가 손을 펼 수 없어 구강관리용품을 잡기 힘들다. 따라서 뇌성마비 장애인의 이러한 특성을 잘 이해하여 칫솔이나 기타 구강관리용품을 뇌성마비 장애인의 신체적 특성에 맞도록 특별 제작하여 사용하도록 하는 것이 필요하다.

① 칫솔

일반적으로 사용하는 칫솔 손잡이 끝 부위에 나무젓가락을 덧대어 사용하면 팔의 움직임이 한정되어 있어 칫솔이 입에 닿지 않는 뇌성마비 장애인이 보다 수월하게 칫솔질을 할 수 있다. 손의 쥐는 힘이 약하면 나무젓가락을 칫솔 손잡이에 덧붙여 고무줄로 묶어주거나, 고무 호스에 칫솔 손잡이를 넣거나, 필름 케이스 또는 음료 캔 등에 구멍을 내고 칫솔 손잡이 부분에 끼

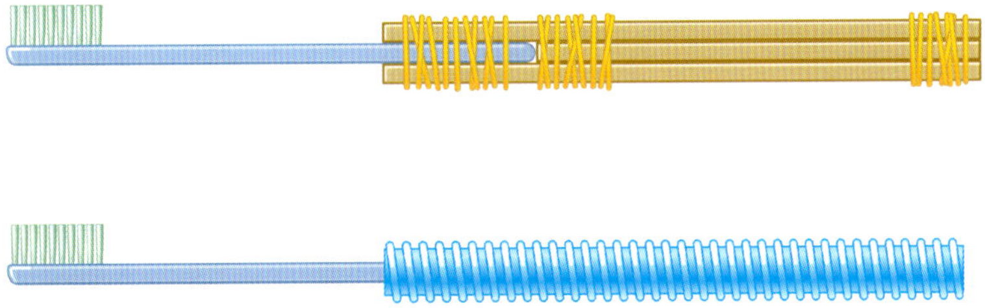

그림 10-4. 칫솔을 잡기 쉽도록 변형한 칫솔

워 손잡이를 굵게 하여 사용하면 도움이 된다(그림 10-4). 또는 치과에서 칫솔의 손잡이 부분을 아크릴릭 레진을 혼합하여 두껍게 만들어 줄 수도 있다.

일본에서 시판되고 있는 장애인용 특수칫솔(그림 10-5)은 가정에서 끓는 물에 칫솔 손잡이를 넣어 손목에 맞는 각도로 구부려서 사용할 수도 있다. 한편 협설면과 교합면을 동시에 닦을 수 있도록 고안된 특수칫솔을 이용할 수도 있다(그림 10-6).

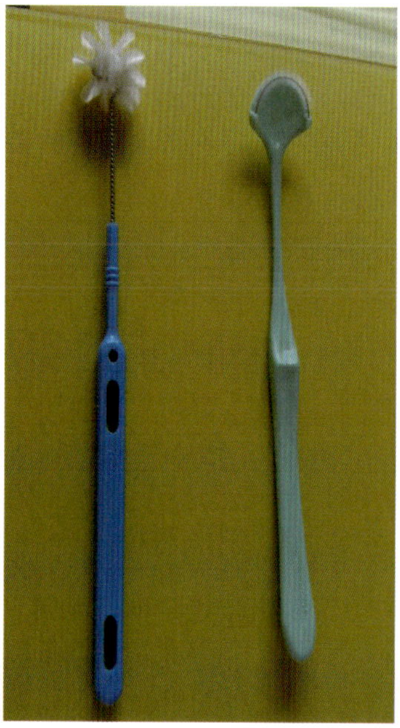

그림 10-5. 일본에서 시판되는 장애인용 칫솔

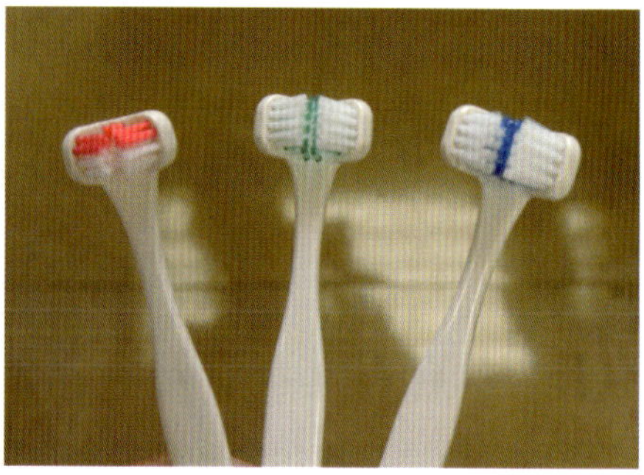

그림 10-6. 협면과 교합면을 동시에 닦을 수 있는 칫솔

② 치간칫솔과 첨단칫솔

입을 조금밖에 벌리지 못하거나 치아와 치아 사이의 간격이 넓을 경우는 치간칫솔이나 첨단칫솔이 효과적이다. 이런 칫솔은 강모의 뻣뻣한 정도와 형태에 따라 여러 종류가 시판되므로 적재적소에 사용하면 더욱 좋다. 또한 시판되고 있는 젖병 솔 중 사이즈가 작은 스펀지 솔은 입을 잘 움직이지 못하는 뇌성마비 장애인의 구강을 닦아낼 때 사용하면 좋으며, 불소 등의 제재를 적셔 치아에 도포할 때 사용하면 유용하다.

③ 치과 치료 시 주의사항과 전문가 관리

뇌성마비 장애인의 치과 치료 시 주의해야 할 점은 교반사와 경악반사이다. 교반사란 치아에 칫솔이나 치과 기구 등의 자극이 가해지면 반사적으로 깨무는 것을 말하며, 보호자가 칫솔질을 해 주거나 치과 치료를 시작하기 전에 미리 설명을 해주는 것이 교반사를 억제하는 데 도움이 된다. 경악반사는 안정 상태에서는 아무렇지도 않던 사람이 갑작스런 빛이나 소리, 접촉 자극이 가해지면 온몸에 힘이 들어가면서 근육 긴장이 나타나는 것을 말한다. 따라서 치과치료를 실시하기 전에는 항상 경악반사가 나타나지 않도록 갑작스런 자극에 주의하여야 한다. 뇌성마비 장애인은 비장애인에 비하여 구강 건강을 해치는 많은 위험 요인들이 존재하므로 올바른 칫솔질과 불소도포, 치면열구전색 등의 방법으로 구강질환을 조기에 예방할 수 있도록 해야 한다(그림 10-7).

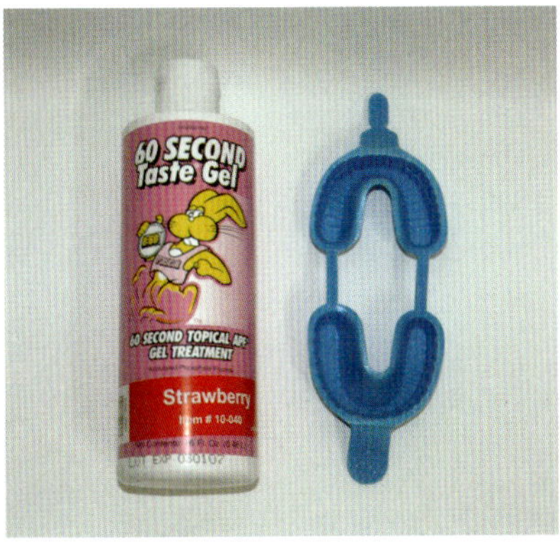

그림 10-7. 불소젤과 일회용 트레이

(2) 발작성 장애(간질)

간질은 반복되는 발작장애의 흔한 명칭으로 질병이 아니라 유기적인 뇌 손상의 증상이다. 주로 두뇌의 전기에너지가 비정상적으로 방출될 때 나타나는 현상으로 뇌에 손상을 입으면 경련이 일어날 가능성이 높은 것은 사실이나 그 원인이 특별히 밝혀지지 않은 경우가 많다. 발작은 어렸을 때 많이 일어나며 피로하거나 흥분하였을 때, 혹은 갑자기 놀라거나 호르몬의 변화, 약물의 중단 또는 특정한 빛이나 소리 등에 의해 유발될 수 있다. 치과 치료 중 발작이 5분 이상 지속된다면 응급요원을 불러야 한다. 그러나 적절한 의학적 치료와 부모, 교사, 친구들의 도움이 있다면 발작성 장애인은 발작 없이 정상적인 삶을 살 수 있다.

1) 발작성 장애인의 구강 내 특징

간질 환자 대부분이 발작으로 인해 외상성 손상을 받으며 뇌성마비이면서 발작성 장애가 있는 경우는 상악이 돌출된 안모가 나타나므로 더 많은 손상을 받을 수 있다. 치아 외상 시 신경이 죽어 치아가 까맣게 변색이 될 수 있으므로 외상을 입으면 즉시 치과에 내원하여 X-ray를 통해 치수의 건전 유무를 검사하도록 한다. 그 외 구강 내 소견은 치은염과 약물로 인한 치은비대, 치아형성부전과 연조직의 궤양, 구강건조증 등이 나타날 수 있다.

2) 발작성 장애인의 구강관리

행동 조절에 문제가 없는 경우에는 스스로 구강위생 활동을 할 수 있다.

① 칫솔질 교육

칫솔질 방법은 치은 변연과 치은열구 내를 청결하게 할 수 있는 바스법이 추천된다. 그러나 행동 조절이 어려운 복합 장애가 있는 경우에는 보호자가 치은연 부위를 중심으로 칫솔질을 해주어야 한다. 칫솔질 시 치약을 삼키지 않고 뱉어낼 수 있다면 평소 불소치약을 사용하도록 한다.

② 치간칫솔

치간 청결을 위해서는 치실과 치간칫솔을 활용할 수 있다. 특히 치은 비대로 치은을 절제하면 치간 사이가 넓어지거나 부착치은이 소실되면서 치근면이 많이 노출되므로 치간칫솔을 이용하는 것이 좋다.

③ 구강양치액

장기간의 항 경련제 복용으로 인해 치은이 비대해지면 구취가 발생할 수 있고 음식물에 의한 자극을 정상적으로 받아들이기 힘들다. 이런 경우 살균력이 강하고 염증 억제 작용이 있는 구강양치액을 사용하는 것이 추천된다.

④ 전문가 관리

장애인의 행동조절을 위해서 과자나 사탕과 같은 단 음식을 주는 경우가 있는데 당분 함유 식품의 섭취는 치아우식증을 증가시킬 수 있으므로 주의한다. 그리고 주기적으로 치과를 방문하여 불소도포를 받으면 치아우식증 예방에 효과적이다.

(3) 지적 장애

장애인 복지법에서는 지적 장애인을 "정신발육이 항구적으로 지체되어 지적 능력의 발달이 불충분하거나 불완전하고 자신의 일을 처리하는 것과 사회생활의 적응이 상당히 곤란한 사람"으로 규정하고 있다. 즉 정신 능력 발달이 지체되어 있거나 정지되어 있어 적합한 행동력이 부족하고 인지능력이 평균 이하로 학습능력과 사회적응 능력이 떨어져 있는 자를 말한다. 지적 장애는 간질, 뇌성마비, 정서장애 등의 장애와 연관되어 복합장애로 많이 나타난다.

1) 지적 장애인의 구강 내 특징

지적 장애인에게서 흔히 볼 수 있는 구강 증상은 치주질환과 치료되지 않은 치아우식증이다(그림 10-8).

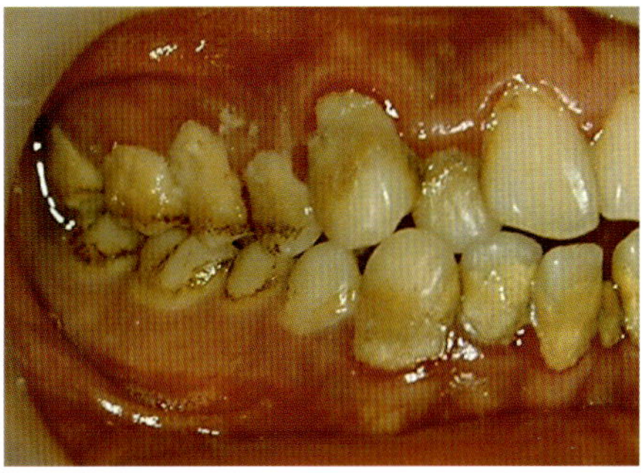

그림 10-8. 지적 장애인의 구강 내 사진

그 원인은 장애로 인한 소홀한 구강위생관리와 식이습관 및 치과치료를 우선순위로 생각하지 않는 것이다. 지적 장애인에서 나타날 수 있는 다른 구강 증상으로는 부정교합, 법랑질 형성부전, 혀 내미는 습관, 이갈이 습관, 자해 습관, 침 흘림 현상이 있으며, 발작성 장애와 중복 장애가 있는 경우에는 페니토인 계열의 약물복용으로 인한 치은 비대 증상이 나타난다.

지적 장애 중 다운증후군의 경우는 구각은 처지고 아랫입술은 반전되는 얼굴의 형태를 보이고, 구개부위의 모양이 V자 모양의 높은 계단형이며 연구개가 부족한 형상이 나타난다. 또한 구강의 협소로 인한 거대설, 구호흡으로 인한 건조한 혀, 구각구순염, 갈라진 아랫입술이 나타나는 특징이 있다. 치아에서는 왜소치와 치아발육부전, 국부성 무치증, 넓은 치아 간격, 치관변이, 맹출지연 등으로 인해 부정교합이 나타날 수 있으며, 악관절의 기능장애와 이갈이 등의 문제도 많이 나타난다.

2) 지적 장애인의 구강관리

① 칫솔질 교육

칫솔질 방법은 지적 수준을 고려하여 반복적인 교육을 실시하도록 하며 무엇보다 치과위생사는 구강위생관리 시 인내심을 가지고 꾸준히 구강보건교육을 실시하고 관리를 해주어야 한다. 구강보건교육 시에는 천천히 쉽게 반복해서 설명하도록 하고, 칭찬을 많이 해주어 칫솔질에 자신감과 동기를 부여해주는 것이 중요하다. 칫솔질 방법은 폰즈법이 추천되는데 정확한 칫솔질 방법을 가르치기 보다는 칫솔질 습관을 길러주어야 한다. 치아를 닦은 후에는 보호자가 다시 한번 확인하고 닦아주는 것도 좋다. 만약 강하게 혀를 내미는 버릇이 있다면 협면을 먼저 칫솔질 하며, 협면의 칫솔질이 끝난 후에는 설측면을 닦도록 교육한다. 칫솔질법을 교육할 때 칫솔을 물거나 입을 벌리지 않으려고 하면 부드러운 개구기를 사용하기도 한다. 그러나 무리한 방법으로 개구시키거나 칫솔질법을 강제로 교육하는 것은 바람직하지 않다. 적응이 잘 되면 중등도 이하의 지적 장애인은 스스로 칫솔질을 잘 할 수 있으므로 인내심을 가지고 꾸준히 반복 교육을 실시하도록 한다. 그러나 지적 장애가 심한 경우에는 교육의 효과가 잘 나타나지 않으므로 이런 경우에는 부모나 보호자를 교육하여 가정에서의 칫솔질 관리가 이루어질 수 있도록 한다.

② 치실 및 치간칫솔

지적 장애인은 치실이나 치간칫솔 등의 구강관리용품을 이용하여 치간관리를 실시하는 것이 바람직하지만, 중등도 이상의 지적 장애가 있으면 지적능력이 떨어지므로 이러한 치간관리가 어려울 수 있다. 따라서 이런 경우는 부모나 보호자를 통해 치간관리용품을 이용한 구강관리를 할 수 있도록 보호자 교육을 실시하도록 한다. 또한 지적 장애인의 경우 손가락을 이용하여 치실을 정확하게 사용하는 것이 어렵기 때문에 치실 손잡이(floss holder)를 이용한 치실질 법을 교육하는 것이 좋다.

③ 전동칫솔

전동칫솔은 사용이 간단하기 때문에 장애인의 구강관리에 많은 도움이 된다. 특히 장애인에게도 전동칫솔의 사용법을 반복해서 설명하면 잘 이해할 수 있어서 칫솔질에 대한 자신감을 심어줄 수 있고, 본인 스스로 매일 식 후에 칫솔질을 하는 습관을 들일 수 있다. 지적 장애인이 직접 사용하는 경우는 힘의 세기를 잘 조절해서 사용하도록 해야 한다. 골고루 치아 안쪽까지 3분 이상 닦았는지 살펴보아야 한다. 치약을 삼키는 경우도 가끔 있는데 삼키고 뱉는 행동 조절이 어려워 삼키더라도 대변 등으로 모두 배설되므로 크게 해가 되는 것은 없기 때문에 염려할 필요는 없다.

④ 치과 치료 시 주의사항

지적 장애인은 치과 치료 시 신체 억제법만을 사용하면 치과치료에 대한 불안과 공포로 인해 부정적인 반응이 나타나기 쉬우므로 주의한다. 만 3세 미만의 아동은 대화나 행동조절이 매우 어려워 약물진정요법을 통해 치과치료를 시행하기도 하지만 약물진정요법은 최소한 생후 40개월 이상이 되어야 시행할 수 있다. 그러므로 지적 장애 아동은 평상 시 구강관리에 신경을 써서 우식이 발생하지 않도록 예방적인 관리에 중점을 두어야 한다.

⑤ 식이조절

지적 장애인은 치아우식증과 치주질환이 흔히 발생하지만 치과 치료가 어렵기 때문에 구강질환 예방을 위해서는 식이조절을 하는 것이 중요하다. 당을 함유한 식품의 물리적 성질, 당의 종류, 섭취방법 등에 따라 우식 유발능력이 다르기 때문에 치과위생사는 이런 것들을 잘 고려하여 식이를 지도하도록 한다. 무엇보다 간식은 양보다 섭취 횟수가 중요하므로 가능한 간식 섭취 횟수를 줄이려는 노력이 필요하다. 단백질 및 비타민 D, 칼슘과 인, 무기질이 함유된 식단을 구성하여야 하며 치아에 잘 달라붙는 끈적끈적한 식품은 제한하고 탄산음료는 가급적 피하도록 하여야 한다. 또한 이온 음료나 야구르트 등은 가급적 삼가고 섭취 시에는 반드시 구강을 청결하게 관리 해주어야 한다.

⑥ 불소의 이용

지적 장애인에게도 불소를 이용한 치아우식 예방법이 가장 효과적이다. 불소는 치아의 탈회를 억제하고 재석회화를 촉진함으로써 효과적으로 치아우식증을 예방할 수 있도록 해준다. 그러나 행동조절이 잘 안 되는 경우는 불소겔 도포나 불소이온 도포가 어렵고 불소용액양치는 불소용액을 삼킬 염려가 있으므로, 불소의 이용이 가능한 지를 먼저 파악하는 것이 필요하다. 앞에서 언급한 불소의 이용법이 모두 불가능한 경우는 불소치약을 이용해서 치아우식증을 예방하도록 한다.

⑦ 치면열구전색

다른 장애 유형에 비해 치아우식증에 노출될 위험이 높으므로 가급적 치과에 내원하여 치면열구전색을 실시하는 것이 바람직하다. 그러나 지적 장애인은 치과치료에 관한 공포심이 다른 장애 유형보다 크므로 먼저 치과검진이나 치료에 친숙해지도록 하는 것이 좋다.

⑧ 정기 검진

정기적으로 치과를 방문하여 유치를 적절한 시기에 발치하여 고른 치열을 갖도록 관리하고, 예방과 조기치료를 통해 영구치 우식증을 관리하도록 한다. 나이가 들수록 치아우식증보다는 치주질환이 호발하기 때문에 청소년기부터는 치주질환 예방을 위해 스켈링을 받도록 하는 것이 좋다.

(4) 시각 장애

시각장애란 시각기능의 현저한 저하 또는 소실에 의해 일상생활 또는 사회생활에 제약이 있는 자를 말한다. 시각은 주로 시력과 시야로 이루어진다. 시력(visual acuity)은 눈으로 볼 수 있는 명료도를 말하며, 시야(visual field)는 눈으로 정면의 한 점을 주시할 때 눈에 보이는 외계의 범위를 말한다. 장애인 복지법 시행령에서 시각장애인의 정의는 시력이 나쁜 눈이 0.02 이하이거나 좋은 눈이 0.2 이하인 사람 또는 두 눈의 시야가 각각 주시점에서 10도 이하로 남거나 시야의 1/2 이상을 잃은 사람으로 규정하고 있다. 이것은 일반인이 200피트(약 60 m)에서 볼 수 있는 작은 물체를 20피트(약 6 m)에서 볼 수 있는 것을 말하며 시야의 경우 일반인이 보는 범위는 180도인데 시각장애인은 120도 이하인 것으로 사물을 볼 수 있는 범위가 매우 좁은 것을 말한다.

1) 시각 장애인의 구강 내 특징

선천적으로 시각 장애가 있는 경우, 치아의 발생단계 중 조직 분화기에 치아형성부전증이 발생하여 치질이 약해지기 때문에 치아우식증이 쉽게 발생하고 선천적인 치아상실이 발생할 수 있다. 또한 시각 장애인은 시력 또는 시야의 장애로 인한 보행의 어려움으로 넘어지거나 부딪혀 전치부 파절 등의 외상이 잘 생긴다. 그리고 본인의 구강 내에 치면세균막 부착을 확인하는 것이 곤란하여 구강위생관리가 어렵고 그 결과 우식증이나 치은염의 발생율이 높다.

2) 시각 장애인의 구강관리

① 칫솔질 교육

시각 장애인은 촉각과 맛에 민감하다. 그러므로 치약은 본인이 원하는 것으로 선택하는 것이 좋으며 억지로 권장하는 것은 바람직하지 않다. 만약 치약의 맛과 향에 강한 거부감을 보인다면 칫솔만을 이용해 치면세균막을 제거하는 것도 좋은 방법이다. 칫솔질을 교육할 때에는 본인이 손으로 자신의 입안을 직접 만져가면서 칫솔질을 할 수 있도록 하고 치과위생사는 시각 장애인의 손을 잡고 유도하면서 교육한다. 후천적 장애로 인한 시각 장애인의 경우에는 설명만으로도 칫솔질 교육이 가능하다. 그러나 선천적 시각 장애인은 항상 먼저 칫솔질 과정을 얘기하고 손으로 직접 만져보게 하고 시행하도록 하는 것이 중요하다. 칫솔의 선택은 칫솔모가 너무 크지 않은 것으로 사용하도록 하고, 칫솔질 방법은 가장 일반적이며 비교적 실천성이 높은 회전법을 이용하여 구강을 청결히 하도록 한다.

② 치실 및 치간칫솔

만약 손놀림이 부적절하거나 입을 크게 벌리지 못하여 치실 사용에 어려움을 느낀다면 치실 손잡이나 치간칫솔을 권유하여 치간 관리를 할 수 있도록 한다.

③ 불소의 이용

불소치약으로 하루 2회 이상 칫솔질을 하도록 하고, 불소 도포도 정기적으로 받도록 한다.

(5) 청각 장애

청각 장애는 청력 장애와 평형기능 장애로 구분된다. 청력은 몇 데시벨(dB)의 소리를 들을 수 있는가와 같은 크기의 소리라도 어음의 명료도에 따라 장애정도를 분류한다. 그리고 평형기능은 공간 내에서 자세 및 방향감을 유지하는 능력을 말하며, 시각과 청각의 고유 수용감각 및 전정기관에 의해 유지된다. 청각장애인은 대부분 언어 장애와 중복장애를 갖는 경우가 많다.

1) 청각 장애인의 구강 내 특징

청각 장애인은 대화를 하지 못하므로 혀의 움직임이나 타액에 의한 자정기능이 약하고, 구강 내에 타액과 음식물 잔사가 오래 남아 있게 된다. 따라서 치석과 치은염이 호발한다. 또한 이갈이 습관이 있는 경우가 많아서 치아에 지나친 마모가 일어나거나 턱관절의 이상을 초래하기도 한다.

2) 청각 장애인의 구강관리

① 칫솔질 교육

장애 유형만 다를 뿐이지 청각장애인 역시 구강관리 내용은 다른 장애인과 크게 다르지 않기 때문에 다른 장애인과 마찬가지로 구강위생관리를 하도록 한다. 칫솔질 방법은 일반적으로 시행하는 회전법을 주로 권유하고 있으나 경우에 따라 좀 더 쉬운 폰즈법 또는 치주질환의 예방을 위해 바스법을 권유하기도 한다. 직접 손으로 천천히 보여주면서 교육하고, 치면착색제를 이용할 수도 있다. 시범 후에는 청각 장애인이 스스로 칫솔질을 하도록 한 뒤 잘못된 부분을 교정해 준다. 수화를 사용하여 구강보건교육이나 구강관리용품의 사용을 설명할 때는 천천히 입모양을 함께 읽을 수 있도록 하며 수화를 모르는 경우는 종이에 글로 써서 의사소통을 한다. 가급적 칫솔모의 크기가 작은 것으로 입안 골고루 구석구석 잘 닦도록 교육하고, 칫솔은 청각 장애인이 직접 선택할 수 있게 하는 것이 좋다.

② 식이조절

청각 장애가 있다고 해서 치아이상이 동반되거나 치아우식증이 많이 생기는 것은 아니다. 오히려 청각 장애 아동에서 더 낮은 치아우식증 발생률을 보고한 논문도 있다. 그러나 대개의 장애 아동에게 그렇듯이 아이들의 행동을 유도하기 위하여 단 음식을 자주 주거나 편식하면 구강상태가 악화되기 쉽다. 따라서 적절한 간식습관을 갖도록 유도하는 것이 필요하며 우식유발 식품을 섭취하였을 때에는 그 즉시 양치를 하도록 하거나 입안을 헹궈내도록 한다.

③ 이갈이 습관 방지

이갈이로 인한 치아 표면의 지나친 마모와 턱관절 이상을 예방하기 위해 구강보호대(day guard 또는 night guard)를 장착하도록 한다(그림 10-9).

④ 정기검진 및 스케일링

청각 장애인은 구강 내 자정작용이 잘 이루어지지 않으므로 정기적으로 치과 검진과 스케일링을 받도록 한다.

A

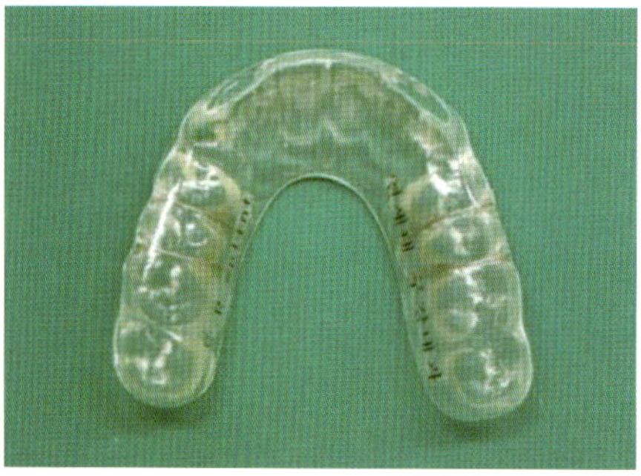

B

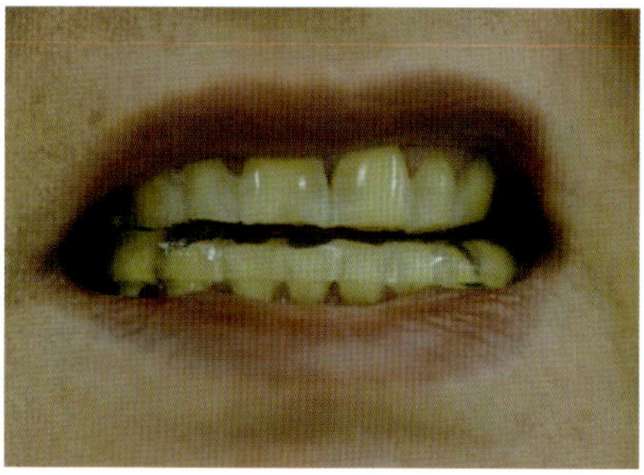

그림 10-9. A. 구강보호대, B. 구강보호대의 장착모습

(6) 지체 장애

지체 장애는 팔(손가락 포함), 다리(발가락 포함), 몸통(척추)에 기능 장애가 있는 것을 말하며, 장애 항목에는 절단장애, 관절장애, 지체기능 장애, 변형 등이 있다. 지체 장애의 발생은 대부분 후천적인 사고로 인한 외상이나 만성질환으로 인해 발생한다.

1) 지체 장애인의 구강 내 특징

지체 장애는 대부분 후천적인 원인으로 발생되므로 구강의 발달 상태 또는 기능에는 특별한 이상이 없다. 그러나 장애로 인해 구강관리용품을 스스로 사용하기 힘든 경우에는 구강위생상태가 좋지 않을 수 있다.

2) 지체 장애인의 구강관리

① 칫솔질 교육

손놀림에 제약이 없다면 일반인과 같은 구강관리용품의 사용이 추천된다. 칫솔질 교육은 앞에서 설명한 바와 같이 다른 장애인과 같은 방법으로 시행하면 된다.

② 불소의 이용

불소치약으로 하루 2회 이상 칫솔질을 하도록 하고, 불소 도포도 정기적으로 받도록 한다.

③ 정기 검진 및 스켈링

지체 장애인의 경우 병원에 내원하는 데 큰 어려움이 없다면 특히 30대 후반부터는 치주질환이 생길 가능성에 유의하면서 1년에 1회 이상 전문가 치주관리를 해주는 것이 바람직하다.

④ 치과 치료 시 주의사항

하지 장애가 있는 지체 장애인은 치과의료 기관의 이동에 많은 제약이 있다. 휠체어를 사용하여 내원을 한다 해도 치과 진료대로의 이동에도 불편함이 많다. 또한 치과의료 인력들의 진료자세의 확보가 매우 어렵기 때문에 의료기관의 설계 시 장애인을 고려한 특별한 설계가 필요하다. 최근에는 지체 장애인을 위한 유니트체어가 개발되어 지체 장애인의 휠체어가 치과 진료대 들어갈 수 있도록 고안된 치과용 유니트체어도 있다(그림 10-10). 이러한 물리적인 시설뿐만 아니라 치과의료 인력들도 지체 장애인의 불편함을 이해하고 배려하도록 노력해야 한다.

최근에는 전국적으로 장애인 치과 진료망이 구축되어 있어 장애인의 진료에 많은 도움을 주고 있다. 스마일 재단의 웹사이트(http://www.smilefund.org)에서 제공하는 장애인 치과진료 네트워크 목록을 참고하면 장애 특성에 맞는 진료기관을 사전에 파악하여 진료에 도움을 받을 수 있다.

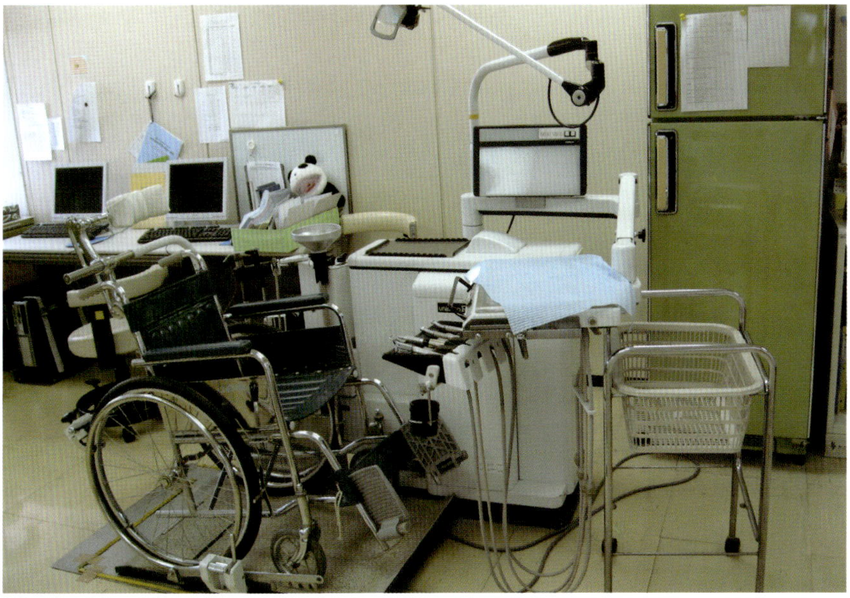

그림 10-10. 지체 장애인을 위한 유니트체어

참고문헌

[1] 강부월, 권현숙, 김영숙 외. (2004) *장애인 구강보건관리학.* 1판. 고문사. 6-13.

[2] 황수경. (2004) WHO의 새로운 국제장애분류(ICF)에 대한 이해와 기능적 장애 개념의 필요성. *노동정책연구.* 4(2):127-148.

[3] 김영진 역. (2001) *장애인 치과가이드 북.* 1판. 지성출판사. 173-183 .

[4] 보건복지부. (2005) *장애인 실태조사.*

[5] 서울시립아동병원. (2005) *(선생님과 보호자를 위한) 장애아동의 구강관리요령.* 9-26.

[6] 보건복지부. (2003) *장애인 복지법.* 4-120.

[7] 대한치과의사협회. (2000) 장애인 구강보건사업 진료 봉사 현황. *대한치과의사협회지.* 60(1):2-18.

[8] 김종배, 김주환, 김연만 외. (1970) 정신박약자의 구강위생상태 조사보고. *대한치과의사협회지.* 7,8:477-480.

[9] 지인애. (1981) 정신박약아의 구강상태에 관한 고찰. *소아치과학회지.* 8(1):77-88.

[10] 최길라. (1991) *정신지체장애아동의 장애유형별 치아우식경험도 및 영향요인에 관한 조사연구.* 연세대학교 대학원. 19-21.

[11] 맹준남. (2000) 정신지체장애인과 정상인의 우식경험도 비교조사 연구. *대한소아치과학회지.* 27(2):202-206.

[12] 이병채. (1992) 다운증후군 아동의 구강상태. *대한구강보건학회지.* 19(2):537-546.

[13] 류영덕. (1999) 자폐인의 치아우식증에 관한 통계학적 연구. *대한소아치과학회지.* 26(1):162-171.

[14] 최길라. (1989) 정신박약자의 잇솔질 교육효과에 관한 연구. *대한구강보건학회지.* 13(1):133-140.

[15] 박옥희, 권중만. (1994) 장애인복지의 현황과 정책과제. *한국보건사회연구원.* 94(15): 321-344.

[16] 하순영, 이광희, 김대업 외. (2000) 장애인 입소시설과 특수학교의 구강건강관리 실태에 대한 조사연구. *대한소아치과학회지.* 27(2):192-200.

[17] 이소현 역. (1995) *장애영유아를 위한 교육 개정판.* 개정판. 이화여자대학교. 44-75.

[18] Price JH. (1978) Dental health education for mentally and physically handicapped. *J Sch Health.* 48(3):171-174.

[19] Udin RD, Kuster CG. (1984) The influence of motivation on a plaque control program for handicapped children. *J Am Dent Assoc.* 109(4):591-593.

[20] Kass L. (1979) Dental health program for institutionally mentally retarded. *Dent Hyg.* 53(2):76-78.

[21] Wilkins EM. (2009) *Clinical practice of the dental hygienist.* 10th ed. Lippincott Williams & Wilkins. 411-419.

PART 3 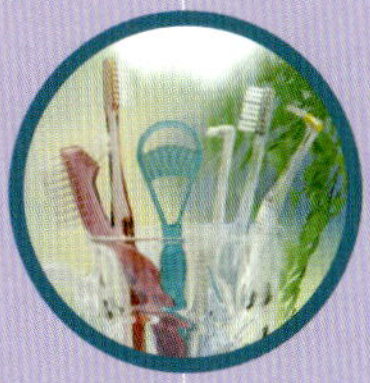

국내 시판 중인 구강관리용품

1. 수동칫솔

(1) LG 생활건강

제품명	제품 모습	칫솔머리 크기(㎜) 1.폭 2.길이	강모세기	강모의 특징	제작방식
페리오 케어	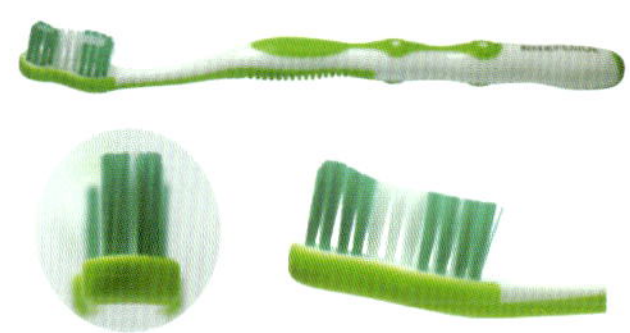	10 ㎜ 25 ㎜	부드러운 모	rounding tip	anchor
페리오 콤팩트	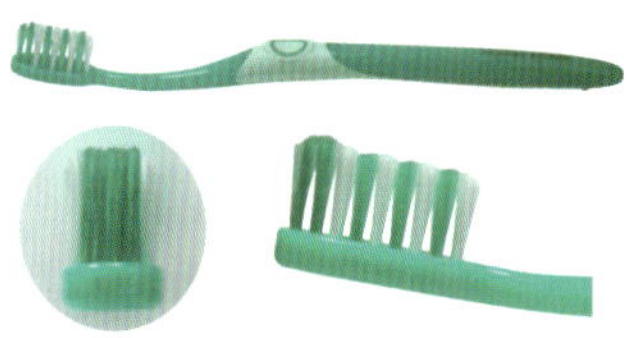	9 ㎜ 22 ㎜	부드러운 모	rounding tip	anchor
페리오 센서티브 초극세모	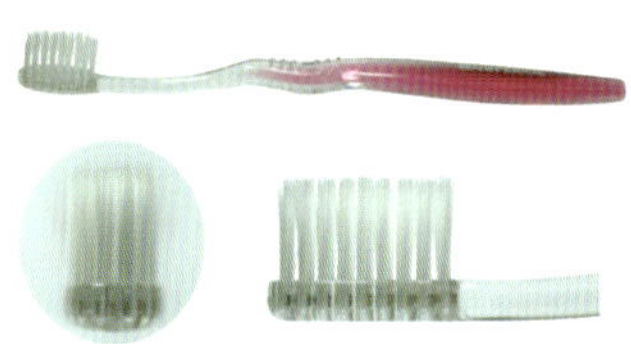	9 ㎜ 21㎜	부드러운 모	미세모	anchor
페리오 어금니 클리닉	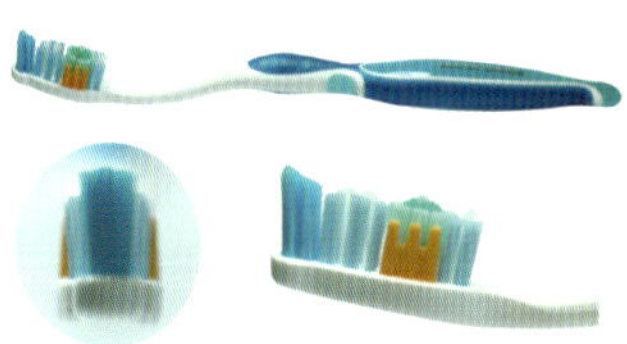	12 ㎜ 27 ㎜	부드러운모	rounding tip 러버 (잇몸마사지)	anchor
페리오 초극세모 슬림터치 온가족용	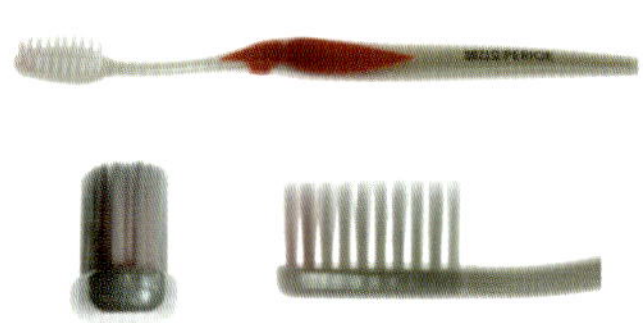	10 ㎜ 25 ㎜	부드러운 모	미세모	anchor

페리오 초극세모 잇몸케어 S	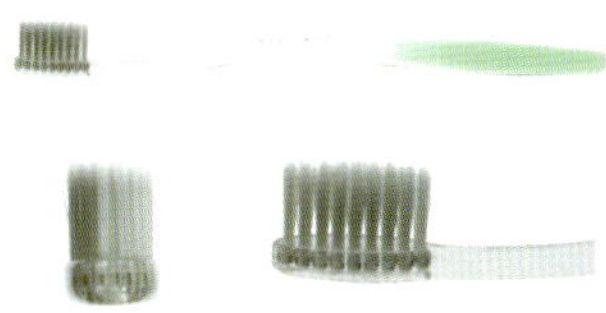	9 ㎜ 21 ㎜	부드러운 모	미세모	anchor
페리오 초극세모 잇몸케어 S 흑진주	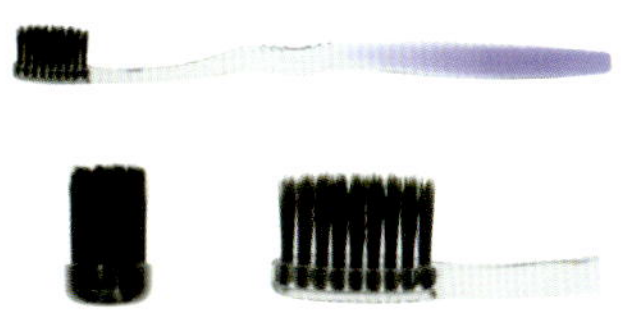	9 ㎜ 21 ㎜	부드러운 모	미세모	anchor

(2) 한국 피앤지

제품명	제품 모습	칫솔머리 크기(㎜) 1.폭 2.길이	강모세기	강모의 특징	제작방식
인디케이터 35	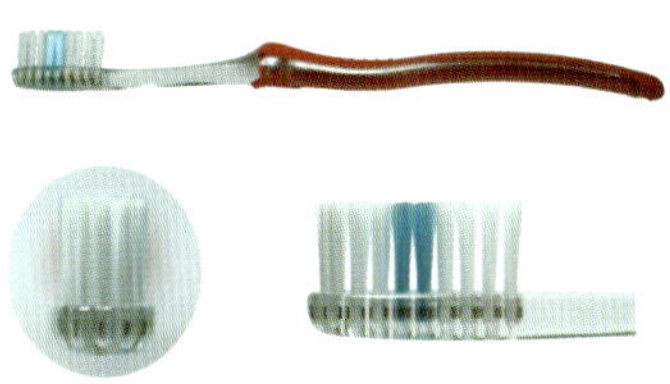	9 ㎜ 24 ㎜	부드러운모	rounding tip	anchor
클래식 울트라클린	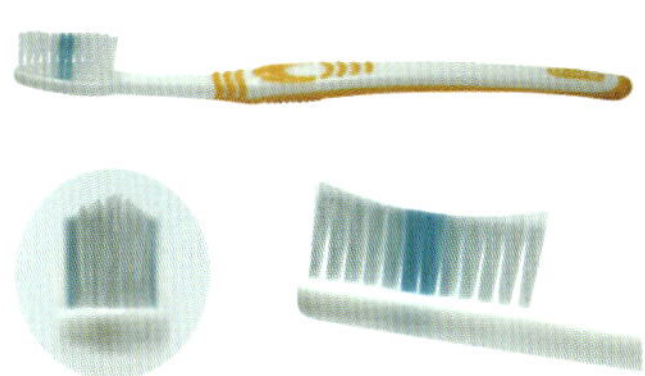	11 ㎜ 29 ㎜	부드러운모	rounding tip	anchor
크로스액션	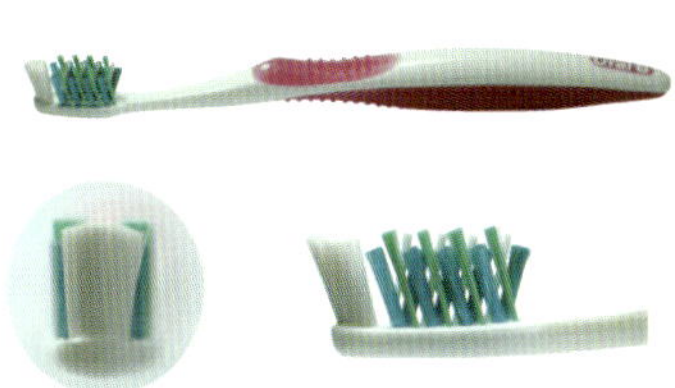	11 ㎜ 24 ㎜	부드러운모	rounding tip	molding

젠틀케어	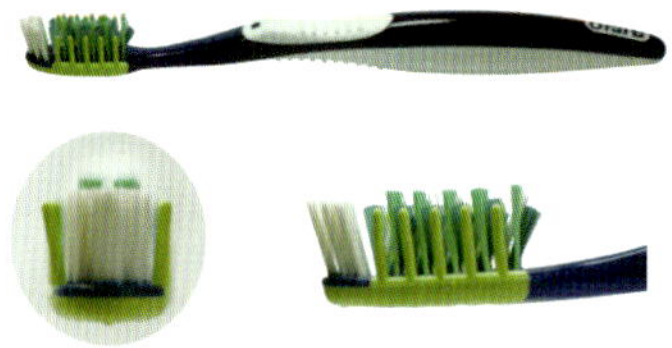	15 ㎜ 29 ㎜	부드러운모	rounding tip 러버 (잇몸마사지)	molding
크로스액션 프로-헬스 토탈케어	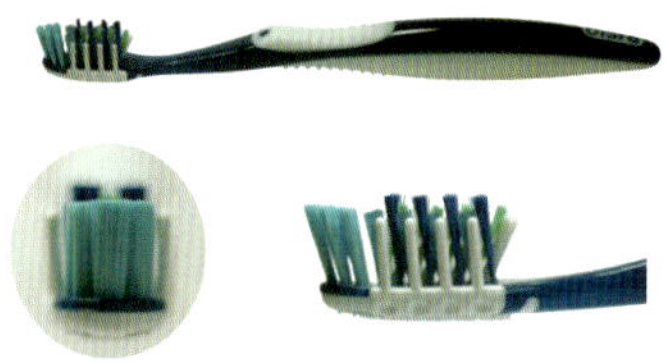	15 ㎜ 29 ㎜	부드러운모	rounding tip 러버 (잇몸마사지) 칫솔 등 부위 혀세정기	molding
오랄-비 스테이지스 1 (4~24개월)	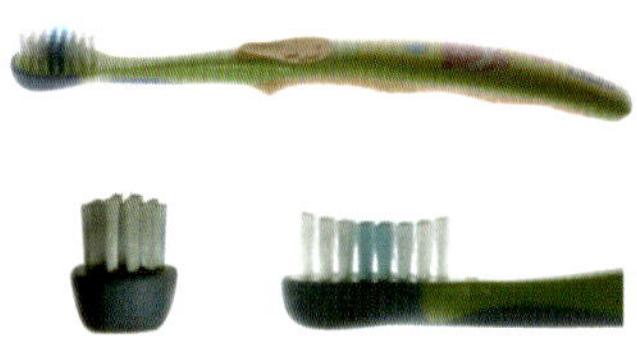	11 ㎜ 18 ㎜	부드러운모	rounding tip	anchor
오랄-비 스테이지스 2 (2~4세)	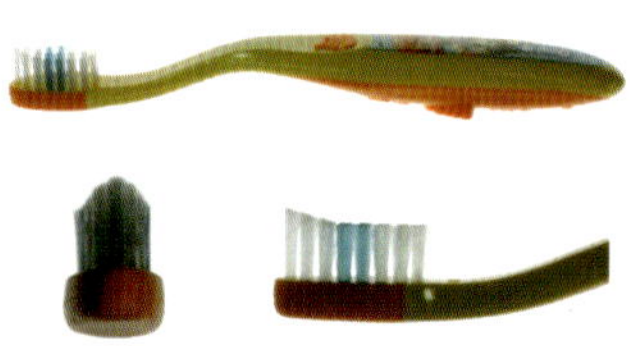	7 ㎜ 20 ㎜	부드러운모	rounding tip	anchor
오랄-비 스테이지스 3 (5~7세)	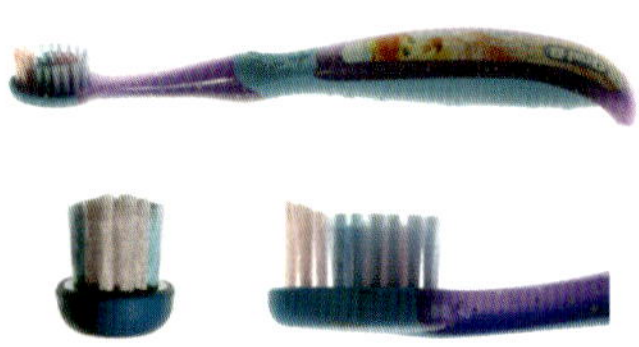	10 ㎜ 19 ㎜	부드러운모	rounding tip	anchor
오랄-비 스테이지스 4 (8세 이상)	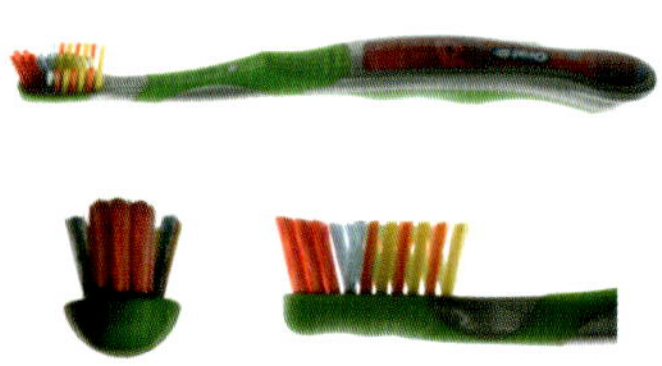	13 ㎜ 23 ㎜	부드러운모	rounding tip	anchor

(3) 클리오

제품명	제품 모습	칫솔머리 크기(㎜) 1. 폭 2. 길이	강모세기	강모의 특징	제작방식
항균 닥터클리오	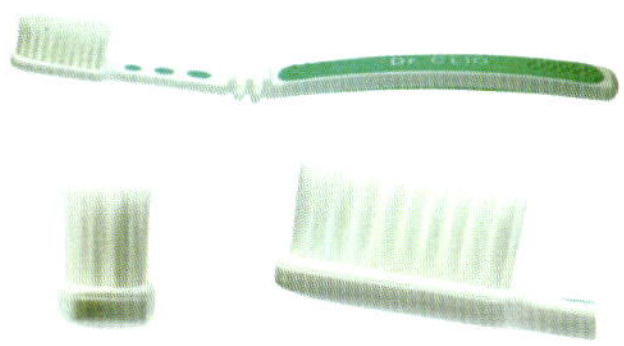	10 ㎜ 27 ㎜	부드러운 모	rounding tip	anchor
클리오센스 R	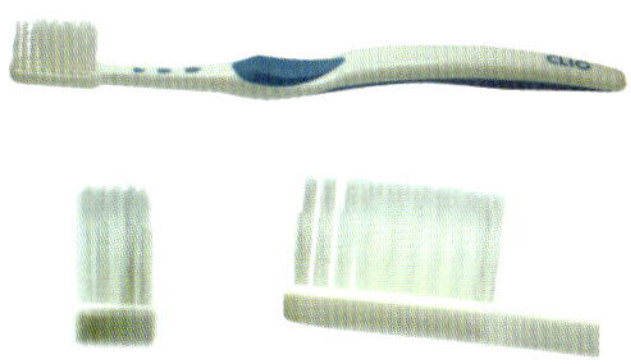	10 ㎜ 25 ㎜	부드러운 모	이중 미세모 (일반모+미세모)	anchor
클리오센스 항균 R	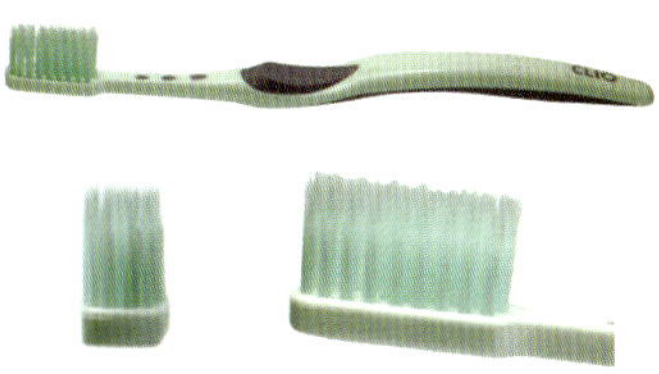	10 ㎜ 25 ㎜	부드러운 모	이중 미세모 (일반모+미세모)	anchor
클리오엑스루션	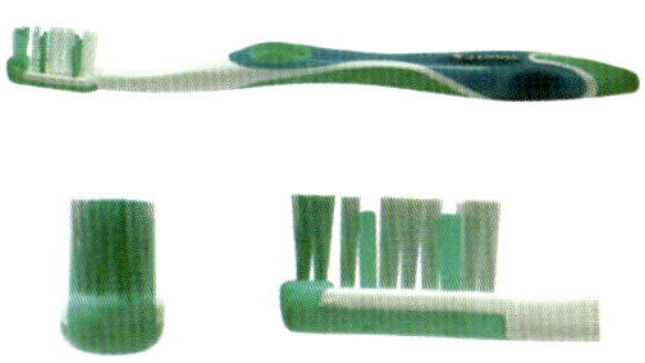	10 ㎜ 24 ㎜	부드러운 모	rounding tip 러버 (미백 기능)	일반모- anchor 러버모- molding
센스프로그레스	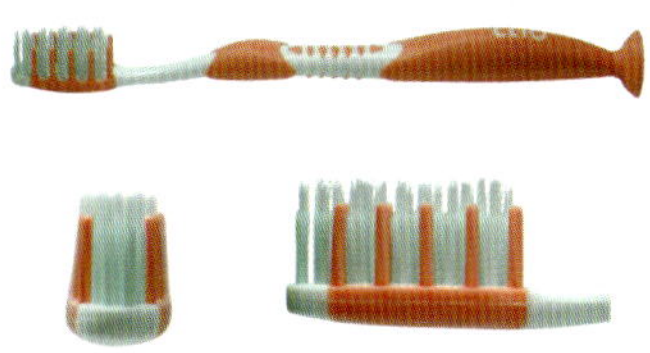	13 ㎜ 30 ㎜	부드러운 모	이중 미세모 (일반모+미세모) 러버 (잇몸 마사지)	일반모- anchor 러버모- molding

(4) 아모레퍼시픽

제품명	제품 모습	칫솔머리 크기(㎜) 1. 폭 2. 길이	강모세기	강모의 특징	제작방식
메디안프라그 보통모	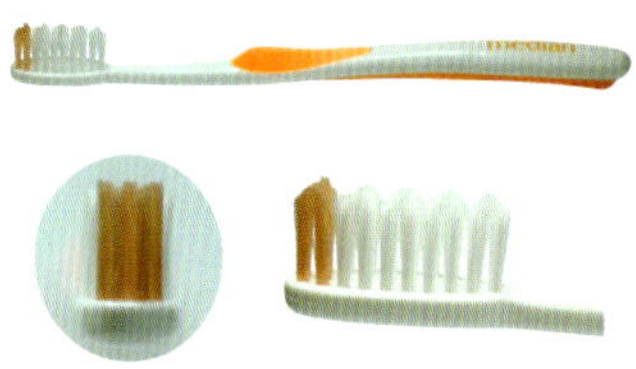	10 ㎜ 27 ㎜	보통모	rounding tip	anchor
메디안프라그 부드러운모	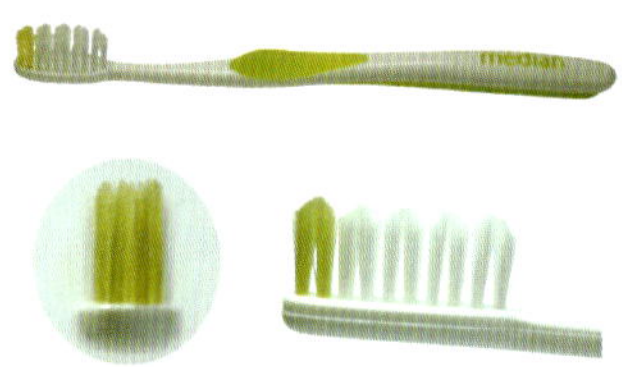	10 ㎜ 27 ㎜	부드러운 모	rounding tip	anchor
메디안프라그 미세모	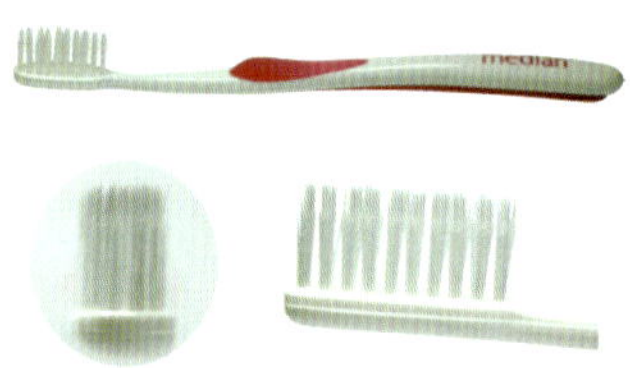	10 ㎜ 27 ㎜	부드러운 모	이중 미세모	anchor
메디안 센서티브	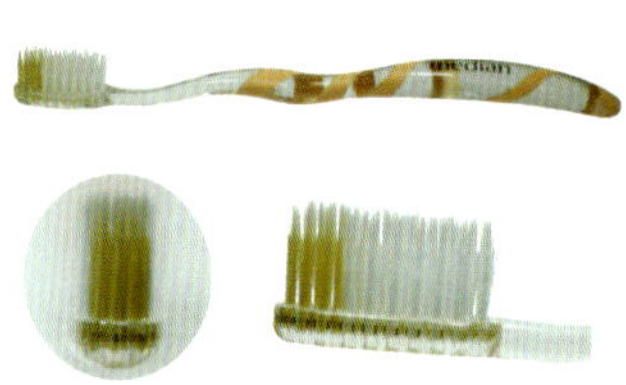	9 ㎜ 28 ㎜	부드러운 모	이중 미세모 (미세모+일반)	anchor
메디안 닥터	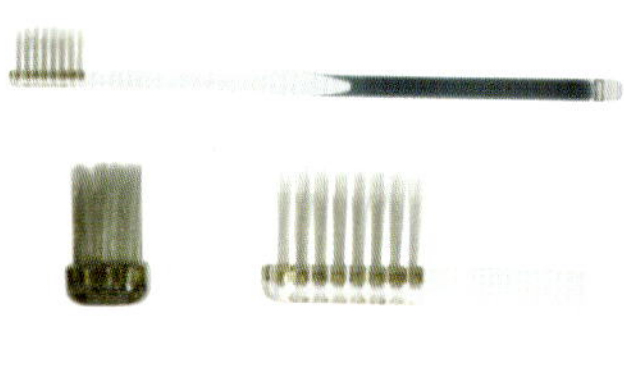	8 ㎜ 19 ㎜	부드러운 모	미세모	anchor

메디안 코코몽 1 6~30개월	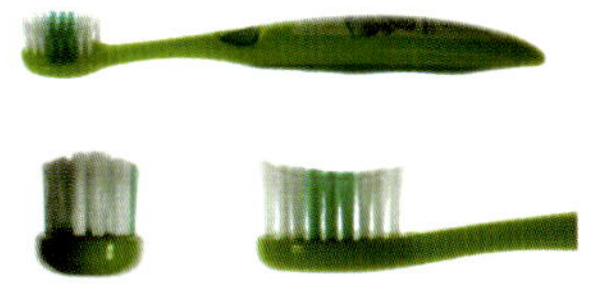	12 ㎜ 23 ㎜	부드러운 모	rounding tip	anchor
메디안 코코몽 2 3~5세	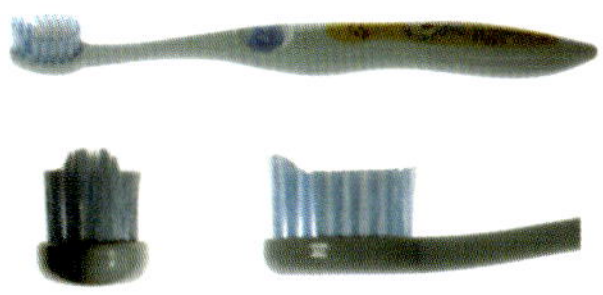	12 ㎜ 20 ㎜	부드러운 모	rounding tip	anchor
메디안 코코몽 3 6~9세	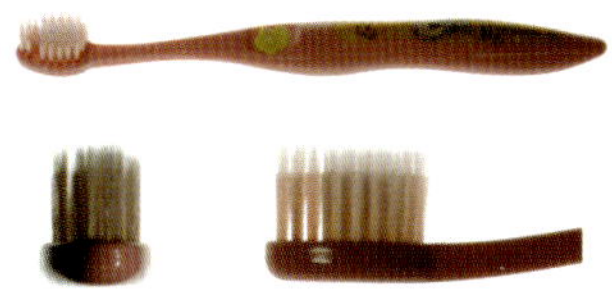	11 ㎜ 19 ㎜	부드러운 모	미세모	anchor

(5) CJ라이온

제품명	제품 모습	칫솔머리 크기(㎜) 1.폭 2.길이	강모세기	강모의 특징	제작방식
시스테마 고탄력 초극세모(클리닉라인)	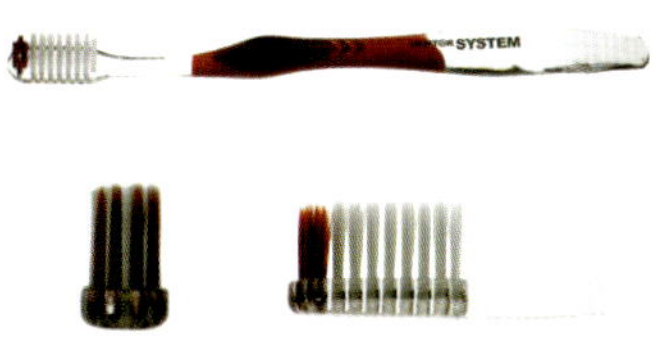	9 ㎜ 24 ㎜	부드러운 모	양면 미세모	anchor
시스테마 고탄력 초극세모(매스라인)	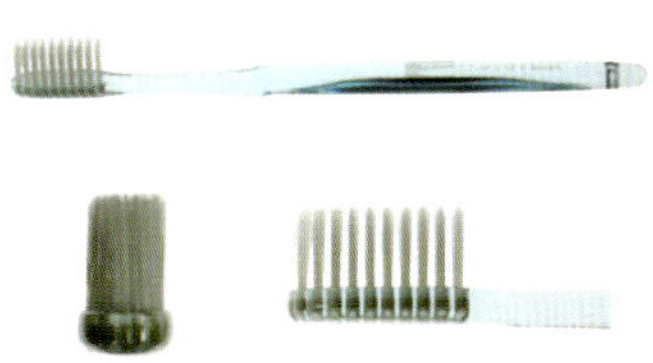	8 ㎜ 24 ㎜	부드러운 모	양면 미세모	anchor

닥터세닥 크리스탈	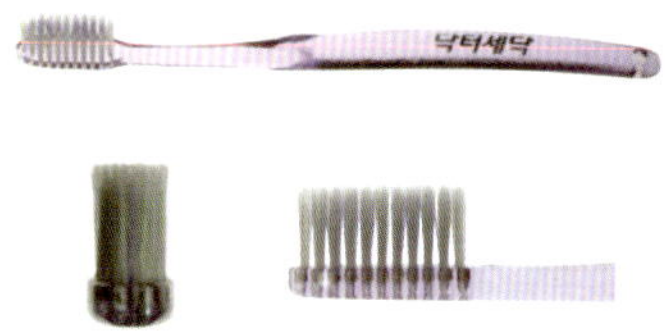	8 ㎜ 27 ㎜	부드러운 모	양면 미세모	anchor
닥터세닥 크리스탈 콤팩트	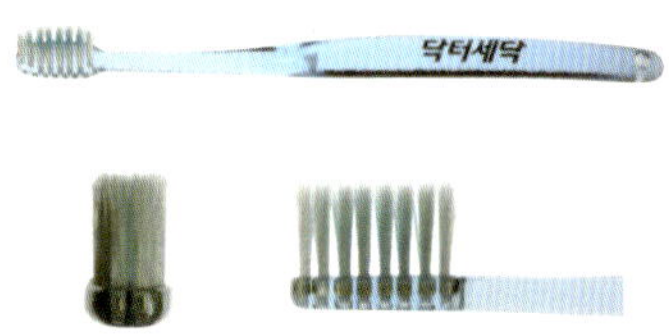	8 ㎜ 21 ㎜	부드러운 모	양면 미세모	anchor
닥터세닥 슈퍼슬림	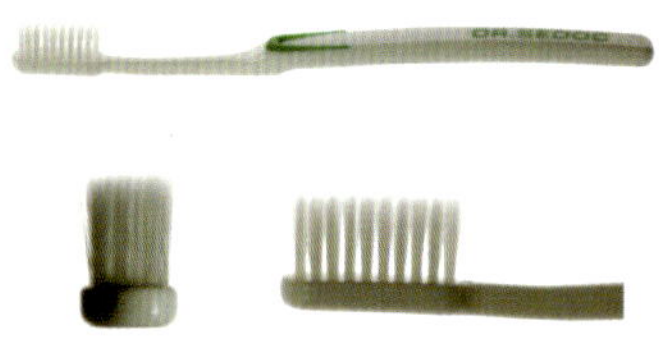	9 ㎜ 24 ㎜	부드러운 모	양면 미세모	anchor
키즈세이프 (0~3세용)	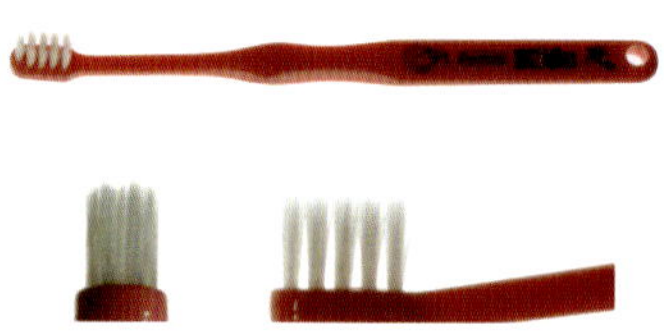	6 ㎜ 14 ㎜	부드러운 모	양면 미세모	anchor
키즈세이프 (4~6세용)	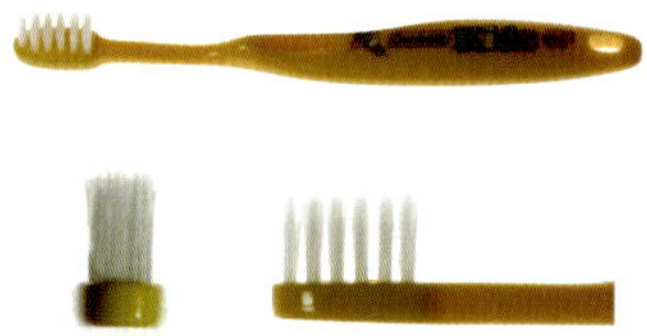	6 ㎜ 16 ㎜	부드러운 모	양면 미세모	anchor
키즈세이프 (7~12세용)	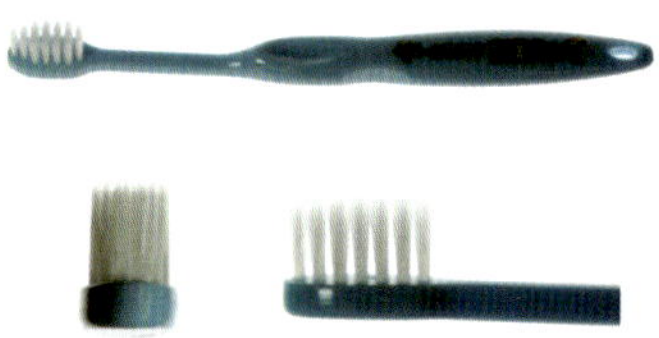	8 ㎜ 18 ㎜	부드러운 모	양면 미세모	anchor

2. 전동칫솔

(1) 한국 피앤지		
제품명	제품 모습	특 징
스마트시리즈 7000	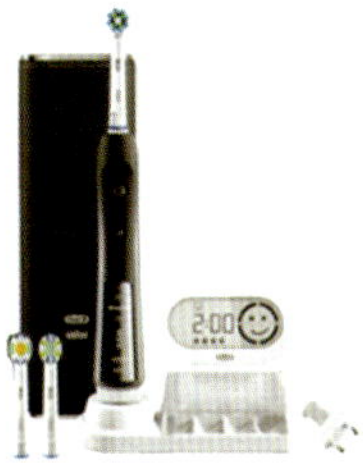	• 일반 세정: 3D 입체 세정 방식 (40,000회/분 상하 진동, 8,800회/분 회전) • 블루투스 기능 및 스마트폰 어플리케이션 연동 • 6가지 모드 일반 세정 / 딥클린 / 미백 / 잇몸관리 / 부드러운 세정 / 혀 세정 • 무선 스마트 가이드 • 2분 타이머 (구강을 4분악씩 이동하는 시간을 알려줌) • 과도한 압력 적용 시 알림 기능 • 칫솔모의 교체시기를 알려줌
트라이엄프 5000	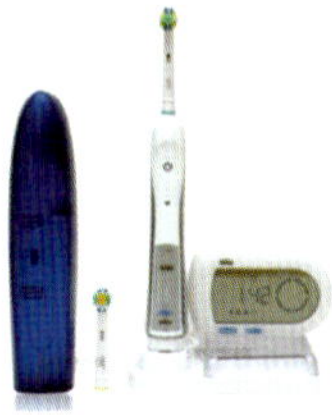	• 일반 세정: 3D 입체 세정 방식 (40,000회/분 상하 진동, 8,800회/분 회전) + 딥클린/ 미백/ 잇몸관리/ 부드러운 세정 모드 • 무선 스마트 가이드 • 2분 타이머 (구강을 4분악씩 이동하는 시간을 알려줌) • 과도한 압력 적용 시 알림 기능 • 칫솔모의 교체시기를 알려줌
프로페셔널 케어 3000	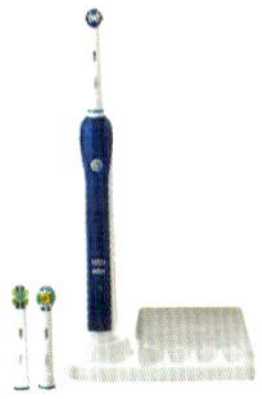	• 일반 세정: 3D 입체 세정 방식 (상하, 회전) + 미백/ 부드러운 세정 모드 • 과도한 압력 적용 시 알림 기능 • 칫솔모의 교체시기를 알려줌
바이탈리티 트라이존	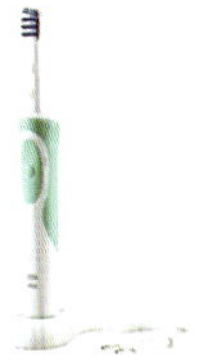	• 2D 세정 방식 (좌우회전, 상하진동) • 칫솔모의 교체시기를 알려줌
트라이존 3000	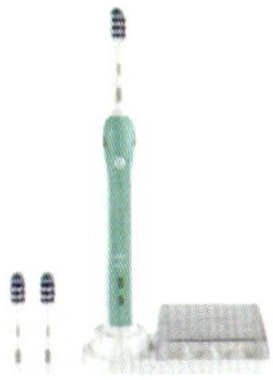	• 48,000 회/분 운동 • 일반 세정: 3D 입체 세정 방식 (좌우회전, 상하진동) + 미백/ 부드러운 세정 모드 • 2분 타이머, 구강을 4분악씩 이동하는 시간을 알려줌 • 과도한 압력 적용 시 알림 기능 • 칫솔모의 교체시기를 알려줌

스테이지스 파워 (충전식/ 배터리형)	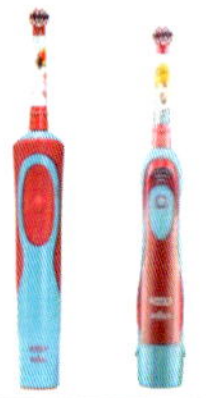	• 어린이용 전동칫솔 • 2D 세정 방식 (회전, 진동) • 2분 타이머

(2) 필립스

제품명	제품 모습	특 징
다이아몬드클린	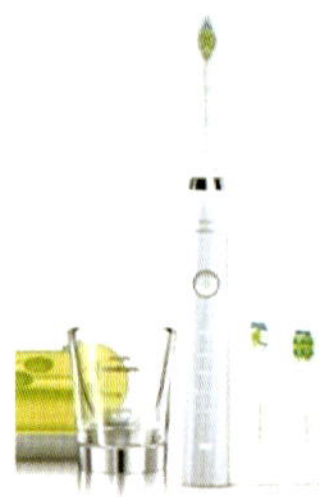	• 5가지 모드 지원 – 일반세정(Clean) – 잇몸 관리(Gum care): 잇몸 마사지 – 광택 – 민감 세정: 치아와 잇몸을 함께 세정 – 화이트: 표면 착색 제거 • 분당 최대 31,000회 음파운동 • 2분 타이머 (구강을 4분악씩 이동하는 시간을 알려줌) • 칫솔모의 교체시기를 알려줌
플렉스케어 플레티넘	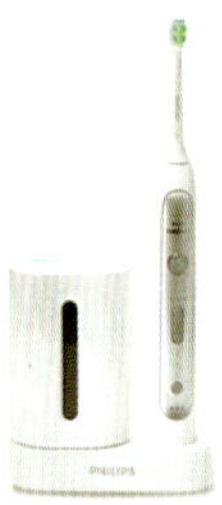	• 3가지 모드 / 3단계 강도 조절 – 일반세정(Clean) – 잇몸 관리(Gum care): 잇몸 마사지 – 화이트: 표면 착색 제거 • 분당 최대 31,000회 음파운동 • 2분 타이머 (구강을 4분악씩 이동하는 시간을 알려줌) • 과도한 압력 적용 시 알림 기능 • 칫솔모의 교체시기를 알려줌
3 시리즈	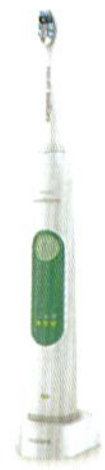	• 3단계 강도 조절 • 분당 최대 31,000회 음파운동 • 스마트타이머 및 쿼드페이서 (구강을 4분악씩 이동하는 시간을 알려줌) • 칫솔모의 교체시기를 알려줌
헬시화이트	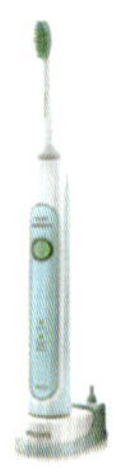	• 3가지 모드 / 3단계 강도 조절 – 일반세정(Clean) – 민감 세정: 치아와 잇몸을 함께 세정 – 세정 및 미백: 2분 세정 + 30초 미백 (착색 제거) • 분당 최대 31,000회 음파운동 • 14회에 걸쳐 강도가 서서히 증가 • 2분 타이머 (구강을 4분악씩 이동하는 시간을 알려줌) • 칫솔모의 교체시기를 알려줌

소닉케어 키즈	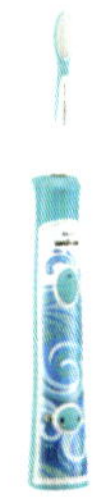	• 어린이용 전동칫솔 • 2단계 강도 조절 (연령 별 사용) • 분당 최대 31,000회 음파운동 • 양치 시간 동안 음악 재생 • 90일에 걸쳐 양치 시간 서서히 증가

(3) LG생활건강

제품명	제품 모습	특 징
페리오 S-SONIC 음파진동칫솔	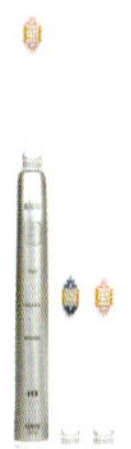	• 초극세모 음파 전동 칫솔 • 분당 최대 31,000회 음파운동 • 잇몸과 치아 사이 세정 용이 • 잇몸 보호 범퍼 시스템으로 구강 자극 최소화 • 초경량 기술
페리오 i-Brush (실버, 핑크, 키티)	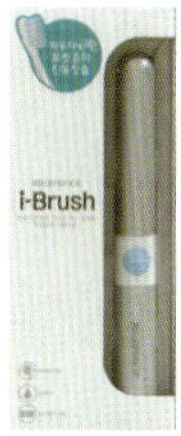	• 휴대가 용이한 형태 • 미세모 • 분당 16,000회 진동 (음파)

3. 치 약

(1) LG 생활건강

제품명	제품 모습	성 분	효능 · 효과
페리오 토탈7 오리지널	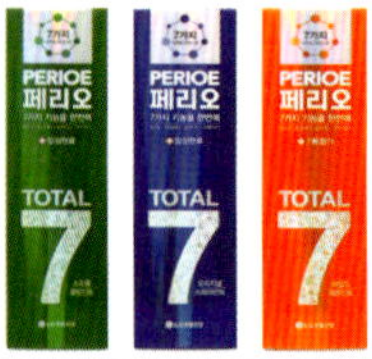	프로폴리스, 자작나무 녹차, 레몬, 씨솔트 티트리오일 알로에베라, 마그놀리아	치은염, 치주질환 예방 치면세균막 제거 충치예방 구취제거 이를 희고 튼튼하게 함
페리오 토탈7 스트롱			
페리오 토탈7 마일드			
페리오 46cm 오래가는 쿨민트	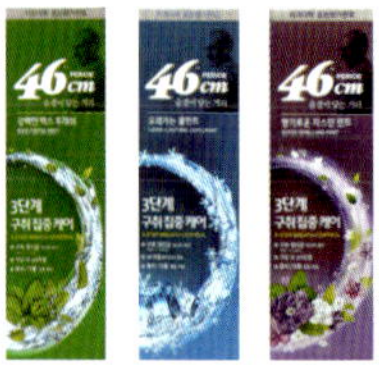	플루오르화나트륨 일불소인산나트륨 베이킹소다	구취 제거 구강 내 pH 조절 치면세균막 제거 치은염, 치주질환 완화
페리오 46cm 강력한 맥스 후레쉬			
페리오 46cm 향기로운 자스민 민트			
페리오 46cm 화이트나우 리프레싱허브 /쿨링민트	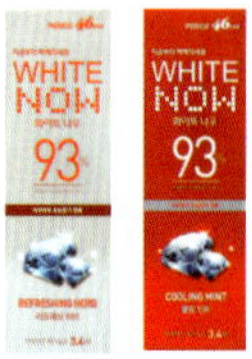	클로이드성이산화규소 과산화수소 35%	미백 효과 착색 예방 치석 침착 예방
페리오 클링스 치석케어 시트러스 민트	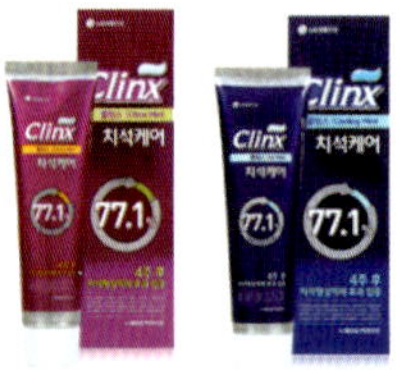	덴탈타입실리카 일불소인산나트륨 토코페롤아세테이트 피로인산나트륨	충치예방 구취제거 치은염, 치주염 예방 치태제거 치석 침착 예방 심미, 상쾌감 효과
페리오 클링스 치석케어 아이스 민트			
페리오 클라이덴	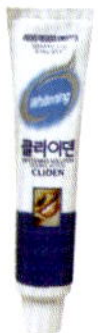	덴탈타입실리카 일불소인산나트륨 플루오르화나트륨 피로인산나트륨 토코페롤아세테이트	잇몸질환의 예방 충치예방, 구취제거 치석침착예방 치태제거(안티프라그) 치은염, 치주염의 예방 치주질환예방
페리오 알카액션 뉴	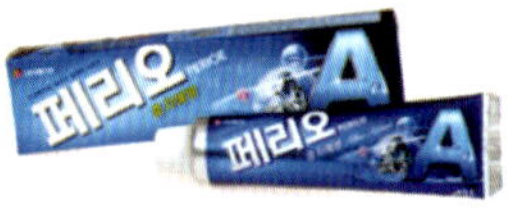	탄산칼슘 글리세로인산칼슘 일불소인산나트륨 비타민E 베이킹소다	치은염, 치주질환 예방 치면세균막 제거 충치예방 구취제거 이를 희고 튼튼하게 함

페리오 브레쓰 볼	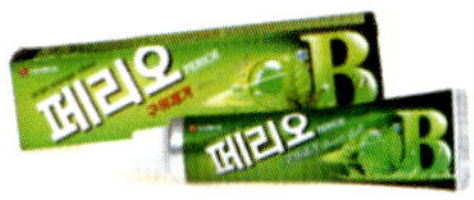	덴탈타입 실리카 플루오르화나트륨 ACA TSPP	치은염, 치주질환 예방 치면세균막 제거 충치예방, 구취제거 이를 희고 튼튼하게 함
페리오 콤비클리닉	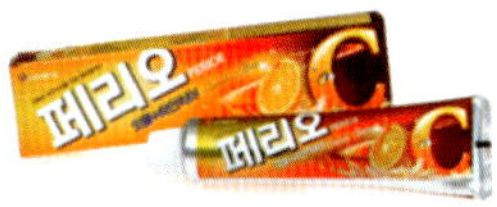	덴탈타입 실리카 플루오르화나트륨 ACA, TNP 비타민E PE scrub	치은염, 치주질환 예방 치면세균막 제거 충치예방, 구취제거 이를 희고 튼튼하게 함
페리오 캐비티케어 플러스	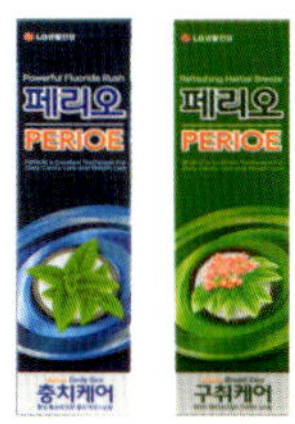	탄산칼슘 일불소인산나트륨 토코페롤아세테이트	치은염, 치주질환 예방 치면세균막 제거 충치예방, 구취제거 이를 희고 튼튼하게 함
페리오 브레쓰케어 플러스		염산피리독신 플루오르화나트륨 이산화규소 아미노카프론산	치은염, 치주질환 예방 치면세균막 제거 충치예방, 구취제거 이를 희고 튼튼하게 함
페리오 안심 키즈 치약 크랜베리/ 청포도 (10세 이상)	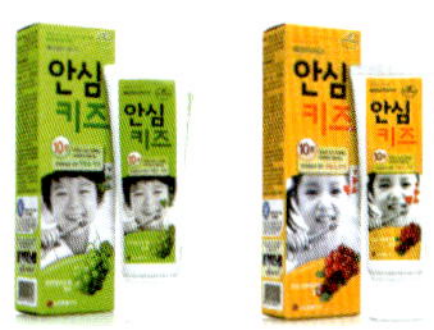	피리독신인산염	치은염, 치주질환 예방 치면세균막 제거 충치예방, 구취제거 이를 희고 튼튼하게 함
죽염 명약원 골드	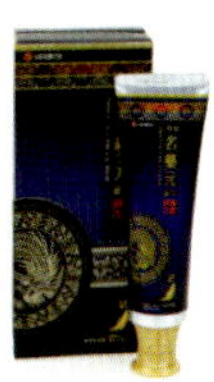	인산일수소칼슘 죽염 일불소인산나트륨 우르소데스옥시콜린산 황백, 형개, 길경추출물	치은염, 치주질환 예방 충치예방 치석침착 예방 구취제거
죽염 명약원진	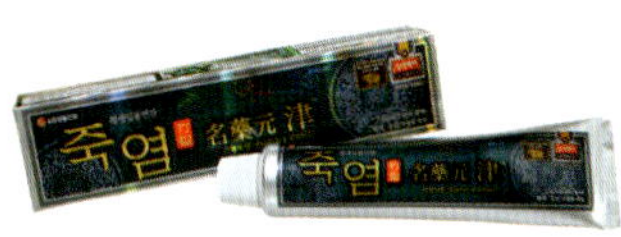	인산일수소칼슘 죽염 일불소인산나트륨 우르소데스옥시콜린산 황백, 형개, 길경추출물	치은염, 치주질환 예방 치아우식증 예방 치석침착 예방 구취 제거
죽염 은강고	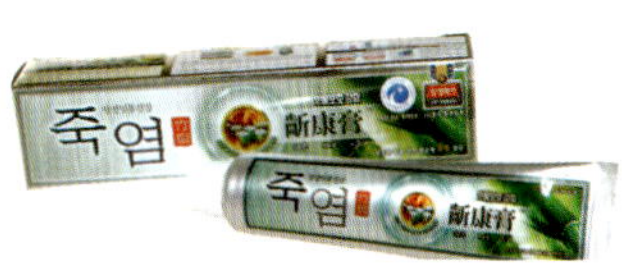	죽염 Curcuma xanthorrhiza oil 우르소데스옥시콜린산 글리시리진산디칼륨 아미노카프론산 불화나트륨 덴탈타입 실리카	치은염, 치주질환 예방 치아우식증 예방 치면세균막 제거 구취제거 이를 희고 튼튼하게 함

(2) 애경

제품명	제품 모습	성분	효능 · 효과
덴탈 크리닉 2080 오리지날	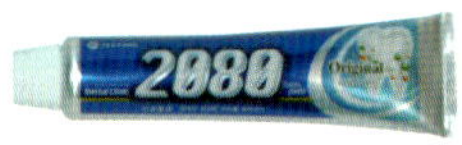	비타민 E 이산화규소 일불소인산나트륨 민트향, 실리카	치은염, 치아우식증 에방 기능이 기존 덴탈 크리닉 2080 보다 업그레이드
덴탈 크리닉 2080 그린후레쉬	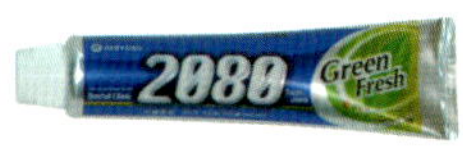	이산화규소 일불소인산나트륨 그린후레쉬 민트향 녹차 성분 함유 실리카	치은염 예방 치아우식증 예방 치아 미백, 구취 제거 구강 청결, 심미, 상쾌감 효과
2080 K 치약 스트롱/ 마일드	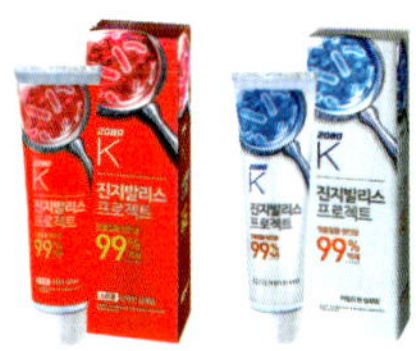	이산화규소 염화나트륨 플루오르화나트륨 판테놀 은행엽엑스	이를 희고 튼튼하게 함 치아우식증 예방 치은염, 치주질환 예방 치면세균막 제거
2080 어드밴스 캐비티	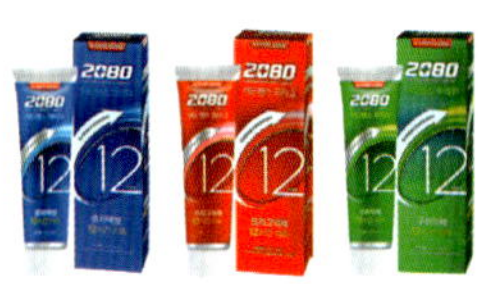	덴탈타입실리카 플루오르화나트륨 토코페롤아세테이트	이를 희고 튼튼하게 함 치아우식증 예방, 치은염, 치주질환 예방, 치면세균막 제거
2080 어드밴스 플라그		탄산칼슘 일불소인산나트륨 토코페롤아세테이트	이를 희고 튼튼하게 함 치아우식증 예방, 치은염, 치주질환 예방, 치면세균막 제거
2080 어드밴스 후레쉬		덴탈타입실리카 플루오르화나트륨 토코페롤아세테이트	이를 희고 튼튼하게 함 치아우식증 예방, 치은염, 치주질환 예방, 치면세균막 제거
2080 홀릭	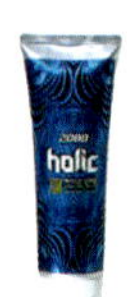	수산화알루미늄 일불소인산나트륨	이를 희고 튼튼하게 함 치아우식증 예방, 구취 제거
덴탈크리닉 2080 딥클린	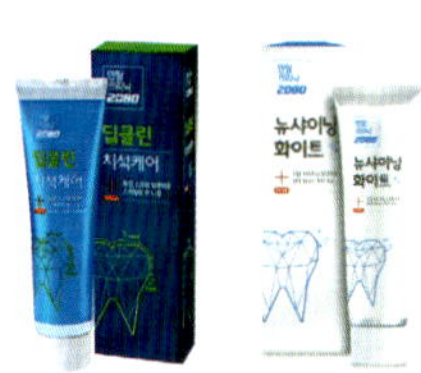	덴탈타입실리카 토코페롤아세테이트 플루오르화나트륨 피로인산나트륨	이를 희고 튼튼하게 함 치아우식증 예방 치은염, 치주질환 예방 치면세균막 제거
덴탈크리닉 2080 뉴샤이닝화이트		이산화규소 피로인산나트륨 플루오르화나트륨 토코페롤아세테이트	이를 희고 튼튼하게 함 치아우식증 예방 치은염, 치주질환 예방 치면세균막 제거 치석침착 예방

2080 프로 맥스/ 마일드/ 크리닉	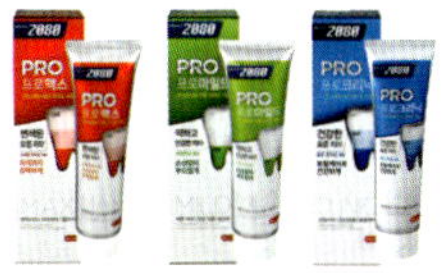	덴탈타입실리카 토코페롤아세테이트 플루오르화나트륨 피로인산나트륨	이를 희고 튼튼하게 함 치아우식증 예방 치은염, 치주질환 예방 치면세균막 제거 치석침착 예방
청은차 진	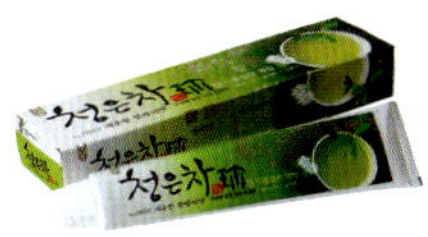	덴탈타입실리카 플루오르화나트륨 염화나트륨 피리독신염산염	이를 희고 튼튼하게 함 치아우식증 예방 구취 제거 치은염, 치주질환 예방 치면세균막 제거
청은차 생기석류 청은차 청쾌한차	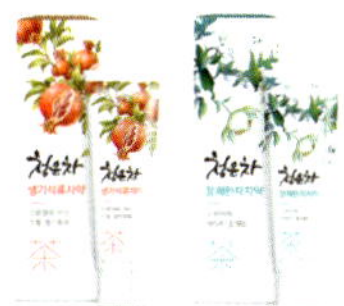	덴탈타입실리카 플루오르화나트륨 토코페놀아세테이트 염화나트륨	이를 희고 튼튼하게 함 치아우식증 예방 구취 제거 치은염, 치주질환 예방 치면세균막 제거
키즈크리닉	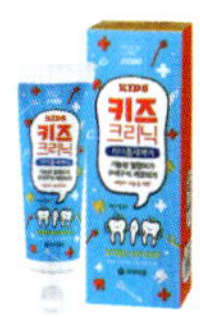	이산화규소 토코페롤아세테이트 일불소인산나트륨 글리세로인산칼슘	이를 희고 튼튼하게 함 치아우식증 예방 구취 제거 치은염, 치주질환 예방 치면세균막 제거
키즈플러스	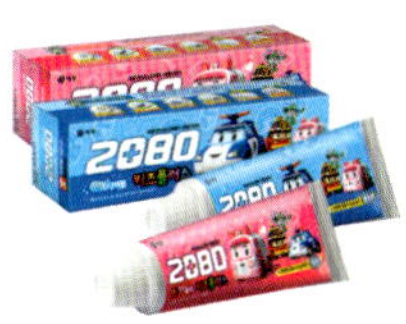	이산화규소 일불소인산나트륨 토코페롤아세테이트 글리세로인산칼슘	이를 희고 튼튼하게 함 치아우식증 예방 구취 제거 치은염, 치주질환 예방 치면세균막 제거
키즈오	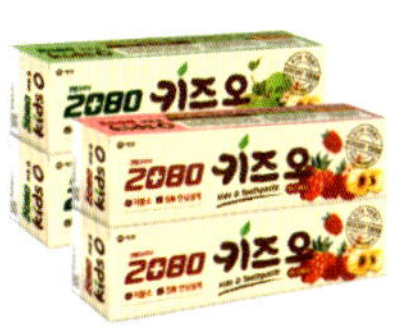	덴탈타입실리카 플루오르화나트륨 토코페롤아세테이트 글리세로인산칼슘	이를 희고 튼튼하게 함 치아우식증 예방 구취 제거 치은염, 치주질환 예방 치면세균막 제거

(3) 아모레퍼시픽

제품명	제품 모습	성 분	효능 · 효과
메디안 어드밴스드 타타르솔루션 오리지널	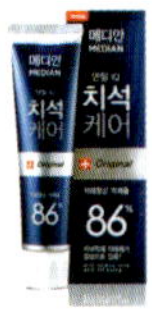	테트라소듐파이로포스페이트 일불소인산나트륨 함수이산화규소 염화세틸피리디늄 트리클로산, 제놀라이트 과립	이를 희고 튼튼하게 함 치면세균막 제거 치석 침착 예방
메디안 어드밴스드 타타르솔루션 맥스	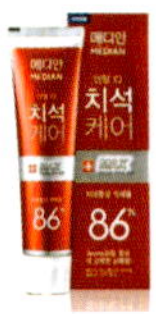	테트라소듐파이로포스페이트 일불소인산나트륨 함수이산화규소 염화세틸피리디늄 트리클로산, 마이크로 파우더	이를 희고 튼튼하게 함 치면세균막 제거 치석 침착 예방
메디안 어드밴스드 타타르솔루션 화이트	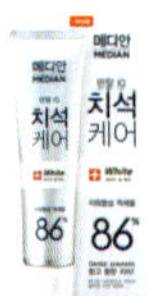	테트라소듐파이로포스페이트 일불소인산나트륨 함수이산화규소 염화세틸피리디늄 트리클로산, 화이트펄	이를 희고 튼튼하게 함 치면세균막 제거 치석 침착 예방 착색 방지
메디안 덴탈 아이큐 검케어	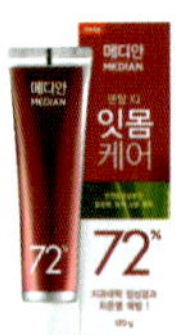	녹차추출액 일불소인산나트륨 함수이산화규소 염화세틸피리디늄	이를 희고 튼튼하게 함 구강 내 청결, 상쾌함 유지 치은염, 치주질환 예방 충치예방, 구취제거
메디안 덴탈 아이큐 화이트닝케어	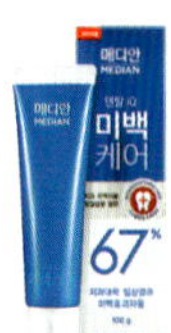	과산화수소 35% 콜로이드성이산화규소 토코페롤아세테이트	치아미백, 충치예방, 구취제거 치은염, 치주염, 치주질환 예방 치태제거 이를 튼튼하게 함 구강 내 청결, 상쾌함 유지 심미효과
메디안 덴탈 아이큐 센서티브	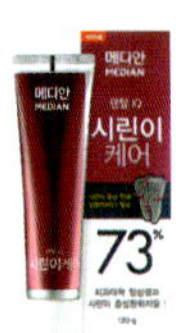	일불소인산나트륨 염화세틸파라디늄 질산칼륨 옥수수불검화정량추출물	시린이 예방 및 감소 치은염, 치주질환 예방 충치예방 치은염, 치주염, 치주질환 예방 치태제거, 이를 튼튼하게 함 구강 내 청결, 상쾌함 유지
메디안 프로텍 딥클린	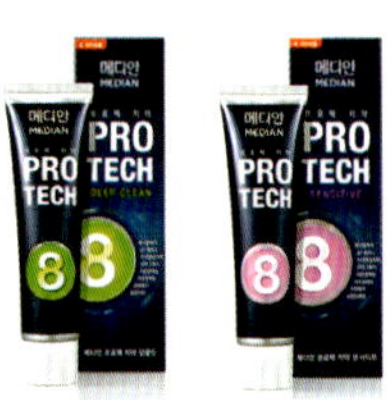	일불소인산나트륨 알긴산나트륨 포도씨 오일	치은염, 치주질환 예방 치아우식증 예방, 구강 내 산 중화, 치면세균막 제거, 치석 침착 예방, 구취 제거, 치아를 밝게 함
메디안 프로텍 센서티브			

메디안 바이탈 액션	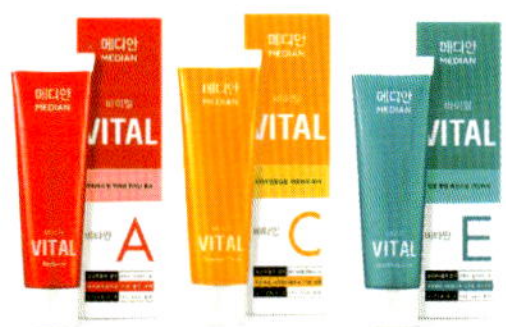	일불소일산나트륨 함수이산화규소 녹차추출액	치면세균막 제거, 구취 제거 치은염, 치주질환 예방 치아우식증 예방 이를 희고 튼튼하게 함
메디안 바이탈 클린		일불소일산나트륨 함수이산화규소 녹차추출액, 사과산 클렌징실리카 과립	치면세균막 제거, 구취 제거 치은염, 치주질환 예방 치아우식증 예방 이를 희고 튼튼하게 함 착색 방지
메디안 바이탈 에너지		일불소일산나트륨 함수이산화규소 녹차추출액, 비타민 E 토코페롤아세테이트	치면세균막 제거, 구취 제거 치은염, 치주질환 예방 치아우식증 예방 이를 희고 튼튼하게 함 착색 방지
메디안 후레쉬 포레스트/ 마린	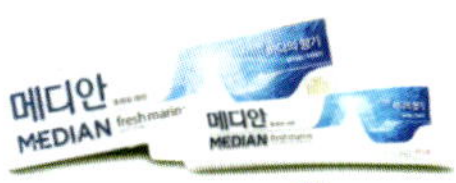	플루오르화나트륨 토코페롤아세테이트 함수이산화규소	이를 희고 튼튼하게 함 구강 내 청결, 상쾌함 유지 치은염, 치주질환 예방 치면세균막 제거 충치예방, 구취 제거
메디안 화이트퀸	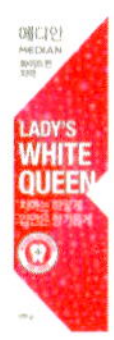	일불소일산나트륨 사과산 클렌징실리카 과립 녹차추출액	구취 제거, 착색 방지
송염 그린티스트	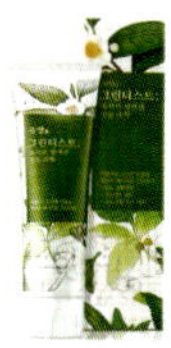	녹차추출액 일불소인산나트륨 함수이산화규소 염화세틸피리디늄	치은염, 치주질환 예방 이를 희고 튼튼하게 함 치면세균막 제거 치아우식증 예방 구취 제거
송염 청아단	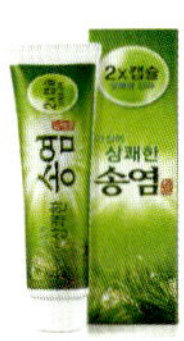	트라넥삼산 함수규산(광택) 솔잎추출물 구운소금 플루오르화나트륨 솔잎추출물 구운소금과립	치은염, 치주질환 예방 이를 희고 튼튼하게 함 치면세균막 제거 치아우식증 예방 구취 제거
송염 오복	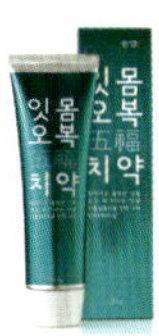	알파알루미나트리하이드레이트 일불소인산나트륨 초산토코페롤 염화세틸피리디늄 상백피, 황금, 갈근, 인삼, 감초	치은염, 치주질환 예방 이를 튼튼하게 함

(4) CJ 라이온

제품명	제품 모습	성 분	효능 · 효과
시스테마 잇몸을 생각한 젠틀검	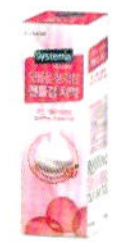	일불소인산나트륨 트라넥사민산 TXA	치은염, 치주질환 예방
시스테마 숨결케어	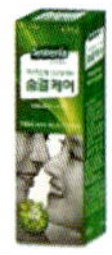	일불소인산나트륨 트라넥사민산 TXA	구취 제거 치은염, 치주질환 예방
시스테마 타타르	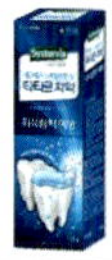	플루오르화나트륨 피로인산나트륨 덴탈타입실리카	치석 침착 예방 치면세균막 제거
시스테마 나이트프로젝트	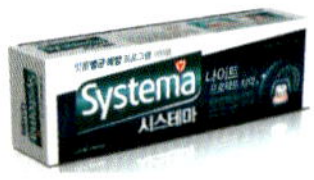	이소프로필메칠페놀 글리시리진산디칼륨 플루오르화나트륨 덴탈타입실리카	치면세균막 제거
시스테마 살균치약 (아이스민트알파)	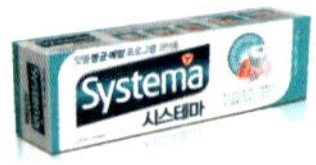	이소프로필메칠페놀 글리시리진산디칼륨 플루오르화나트륨 덴탈타입실리카	항균 효과 치은염, 치주질환 예방
시스테마 EX (메디칼 쿨/허브)	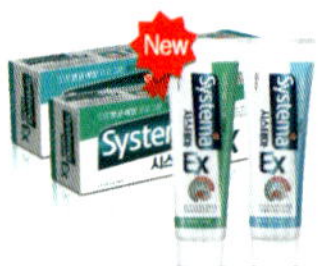	이소프로필메칠페놀 글리시리진산디칼륨 플루오르화나트륨 덴탈타입실리카, 감초 추출물	항균 효과 치은염, 치주질환 예방
작트	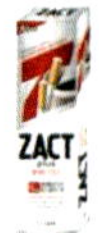	탄산칼슘, 일불소인산나트륨	외인성 착색 방지 구취 제거
닥터세닥 오리지날	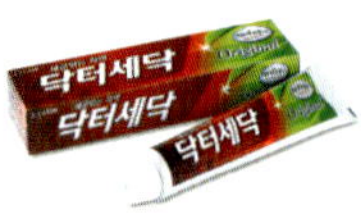	일불소인산나트륨, 인산수소칼슘, 티트리 오일	치아우식증 예방 치은염, 치주질환 예방
닥터세닥 후레쉬업	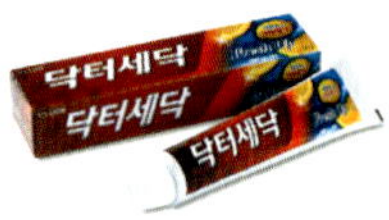	일불소인산나트륨, 인산수소칼슘, 리모넨	구취 제거
키즈세이프	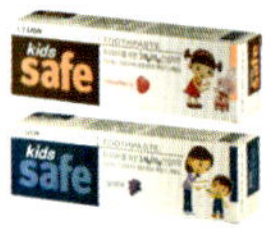	일불소인산나트륨 글로세로인산칼슘	이를 희고 튼튼하게 함 충치 예방, 구취 제거 구강 내를 청결히 유지 심미, 상쾌감 효과

(5) 부광약품

제품명	제품 모습	성 분	효능 · 효과
안티프라그	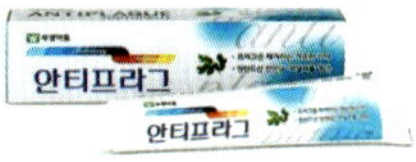	무수인산일수소칼슘 인산일수소칼슘 일불소인산나트륨, 자일리톨	치아우식증 예방 치면세균막 제거 치은염, 치주질환 예방
안티프라그 캐비티클리닉	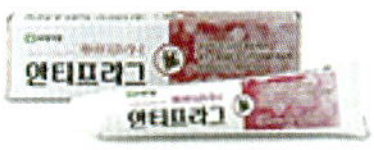	무수인산수소칼슘 인산수소칼슘수화물 일불소인산나트륨, 세이지유	치면세균막 제거 치아우식증 예방 치은염, 치주질환 예방
안티프라그 내츄럴그린	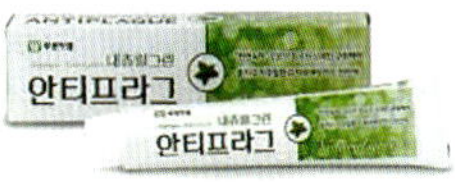	인산일수소칼슘수화물 트라넥사민산, 무수피로인산나트륨 일불소인산나트륨 무수인산수소칼슘, 녹차성분	치아우식증 예방, 구취 제거 치면세균막 제거 이를 희고 튼튼하게 함
안티프라그 한방오복초	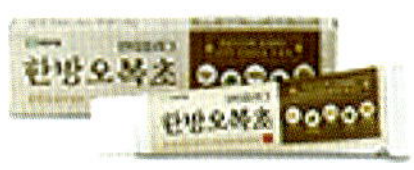	덴탈타입실리카, 플루오르화나트륨 피리독신염산염(비타민B6), 인삼 포공영,황경피,감초, 솔잎 추출물	치은염, 치주질환 예방
안티프라그 네이처테라피	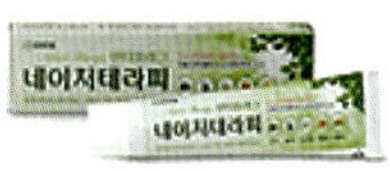	덴탈타입실리카, 플루오르화나트륨 피리독신염산염(비타민B6) 녹차, 세이지, 카모마일 카렌듈라, 프로폴리스	치아우식증 예방 치면세균막 제거 치은염, 치주질환 예방
시린메드F	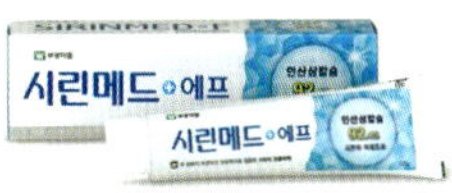	인산삼칼슘 보강 콜로이드성이산화규소	시린이 보호 치면세균막 제거
시린메드 잇몸케어	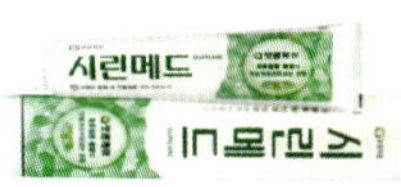	인산삼칼슘, 토코페롤아세테이트(비타민E) 덴탈타입실리카	시린이 보호, 치면세균막 제거 치은염, 치주질환 예방 치아우식증 예방 이를 희고 튼튼하게 함
부광탁스	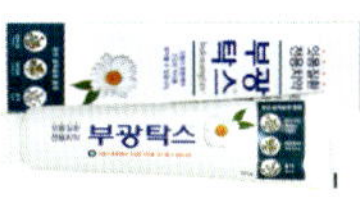	아미노카프론산	치은염, 치주질환 예방 이를 희고 튼튼하게 함 치아우식증 예방, 구취 제거
부광탁스 프리미엄	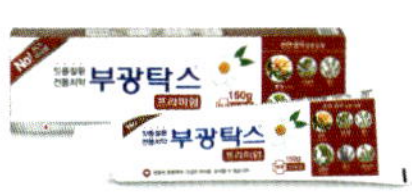	아미노카프론산, 후박추출물 은행잎추출물, 카모밀레틴크 몰약틴크, 라티나틴크, 세이지유 탄산수소나트륨	구강 내 산 중화 치아우식증 예방
부광어린이치약	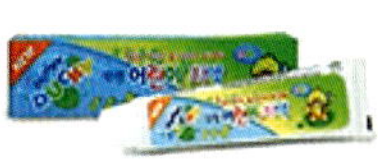	일불소인산나트륨 글리세로인산칼슘	이를 희고 튼튼하게 함 치아우식증 예방, 구취 제거

(6) 유한양행

제품명	제품 모습	성 분	효능 · 효과
암앤해머 덴탈케어 오리지날	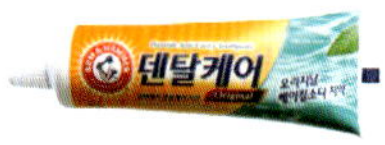	탄산수소나트륨(65%) 플루오르화나트륨	치아우식증 예방 치석침착 예방 구취 제거 이를 희고 튼튼하게 함
암앤해머 덴탈케어 화이트스파클	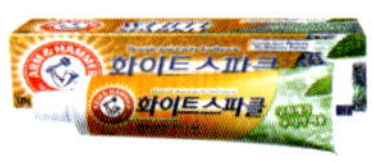	탄산수소나트륨(65%) 플루오르화나트륨	토탈 케어
암앤해머 에나멜케어	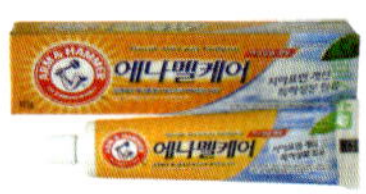	탄산수소나트륨 플루오르화나트륨 함수이산화규소	치아우식증 예방, 구취 제거 치면세균막 제거, 이를 희고 튼튼하게 함
암앤해머 컴플리트케어	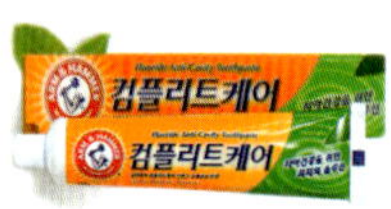	탄산수소나트륨, 플루오르화나트륨	치아우식증 예방, 구취 제거 치면세균막 제거 이를 희고 튼튼하게 함

(7) 광동제약

제품명	제품 모습	성 분	효능 · 효과
파로돈탁스	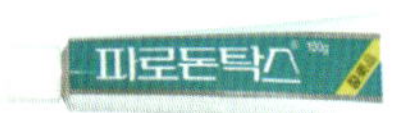	카모딜레 틴크 라타니아 틴크, 몰약틴크 파라옥시안식향산 부틸	치은염, 치조농루의 완화
센소다인 후레쉬/ 후레쉬 젤	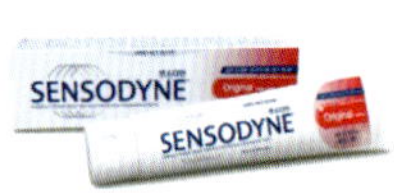	질산칼륨 불화나트륨 덴탈타입실리카	시린이 예방 및 감소 치아우식증 예방 치면세균막 제거
센소다인 오리지널	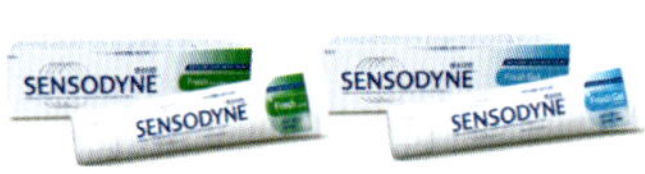	염화스트론튬, 탄산칼슘	치면세균막 제거 시린이 예방 및 감소

(8) 대웅제약

제품명	제품 모습	성 분	효능 · 효과
덴티가드 시린이	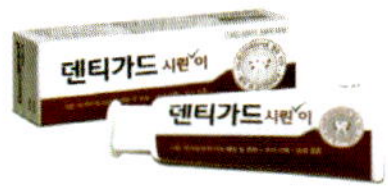	인산칼슘(c-CAP) 덴탈타입실리카 토코페롤아세테이트(비타민E)	이를 희고 튼튼하게 함 치아우식증 예방 치은염, 치주질환 예방 시린이 예방 및 감소 치면세균막 제거
덴티가드 실버	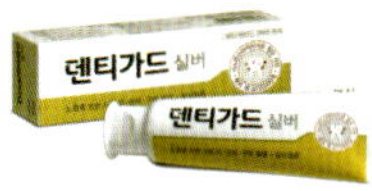	인산칼슘(c-CAP) 덴탈타입실리카 토코페롤아세테이트(비타민E)	이를 희고 튼튼하게 함 치아우식증 예방 치은염, 치주질환 예방 시린이 예방 및 감소 치면세균막 제거

(9) 올인원바이오

제품명	제품 모습	성 분	효능 · 효과
올인원 F	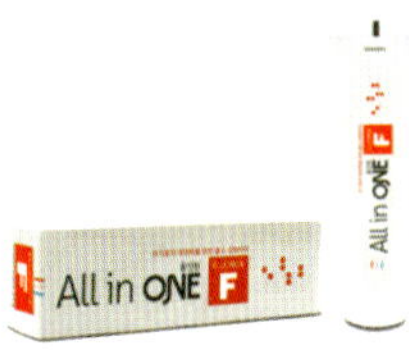	플루오르화나트륨 알란토인클로로히드록히알루미늄 피리독신염산염, 스테비아 자일리톨 자몽종자추출물 녹차추출물, 세이지추출물 캐모마일	충치 예방 치근 부위 충치 위험도 감소 초기충치 재광화
올인원 P	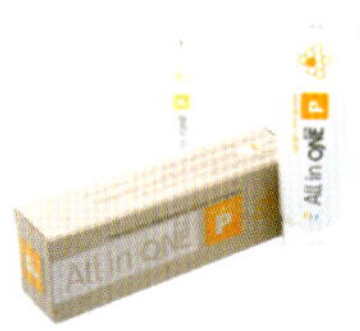	프로폴리스추출물 알란토인클로로히드록시알루미늄 아미노카프론산, 토코페롤아세테이트	잇몸병 예방 기타 구강 질환 예방 구취 제거 잇몸 출혈 방지
올인원 W	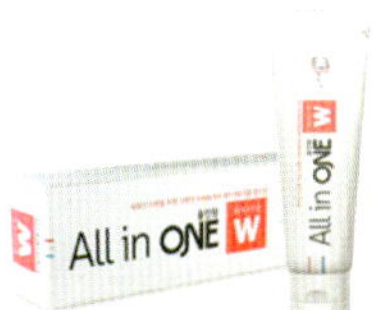	나노칼슘하이드록시아파타이트 피로인산나트륨, 인삼추출물 황백농축엑기스, 길경농축엑기스 포공영추출물, 프로폴리스 스테비아, 자일리톨 자몽종자추출물, 녹차추출물	재착색 방지 착색 제거 미백 효과 지속 시린 증상 완화
올인원 B	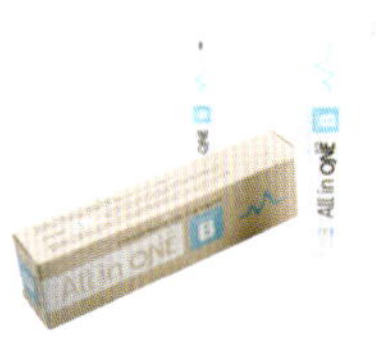	스테비아, 자일리톨 자몽종자추출물, 녹차추출물 세이지추출물, 캐모마일, 은박	종합적인 구강건강 유지 충치예방 잇몸병 예방 구취 제거
오센소젤	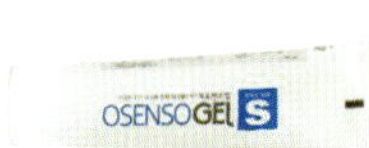	나노탄산아파타이트	지각과민증 완화 미백 유지 치아의 시린 증상 완화

4. 치실 및 치간칫솔

(1) 옥산프리덴

치실

제품명	제품모습	왁스 코팅	향	특징
스펀지 치실(민트/왁스)	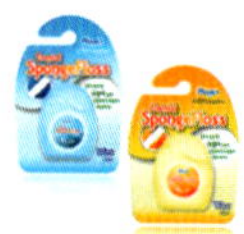	O	민트	수분 접촉 시 치실이 부풀어 오름
천연왁스치실	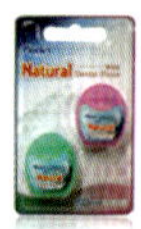	O	X	
카드치실	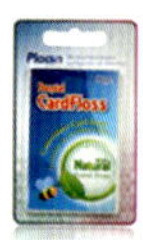	O	X	
사이실(민트/왁스)	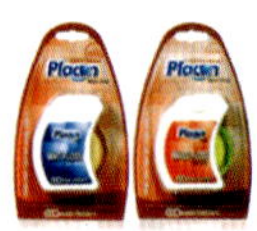	O	민트	
사이실&홀더	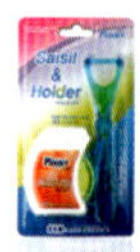	X	X	
플라콘 치실(민트/왁스)	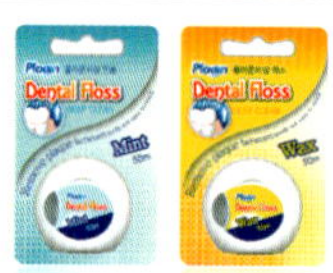	O	민트	
진료용 치실	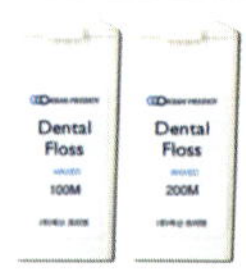	O	X	
POH 치실	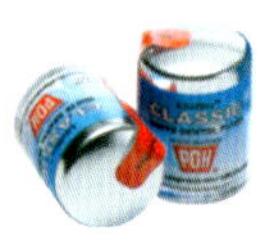	O	X	

치간칫솔

제품명	제품모습	강모 굵기	강모 형태 (L형, I형)	특징
I타입 (10p/5p)	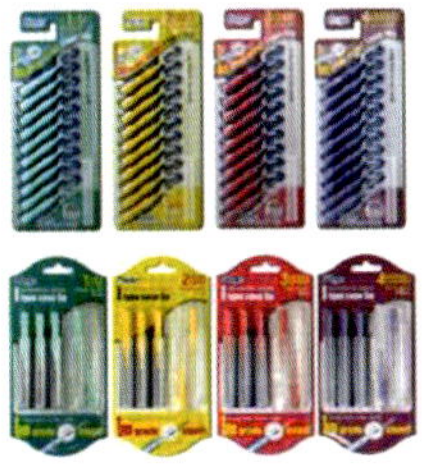	-(SSSS) 0.7mm(SSS) 0.8mm(SS) 1.0mm(S)	I형	원통형 브러쉬 long stem
듀얼액션 (10p/5p)	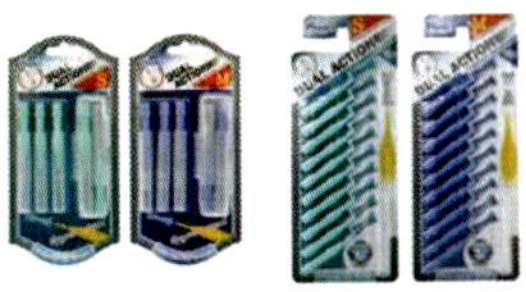	1.0mm(DS) 1.2mm(DM)	I형	치아사이 안쪽과 바깥쪽을 동시에 닦음 long stem
L타입 (5p)	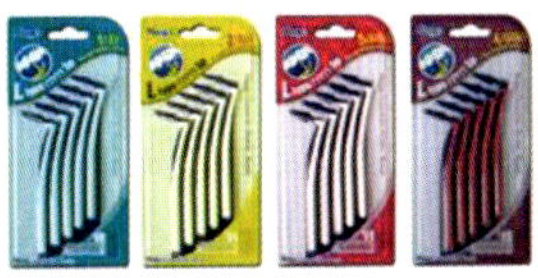	-(SSSS) 0.7mm(SSS) 0.8mm(SS) 1.0mm(S)	L형	원통형손잡이가 짧아 휴대 용이
I타입 (20p)	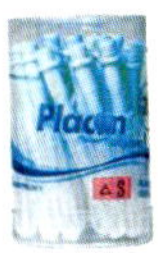	-(SSSS) 0.7mm(SSS) 0.8mm(SS) 1.0mm(S) 1.2mm(M) 1.5mm(L)	I형	원통형, 원추형
사이솔1	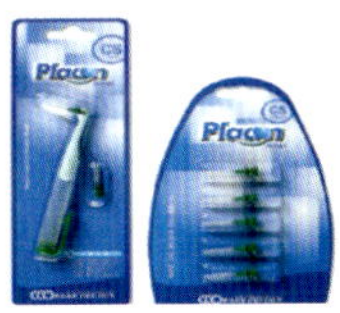	0.8mm(SS) 1.0mm(S) 1.2mm(M) 1.5mm(L)	L형	원통형, 원추형
저스틴	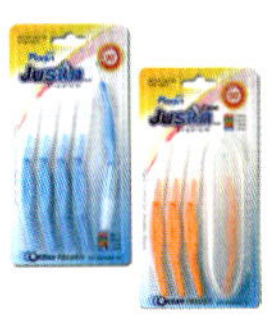	0.7mm(SSS) 0.8mm(SS) 1.0mm(S) 1.2mm(M) 1.5mm(L)	I형	고정형 탄력있는 칫솔머리 (와이어를 구부리지 않아도 치간에 잘 적합)
사이솔5	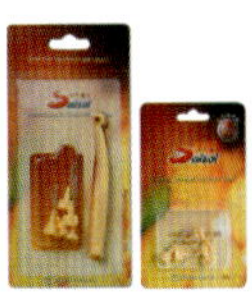	0.7mm(SSS) 0.8mm(SS) 1.0mm(S) 1.2mm(M) 1.5mm(L)	L형	교체형 어금니에 최적인 106도 적용

(2) LG생활건강

치실

제품명	제품모습	왁스 코팅	향	특징
페리오 민트왁스	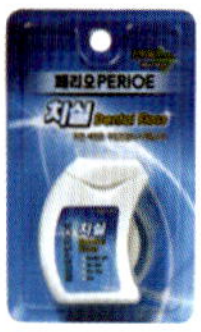	O	민트	

치간칫솔

제품명	제품모습	강모 굵기	강모 형태 (L형, I형)	특징
치간칫솔 I자형 Micro	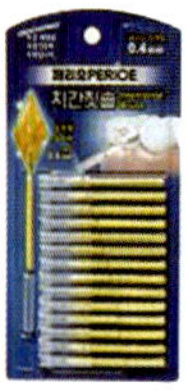	0.4 ㎜	I형	고정형
치간칫솔 I자형 SS	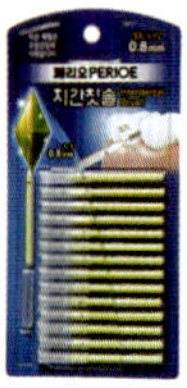	0.8 ㎜	I형	고정형
치간칫솔 L자형 SS	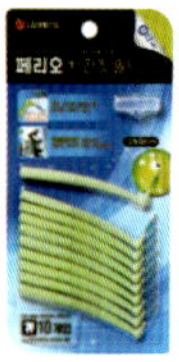	0.8 ㎜	L형	고정형 코팅와이어
치간칫솔 L자형 M	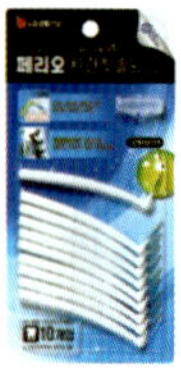	1.2 ㎜	L형	고정형 코팅와이어

(3) 애경

치실

제품명	제품모습	왁스 코팅	향	특징
불소치실	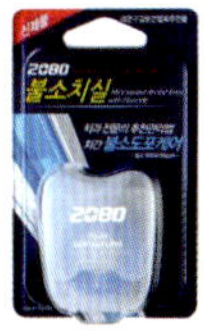	O	X	불소 함유 치실로 치간 불소 도포 효과 불소 도포 효과에 의한 치아 법랑질 강화, 충치 예방
민트치실	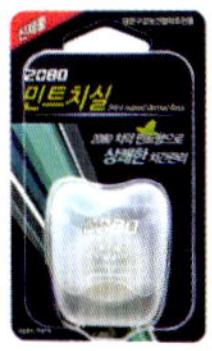	O	민트	
360도 회전 치실	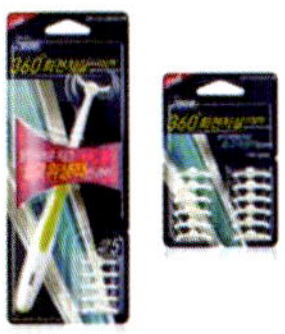	O	민트	헤드 360도 회전형태로 치간 관리 용이, 헤드 교체형 홀더 타입

치간칫솔

제품명	제품모습	강모 굵기	강모 형태 (L형, I형)	특징
I타입(10p/5p)	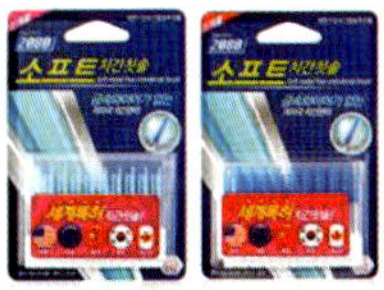	-(SSSS) 0.7㎜(SSS) 0.8㎜(SS) 1.0㎜(S)	I형	원통형 브러쉬 long stem

(4) CJ 라이온

치실

제품명	제품모습	왁스 코팅	향	특징
시스테마 스펀지 치실	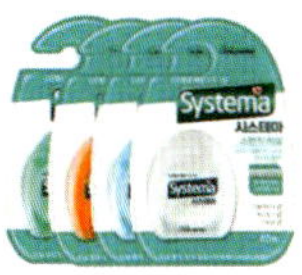	O	민트	타액에 닿으면 부풀어 올라 잇몸에 자극 적음

5. 구강양치액

(1) 동아제약

제품명	제품 모습		분류	성분	효능.효과	사용법
가그린 오리지널	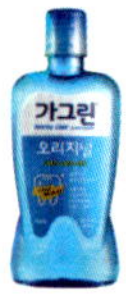	750 ml 250 ml 100 ml	의약외품	염화세틸피리디늄 플루오르화나트륨 에탄올 8%	치아우식증 예방 구취 제거 치면세균막 감소 치은염 예방	1일 수회, 10~50ml 로 30초간 양치
가그린 스트롱 (유지)	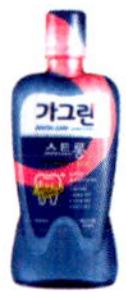	750 ml 250 ml 100 ml	의약외품	염화세틸피리디늄 플루오르화나트륨 에탄올 13%	치아우식증 예방 구취 제거 치면세균막 감소 치은염 예방	1일 수회, 10~50ml 로 30초간 양치
가그린 제로	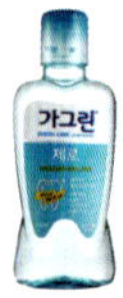	750 ml 250 ml 100 ml	의약외품	염화세틸피리디늄 플루오르화나트륨	치아우식증 예방 구취 제거 치면세균막 감소 치은염 예방	1일 수회, 10~50ml 로 30초간 양치
가그린 검케어	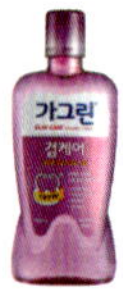	750 ml 250 ml 100 ml	의약외품	염화세틸피리디늄 플루오르화나트륨 질산칼륨	치아우식증 예방 치면세균막 감소 치은염, 치주질환 예방 구취 제거	1일 수회, 10~50ml 로 30초간 양치
가그린 네추럴허브	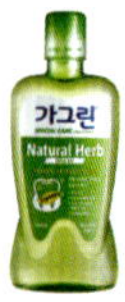	750 ml 250 ml 100 ml	의약외품	유칼립톨, L-멘톨 티몰, 살리실산메틸 에탄올 13%	구취 제거 치면세균막 감소 치은염 예방 치석 침착 예방	1일 수회, 10~50ml 로 30초간 양치
가그린 토탈케어	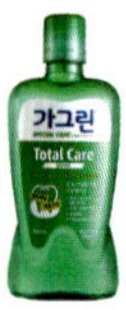	750 ml 250 ml 100 ml	의약외품	유칼립톨, L-멘톨 티몰, 살리실산메틸 염화아연 에탄올 13%	치면세균막 감소 치은염 예방 치아우식증 예방 치석 침착 예방	1일 수회, 10~50ml 로 30초간 양치
가그린 클린케어	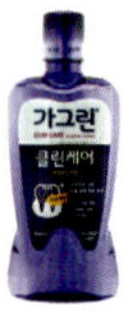	750 ml 250 ml 100 ml	의약외품	유칼립톨, L-멘톨 티몰, 살리실산메틸 염화아연 에탄올 13%	치석침착 예방 치은염, 치주질환 예방 구취 제거	1일 수회, 10~50ml 로 30초간 양치

(2) LG생활건강

제품명	제품 모습	분류	성분	효능.효과	사용법
페리오 토탈7가글 아쿠아 쿨민트	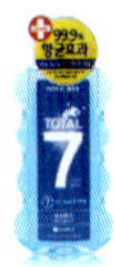 760ml	의약외품	플루오르화나트륨 염화세틸피리디늄	항균치아우식증 및 치은염 예방 프라그 및 구취제거 쿨링/보습 효과	성인 및 6세 이상의 소아 1일 2회 10 ml로 약 1분간 양치
페리오 토탈7가글 스트롱 후레쉬	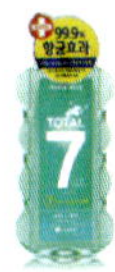 760ml	의약외품	플루오르화나트륨 염화세틸피리디늄	항균치아우식증 및 치은염 예방 프라그 및 구취제거 쿨링/보습 효과	성인 및 6세 이상의 소아 1일 2회 10 ml로 약 1분간 양치
페리오 토탈7가글 시트러스 마일드	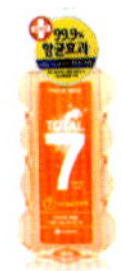 760ml	의약외품	플루오르화나트륨 염화세틸피리디늄	항균치아우식증 및 치은염 예방 프라그 및 구취제거 쿨링/보습 효과	성인 및 6세 이상의 소아 1일 2회 10 ml로 약 1분간 양치
페리오 가글쿨	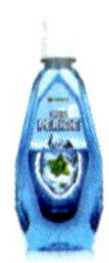 760 ml 320 ml 160 ml 85 ml	의약외품	플루오르화나트륨	치아우식증 예방 구취 제거	성인 및 6세 이상의 소아 1일 2회 10 ml로 약 1분간 양치
페리오 킵 가글 5가지 기능을 담은 가글	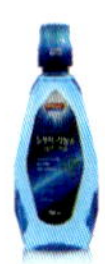 760 ml	의약외품	플루오르화나트륨	치아우식증 예방 구취제거 치석제거 잇몸케어	성인 및 6세 이상의 소아 1일 2회 10 ml로 약 1분간 양치
페리오 46cm 휴대용 포켓 가글	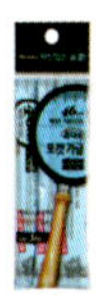 10 ml	의약외품	플루오르화나트륨	치아우식증예방 구취 제거	성인 및 6세 이상의 소아 1일 2회 10 ml로 약 1분간 양치
페리오 키즈 시작가글 (딸기향/청포도향)	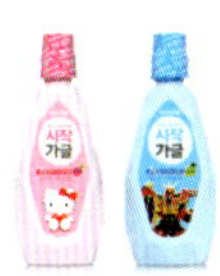 320 ml	의약외품	플루오르화나트륨, 염화세틸피리디늄	치아우식증 및 치은염 예방 프라그 및 구취 제거 구강정화	약 10~15 ml 30초간 양치

(3) 한국존슨앤존슨

제품명	제품 모습	분류	성분	효능.효과	사용법
리스테린 후레쉬버스트	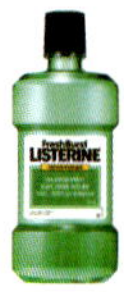 250 ml 750 ml	의약외품	살리실산메틸 티몰 유칼립톨 멘톨	치면세균막 감소 치석 침착 예방 구취 제거 항균	1일 2회 (아침,저녁) 1회 사용시 20 ml 30초 간 양치
리스테린 네추럴시트러스	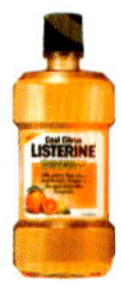 250 ml 750 ml	의약외품	살리실산메틸 티몰 유칼립톨 멘톨	치면세균막 감소 치은염 예방 치석 침착 예방 구취 제거, 항균	1일 2회 (아침,저녁) 1회 사용시 20 ml 30초 간 양치
리스테린 쿨민트	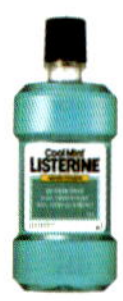 250 ml 500 ml 750 ml	의약외품	살리실산메틸 티몰 유칼립톨 멘톨	치면세균막 감소 치은염 예방 치석 침착 예방 구취 제거, 항균	1일 2회 (아침,저녁) 1회 사용시 20 ml 30초 간 양치
리스테린 네추럴그린티	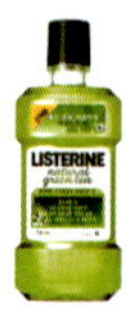 250 ml 270 ml	의약외품	유칼립톨 레보멘톨 살리신살메틸 티몰 플루오르화나트륨	치아우식증 예방 항균, 치면세균막 감소 치은염 예방 치석 침착 예방 구취 제거	1일 2회 (아침,저녁) 1회 사용시 20 ml 30초 간 양치
리스테린 티스앤검디펜스	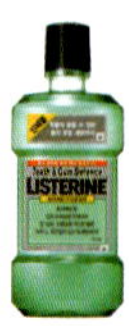 250 ml 750 ml	의약외품	티몰 유칼립톨 멘톨 살리실산메틸 플루오르화나트륨	치아우식증 예방 치면세균막 감소 치은염 예방 치석 침착 예방 구취 제거, 항균	1일 2회 (아침,저녁) 1회 사용시 20 ml 30초 간 양치
리스테린 제로	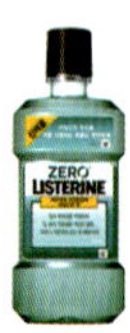 500 ml	의약외품	티몰 유칼립톨 레보멘톨 살리실산메틸	치면세균막 감소 치은염 예방 치석 침착 예방 구취 제거, 항균	1일 2회 (아침,저녁) 1회 사용시 20 ml 30초 간 양치
리스테린 타르타르컨트롤	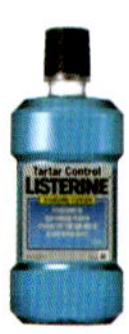 750 ml	의약외품	티몰 유칼립톨 멘톨 살리실산메틸 염화아연	치석 침착 예방, 항균 구취 제거, 치면세균막 감소 치은염 예방	1일 2회 (아침,저녁) 1회 사용시 20 ml 30초 간 양치

(4) 애경

제품명	제품 모습	분류	성분	효능.효과	사용법
2080 천일염 가글	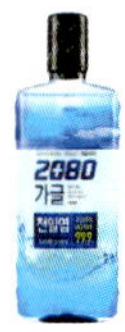 750ml	의약외품	염화나트륨(95%) 염화세틸피리디늄	치은염 예방 및 감소 치면세균막 감소 구취 제거	1일 3회, 1회 10~15ml로 30초~1분간 양치
2080 진지발리스 프로젝트K가글	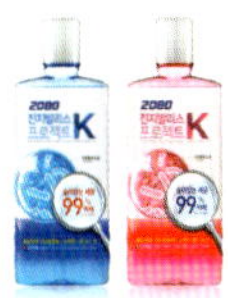 750ml	의약외품	염화세틸피리디늄	치면세균막 감소 구취 제거 구강 내 청결	1일 2회 (식후 또는 취침 전), 1회 15ml로 양치

(5) CJ라이온

제품명	제품 모습	분류	성분	효능.효과	사용법
시스테마 잇몸을 생각한 젠틀검 덴탈워시	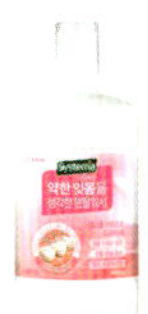 250ml 500ml	의약외품	플루오르화나트륨 이소프로필메칠페놀 글리시리진산디칼륨	항균, 치은염 및 치주질환 예방 치아우식증 예방 구취 제거	1일 3회 1회 약 12~15ml로 30초 간 양치
시스테마 항균 덴탈 워시 (메디칼 쿨/마일드)	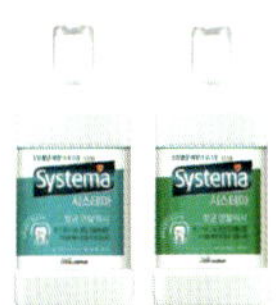 250ml 500ml	의약외품	이소프로필메칠페놀 글리시리진산디칼륨 플루오르화나트륨 에탄올 9%(메디칼 쿨) 3%(메디칼 마일드)	항균, 치주병 예방	1일 3회 1회 약 12~15ml로 30초 간 양치

(6) 일동제약

제품명	제품 모습	분류	성분	효능.효과	사용법
센스타임	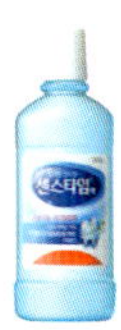 100 ml 250 ml 800 ml	의약외품	플루오르화나트륨 데타인PB+ 인크로민엑시드M	구강 내 유해균억제 프라그 제거 구취 제거 치아우식증예방 치은염 예방	식사 및 음식물을 먹은 후 적당량을 입에 물고 양치 이물감이나 구취감이 있을 때에는 수시 양치

(7) 삼일제약

제품명	제품 모습	분류	성분	효능.효과	사용법
치카치카	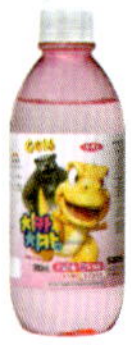 360ml	의약외품	플루오르화나트륨	이를 희고 튼튼하게 함 구내 청결 치아우식증 예방 구취 제거	10~15ml 30초간 양치

(8) 한미약품

제품명	제품 모습	분류	성분	효능.효과	사용법
케어가글	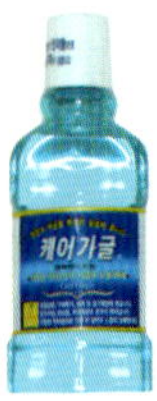 100 ml 250 ml 1000 ml	의약외품	염화벤제 토늄	치주염, 구내염 예방 치아우식증 예방 구강 및 인후 살균소독 구취예방, 감기예방 후두염, 인두염, 편도염 완화	1일 2~3회, 1회 15ml로 양치

(9) 부광약품

제품명	제품 모습	분류	성분	효능.효과	사용법
헥사메딘	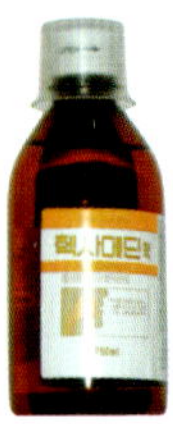 100 ml 250 ml	의약외품	글루콘산클로르헥시딘	염증의 완화	1일 2회, 1회 15ml로 약 1분간 양치 의치로 인한 구내염의 경우에는 의치를 1일 2회, 15분간 담가 세척

(10) 삼아제약

제품명	제품 모습	분류	성분	효능.효과	사용법
탄툼	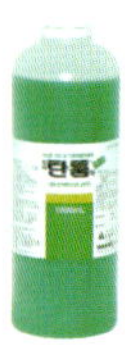 1000 ml	의약외품	염산벤지다민	치주염, 설염, 구내염, 캔디다증 완화, 인두염, 편도염, 구강점막염 완화 발치 전후 소독	1일 2~3회, 1회 15ml를 원액 그대로 혹은 소량의 물로 희석하여 양치하며, 의사의 지도없이 7일 이상 연속 투여하지 않음

6. 의치세정제

(1) GlaxoSmithKline(GSK) Korea

제품명	제품 모습	성분	효능.효과	사용법
폴리덴트	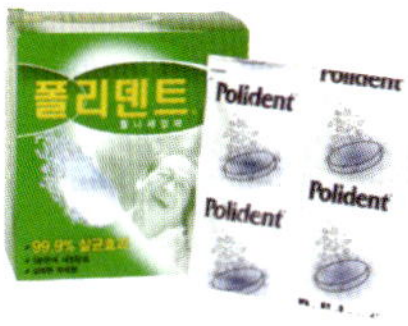	에버라제 6.0티 과붕산나트륨일수화물 광황산화합물	의치의 얼룩제거 치면세균막 제거 구취 원인균 제거	1일 1회 1정, 미지근한 물에 틀니와 폴리덴트 1정을 넣고 5분 후 칫솔로 가볍게 닦고 헹굼

(2) 클라나드

제품명	제품 모습	성분	효능.효과	사용법
덴픽스	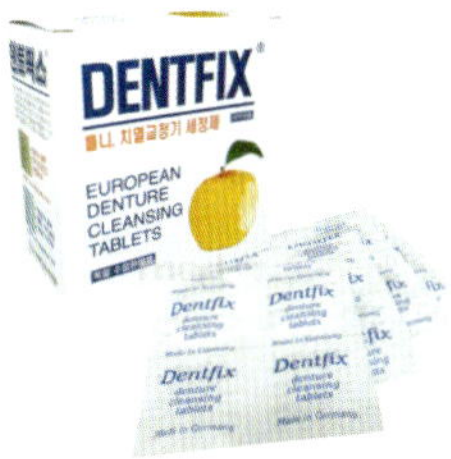	탄산수소나트륨 모노과황산칼륨 과붕산나트륨 구연산 천연 허브향	의치 세정 박테리아 제거 구취 방지 의치 표면 얼룩 제거 의치 마모 방지	물 150~200ml에 틀니와 덴픽스 1정 을 넣고 10분 후 헹굼

구강관리용품론 (Textbook of Oral Care Products) 〈개정판〉

인 쇄 일 2016년 5월 1일
발 행 일 2010년 3월 5일(초판)
2016년 5월 15일(제2판)
저 자 김 백 일 외
발 행 인 윤 미 용
발 행 처 참윤 퍼블리싱
등록번호 제 302-2005-00002호
ISBN No. 978-89-91668-35-5 93510

서울시 용산구 한강대로 104라길 3, (우)04333
전화 (02)3789-3670 | 팩스(02)3789-3671
홈페이지 http://www.charmyun.com
이 메 일 charmyun@charmyun.com

정 가 35,000원